Q&A フローチャートによる

下肢切断の理学療法 第4版

監修：細田多穂

編集：原　和彦，坂口勇人，豊田　輝，井上和久，石倉祐二

PHYSICAL THERAPY OF LOWER EXTREMITY AMPUTATION

医歯薬出版株式会社

■ 監修 ■
細田 多穂

■ 編集 ■
原 和彦，坂口 勇人，豊田 輝，井上 和久，石倉 祐二

■ 執筆者 ■

石垣 栄司	臨床福祉専門学校	谷合 義旦	関西福祉科学大学名誉教授
石倉 祐二	石倉義肢	寺門 厚彦	順天堂大学医学部附属順天堂医院
井上 和久	埼玉県立大学保健医療福祉学部	寺村 誠治	JR東京総合病院
岩下 航大	ホウカンTOKYO	豊田 輝	帝京科学大学医療科学部
梅澤 慎吾	鉄道弘済会義肢装具サポートセンター	根地嶋 誠	聖隷クリストファー大学リハビリテーション学部
小関 要作	埼玉医科大学保健医療学部	原 和彦	仙台青葉学院大学
齊藤 孝道	獨協医科大学埼玉医療センター	細田 多穂	埼玉県立大学名誉教授
坂口 勇人	星城大学リハビリテーション学院	森田 定雄	白岡整形外科
笹尾 久美子	埼玉県立大学保健医療福祉学部	森本 貴之	埼玉医科大学総合医療センター
高倉 保幸	埼玉医科大学保健医療学部	山中 章二	川村義肢株式会社
高田 治実	帝京科学大学医療科学部		

■ 執筆協力 ■

大城 昌平	聖隷クリストファー大学	白子 まゆみ	千葉白井病院
岡安 健	東京医科歯科大学医学部附属病院	冨永 淳	札幌医学技術福祉歯科専門学校
加地 啓介	東京医科歯科大学医学部附属病院	中村 岳雪	田無病院
河元 岩男	専門学校麻生リハビリテーション大学校	藤縄 理	埼玉県立大学保健医療福祉学部
久保田 章仁	埼玉県立大学保健医療福祉学部	細田 昌孝	医療法人名圭会本部
坂口 光晴	佛教大学保健医療技術学部	溝呂木 忠	日本リハビリテーション振興会

This book is originally published in Japanese
under the title of :

Kyu ando Ei, Furochato ni yoru KASHI SETSUDAN no RIGAKURYOHO

(Physical Therapy of Lower Extremity Amputation with Question and Answer, and Flowchart)

Supervising Editor :
HOSODA Kazuho (Professor Emeritus, Saitama Prefectural University School)

©1987 1st ed., 2018 4th ed.
ISHIYAKU PUBLISHERS, INC.
 7-10, Honkomagome 1 chome, Bunkyo-ku,
 Tokyo 113-8612, Japan

第4版の監修のことば

　本書の初版（1987年）から，ちょうど30年が経ちました．第2版（1990年）の改訂に続き，第3版（2002年）以降，さらに15年たった現在においても，新しい材料や制御技術を取り入れたパーツ開発の進歩はとどまることがありません．今回も付録では特に義肢支援に関わる最新情報のボリュームを増やしております．これまで理学療法士が切断者に関わる際の臨床的な行動プロセスをフローチャート化して切断者のリハビリテーションを理解できるように精査してきました．

　第4版では義肢適合支援に必要な最新の内容を踏まえつつ改訂し，現在の臨床現場でより役立つように構成し直しました．これまでの医療福祉制度が大きく変化する状況において，切断者さんの支援のあり方を考え，現場で活躍して来られた新しい執筆者の方々にもご協力をいただき，切断の標準的な支援技術に関する基礎情報に加えて，新しい支援の視点を盛り込んでおります．また，上肢・下肢の訓練用ソケットについては，臨床現場で簡単に製作できるような手順なども付録に多く盛り込みました．編集にあたっては，これまでのフローチャート形式を踏襲した編集にとどめ，切断と義肢に関わるセラピストに求められる最新情報を盛り込み，切断と義肢の理学療法に関連する用語の再構成を行い，より理解しやすい内容になったと思います．このように第4版からは新しい編者と執筆者が加わって，下肢切断の理学療法のコンセプトを次の世代に引き継いで，確かな臨床力と支援の質を高める実践書として役立つことを期待しています．

　さて近年，地域包括ケアシステムの構築に向けた各市区町村で取り組みが本格化しております．高齢者や脳血管障害，認知症などの障害を持った方を継続して支える仕組みづくりには，地域の自助・互助の活力を生かして，さらに医療福祉の現場では多職種が連携して支える共助，公助のあり方が問われることになりました．特に退院後の切断患者さんの多様なニーズや生活に寄り添うリハビリテーションサービスを提供し，急性期から生活期，終末期までの生涯にわたるケアシステム，そのあり方が切断者支援についても問われることになるかと思われます．

　本書は切断患者さんと関わる専門職がそれぞれの視点で最良の支援を実現するためのさまざまな疑問に対して適切な情報提供できることを目指しておりますが，まだまだ十分とは言えないかもしれません．しかし，本書が卒前卒後の初心者および臨床PTが現場で学べる手助けとなり，自己啓発と技術研鑽を継続していき，切断者の課題解決のための支援に必要不可欠な存在として，地域社会に貢献していくことを心より祈念いたします．

　最後に，発刊・編集作業にご協力・ご尽力くださいました皆様に深謝いたします．

2018年1月

細　田　多　穂

第4版の序

　下肢切断の理学療法第4版の発刊にあたり編者を代表してご挨拶申し上げます．本書初版が発行された1987年はちょうど義肢装具士（PO）法が制定された年でした．切断者への義肢適合支援にはPOとの連携は欠かせないことと改めて振り返ることができます．義肢支援には切断者とPT，POが医師との義肢処方への意見交換や装着練習，歩行チェック等を同じ場所で連携協働することが良い適合支援を生み出してきたと思われます．POの多くは病院・施設では正規の施設職員ではなく，週1回程度の非常に限られた時間でフォローアップする関係でしたが，重要なチームの一員でありました．

　特に外来通院の切断者には，その日のうちに適合，装着歩行ができて帰宅できるように支援することになります．切断者の条件と義肢の条件を調整して，より機能的で良好な適合を得るにはPOとの連携は欠かせません．適合するか否かは重要で，装着した後に装着感がよく痛みがなく，ソケットやアライメントの適合を得ることができなければ，切断者は義肢を受け入れることができません．しかし何回も装着チェックを行って時間を要していると，途中で断端軟部組織に痛みが生じてしまい，適合したか否かの判断ができなくなることもあります．

　現在においてもその適合支援の本質は変わりません．どんなに高性能な義肢や材料開発が進んだとしても，義肢と身体のman-machine systemの状況を調整しながらQOL改善を目指すことが求められます．また義肢給付等の制度理解も合わせて義肢提供のための関連情報を入手して切断者にわかりやすく説明することもあります．このため第4版では新たに義肢パーツや適合支援の最新情報を本文や付録に盛り込みましたが，義肢完成用部品等については，製品名，型式，価格，仕様などを含めると多種多様な情報があり，紙面での掲載に及ばなかった部分があります．これについては医歯薬出版の本書ホームページ（https://www.ishiyaku.co.jp/r/265550/）にて，読者に新しい情報を入手していただけるように致します（本文252ページ参照）．

　PTの勤務する整形疾患，中枢疾患を主とした急性期，回復期，生活期の病院施設等において，切断者に関わる機会は他のリハ対象者に比べて圧倒的に少ない現状があります．しかし，少ないからこそいざという時に効果的支援ができるように，日々の研鑽が必要な領域です．この技術継承と人材育成と合わせて包括的に支援する仕組みが地域社会から求められます．本書第4版が切断に関わる専門職の参考書としてご活用いただけることを願い，最後に関係各位の方々に感謝申し上げまして，序文のご挨拶といたします．

2018年1月

編者を代表して　　原　和彦

第3版の序

　切断者のリハビリテーションには，この領域に固有の課題があり，また難しさがある．とくに後天的な場合には，身体機能というだけではなく文字通り身体の一部が失われてしまう心理・社会的な影響も大きい．さらに原疾患によっては，再発や再切断ときには死の不安を抱えて生きることになる．そのような状態にある患者さんに最良のリハビリテーションを提供していくためには，各職種がどれほど緊密にチームワークをとることができるかが重要である．そして当然のことながら，全員が切断患者さんのリハビリテーションと義足について充分に理解している必要がある．

　切断原因は外傷，悪性腫瘍，末梢循環障害に大きく分類されるが，近年の傾向としては，末梢循環障害が増加している．われわれの臨床経験でも末梢循環障害のために切断した患者さんの治療を多数経験している．これらの患者さんは高齢者であることが多く，原疾患の経過が長期にわたり，全身状態も悪化していてリハビリテーションが困難な場合も少なくない．こうした状況下にあっても最適なリハビリテーションを進めるためには，より高度な知識と技術に加えて豊富な経験が要求される．

　また一方で，スポーツや趣味活動など切断患者さんのニーズが多様化し，それに対応する義肢のパーツが数多く考案・実用化されている．近年の人間工学や材料工学の発展による義肢のパーツの進歩は目覚ましいものがあり，切断患者さんにとって正に"福音"である．しかし，それらパーツの特性や機能を活かすためには，それらを充分に引き出すための理学療法が重要であることはいうまでもない．理学療法士は，常に自らの知識や技術を高め，自分の能力不足が切断患者さんの不利益にならないように努力しなければならない．

　最近は，医療の世界でもインフォームド・コンセントが行われている．患者さんの知りたい情報をわかりやすく提供し，最良のリハビリテーションプロセスを選択してもらうためにも一層幅広く奥深い知識が必要である．医療者が切断患者さんのリハビリテーションを熟知していて，いつでもどのような疑問に対してでも適切な情報を提供できることが望まれている．そのための研鑽の一助として本書が役立つことを望んでいる．

　早いもので1987年の初版以来，14年の月日が経過した．1990年の第2版でも改訂があったが，今回の第3版は更に大幅な改訂を行った．切断原因と切断術，膝・TBS・サイム・足部義足，最新のパーツの特徴を詳細に説明した．また，上肢切断の患者さんに対する理学療法を付録として掲載した．第2版と比較して，かなりのボリュームアップとなっているが，要点がより簡潔にまとめられた構成となっているので，かえって理解しやすくなったと思われる．

2002年2月

細　田　多　穂

第 2 版の序

　下肢切断者のリハビリテーションにおいては，切断者自身の身体条件と心理状態の調整，各切断者に適した義足の製作，そしてなによりも断端と義足の良好な適合（fitting）が重要となる．良好な適合を得るためには，訓練用仮義足装着時の義肢装着訓練と入念なソケットの修正，アライメントの調整が繰り返されていく．より早期に切断者の社会復帰を図ろうとするならば，本義足装着までのこの期間を必要以上に長びかせることのないよう努めなくてはならないであろう．

　さて，この時期における PT（理学療法士）の役割を考えてみると，できあがってきた仮義足を切断者に装着させ，適合状態をチェックし，義肢装着時訓練を行うものと狭義に解釈されていることが少なくないようである．しかし，義肢装具製作士が常勤化している施設の少ない現状においては，PT 自身で訓練用仮義足の製作を行い，適合不良部位はその場で修正を加えながら義肢装着時訓練を進めることができれば，プログラムの円滑化を図る上で大変有益なことであると思われる．

　日本理学療法士協会でもこの点を考慮し，卒後研修の場としての現職者講習会に 10 年前より義肢コースを設け，股義足，大腿義足，下腿義足のそれぞれについて，訓練用仮義足のソケット採型から義足の組み立て，ダイナミック・アライメントのチェックまで実技指導を行っている．

　筆者の勤務する東京医科歯科大学でも同コースの大腿義足の部分を担当しているが，諸事情により受講者数に限りがあり，そのニーズを十分満たしているとは言い難いようである．そこで今回，改訂の機会を得たので訓練用仮義足の製作工程を付録として増補掲載することとした．

　本項の執筆にあたって，股義足は東京都補装具研究所，下腿義足は JR 東京総合病院のスタッフの方々を中心に，過去 10 年間に現職者講習会義肢コースを受講され，現在各地でご活躍中の PT の方々に多大なるご協力をいただいた．特に今回執筆にご協力いただいた方々の氏名を以下に記し深謝の意を表したい．

　〔執筆協力者〕

原田　禎二	山田　彰	樹田　康子	鈴木　康三	平上二九三
松永　優子	渡辺　洋介	山中　正紀	伊橋　光二	浅井　仁
佐々木重利	小西　栄子			

1990 年 3 月

細　田　多　穂

第1版の序

リハビリテーション科の患者はそれぞれに難しいが，切断者にはまた特有の解決すべき問題が生じる．特に下肢切断と義足に上肢（義手）とは異なる難しさがある．

ふつう私たちは目の前の断端に適合の良い義足を作れば良いと考えがちだが，このような発想どうりにはいかないことがほとんどである．

断端とソケットの適合に限定しても，それが十分なものとなるには義足を念頭にいれて行う手術と，術後の一貫した断端管理や運動療法などが必要である．さらに二足歩行という人間の移動形式は，患側のみならず健肢や体幹を中心とする全身の機能が十分に発揮されなければならない．このことは義足歩行が，単に断端と義足の適合やアライメントの問題ではなく，「移動」にかかわる全身運動の一環としてとらえていかなければならないことを物語っている．

さて，こういった物理的な視点を離れて切断者の心理に一歩踏み込んでみると，そこにも多くの問題が生じてくることに気づく．

切断は解剖学的な四肢の欠損だが，身体の一部を失うということと，特にその原因が悪性腫瘍などの場合に典型的にみられるように，患者は切断（障害）と原疾患の予後という二重の問題を抱えこむ．最近増加しつつある末梢循環障害も再発と再切断の可能性を持つという点で多分同じことだろう．さらに職場や他の社会生活上の不安などが重なると，その心理的影響の強さから時としてその患者のリハビリテーションが失敗に終ることすらある．

こういった事実は，義足という機械的装置および身体の物理機能のほかに，さらに患者の心理にも正しく目を向けていく必要があることを示している．この作業を円滑に達成できるかどうかは，切断者に関わる各職種のチーム・ワークにかかっている．

いうまでもなくチーム・ワークには第一に各職種の役割，それを達成するための知識と技術が必要である．

これまで切断と義肢に関するすぐれた書物が多く出版されているが，切断者にもっとも日常的に接するPTの役割内容を整理したものはなかったといってもよい．医師には切断や医学的管理という役割があり，義肢製作者には固有の役割が，看護やソシアル・ワーカーにもそれぞれはっきりした役割がある．PTには断端の理学的管理と運動療法という暗黙の役割分担があるが，本書ではもっと幅を広げて術前から仮義足の製作，フォロー・アップなど一見したところ他の職種の役割と考えられるものまでも含めている．他の職種とのオーバーラップこそ，共通の視点と問題意識に立つ真のチーム・ワークに不可欠な部分である．

本書は，理学療法士である細田多穂氏を編著者として，PTの立場から切断と義足に関する知識と技術について書かれているという点で，これまでになかった書物といってよいであろう．

本書の土台となった臨床経験は，東京医科歯科大学附属病院を中心とするもので，その整形外科学教室は初代青池勇雄教授，現在の古屋光太郎教授と，我が国における整形外科的腫瘍の研究と臨床に関する中心施設の1つとしての歴史を持っている．このため伝統的に切断者が多く，リハビリテーション部も必然的に多くの切断者を手がけてきた．

むろんその歴史は平坦ではなく，さまざまな苦労や苦い経験も少なくない．

本書はそれらの臨床経験を基礎として，最新の知識や技術を組み立てて書かれている．それだけに臨床の場で真に役立つ実践書としての価値も高いものと思われる．

切断者のリハビリテーションが緊密なチーム・ワークなくして成り立たないものである以上，本書の背後には青池名誉教授，古屋教授をはじめとする多くの医師，また岡安正夫氏をはじめとするPTスタッフあるいはナースその他とのチーム・ワークの歴史がある．その歴史に関わってきた者の一人として，本書がRPT，PTS，あるいは整形外科やリハビリテーションを志望する若手の医師の方々に役立つ書となることを願っている．

1987年1月

東京医科歯科大学リハビリテーション部助教授　竹内孝仁

はじめに（第1版）

　切断者のリハビリテーションを進めるにあたって，その基本的概念は他の疾患と何らかわるところはないが，ただ1つ切断者には本来あるはずの身体の一部が欠損しているという点で，その性質が異なっている．すなわち欠損部を機能的にも形態的にも完補するための義肢そのものの性能（Parts, Alignment）の問題と，切断者と義肢を一体化させるための適合上（Fitting, 義肢装着法）の問題が加わり，多方面にわたる広い知識と技術が要求されることになる．情報化時代といわれる今日では，各専門書を手にとればこれらの知識を比較的容易に得ることができるが，あまりにも断片的であり，PTとして臨床の場でプログラムの進行に合わせてこれらを関連づけていくためには，相当の努力と経験を必要としていた．事実この方法においては知識の不足，経験と勘への頼りすぎ，プログラムの一貫性のなさなど諸々の原因により必要以上に治療期間が長期化したケースがなかったとは断言できないであろう．

　本書を出版するにあたって，このような傾向に陥らないために，①PT自身の知識を蓄積し，②治療プログラムに一貫性を持たせ，③客観的判断ができることの3点を考慮し，近年工学や教育などの分野で用いられているフローチャートを治療プログラムへ導入することを試みた．誰がみても，治療中どの場面からでも，いつみてもわかるようにというのが目的である．本来はフローチャートと必須事項を同時進行させて掲載することが望ましいが，本の構成上やむをえずこのような形式をとることとした．目次からも，フローチャートからも，索引からも目的とする項目が引き出せるよう配慮したつもりであるが，さらに不備な点はご容赦願いたい．また紙面の関係上必須事項の内容もPTとしての立場からみて必要最低限のものにとどめ，フローチャートも大腿切断を中心として進めているため，さらに深い知識を必要とされる場合には他の成書を参考にしていただきたい．本書が臨床の場において下肢切断者を治療していく上での一助となれば幸いである．

　最後に本書出版にあたり多大なご指導とご協力をいただきました東京医科歯科大学整形外科教授古屋光太郎先生およびリハビリテーション部助教授竹内孝仁先生に感謝いたします．

1987年1月

細　田　多　穂

目 次

第4版の監修のことば　　（細田多穂）iii
第4版の序　　　　　　　（原　和彦）iv
第3版の序　　　　　　　（細田多穂）v
第2版の序　　　　　　　（細田多穂）vi
第1版の序　　　　　　　（竹内孝仁）vii
はじめに（第1版）　　　（細田多穂）viii

1. フローチャート　1

2. Question & Answer　21

▌下肢切断のリハビリテーションの基礎知識

1. 下肢切断者のリハビリテーションの目的 …………………………………… 22
2. 下肢切断者のリハビリテーションにおける理学療法士の役割 ………… 22
3. 切断の三大原因と適応 ……………………………………………………… 23
4. 切断者と義足のかかわりあい ……………………………………………… 29
5. 切断者の心理状態の変化 …………………………………………………… 30
6. モチベーション（Motivetion）の引き出し ……………………………… 30
7. 処方箋から得る重要な情報 ………………………………………………… 31
8. 手術についての理解 ………………………………………………………… 33
9. 切断部位の名称とその選択 ………………………………………………… 37
10. 原疾患に対する治療計画と理学療法プログラムとの関係 …………… 41

▌術前評価

11. 評価の目的 ………………………………………………………………… 42
12. 評価の時期 ………………………………………………………………… 46
13. 検査項目 …………………………………………………………………… 47
14. 問　診 ……………………………………………………………………… 48
15. 検査の手順 ………………………………………………………………… 49
16. 身長測定 …………………………………………………………………… 49
17. 体重測定 …………………………………………………………………… 51
18. 下肢長測定 ………………………………………………………………… 52
19. 周径測定 …………………………………………………………………… 52
20. パッチテスト（皮膚感応テスト） ……………………………………… 53
21. 姿勢の分析 ………………………………………………………………… 54

22. 感覚テスト ……………………………………………… 55
23. 問題点の整理 …………………………………………… 55

術前訓練

24. 術前訓練の目的 ………………………………………… 57
25. 筋力強化訓練 …………………………………………… 57
26. 関節可動域訓練 ………………………………………… 59
27. 松葉杖歩行，車椅子操作の指導 ……………………… 60

術後の断端管理

28. 断端の管理方法 ………………………………………… 61
29. Soft dressing …………………………………………… 61
30. 弾性包帯の巻き方 ……………………………………… 62
31. 弾性包帯法の注意事項 ………………………………… 66
32. Soft dressing の利点 …………………………………… 67
33. Soft dressing の欠点 …………………………………… 67
34. Rigid dressing ………………………………………… 67
35. Rigid dressing の装着法 ……………………………… 69
36. Rigid dressing の利点 ………………………………… 71
37. Rigid dressing の欠点 ………………………………… 72
38. 最近の Rigid dressing ………………………………… 73
39. Semi-Rigid dressing …………………………………… 77
40. Unna Paste ……………………………………………… 77
41. Long Leg Air Splint …………………………………… 77
42. Controlled Environment Treatment（CET）………… 78
43. CET システム …………………………………………… 78
44. CET の調節方法 ………………………………………… 79
45. CET の利点 ……………………………………………… 80
46. CET の欠点 ……………………………………………… 80
47. Semi-Rigid dressing の適応 …………………………… 81
48. Semi-Rigid dressing の禁忌 …………………………… 81
49. 最近の断端管理方法 …………………………………… 81
50. 良肢位の指導 …………………………………………… 83

術後評価

51. 術後の評価項目 ………………………………………… 86
52. 断端の周径測定 ………………………………………… 86
53. 断端長の測定 …………………………………………… 88

54. 断端左右径の測定 …………………………………… 89
55. 断端前後径の測定 …………………………………… 91
56. 関節可動域の測定 …………………………………… 92
57. 筋力テスト …………………………………………… 94
58. 感覚機能の重要性 …………………………………… 95
59. 断端の循環状態 ……………………………………… 95
60. 皮膚の状態 …………………………………………… 96
61. 断端部の疼痛管理 …………………………………… 97
62. 幻肢・幻肢痛 ………………………………………… 98
63. 義足なしでの起居動作の評価 ……………………… 100

身体障害者手帳

64. 身体障害者手帳の手続き …………………………… 102

術後訓練

65. 術後訓練の目的 ……………………………………… 103
66. 筋力強化訓練の指導 ………………………………… 103
67. 関節可動域訓練の指導 ……………………………… 105

義足の処方

68. 義足の適応 …………………………………………… 106
69. 各切断部位に応じた義足の種類 …………………… 106
70. 股義足 ………………………………………………… 107
71. 大腿義足 ……………………………………………… 109
72. 膝義足 ………………………………………………… 117
73. 下腿義足 ……………………………………………… 120
74. サイム義足 …………………………………………… 123
75. 足部義足 ……………………………………………… 124
76. 義足の処方 …………………………………………… 125

仮義足

77. CAD/CAM …………………………………………… 126
78. 坐骨レベルでのソケットパターンの設計 ………… 128
79. ソケット適合の考え方 ……………………………… 130
80. チェックソケットを使った適合調整 ……………… 133
81. 仮義足と本義足の違い ……………………………… 135
82. 仮義足の給付制度 …………………………………… 136
83. アライメント ………………………………………… 140

84. ベンチ・アライメントのチェック ……………………………………… 142

■ 義足装着

85. 義足装着方法の指導 ……………………………………………………… 146
86. スタティック・アライメントのチェック ……………………………… 147

■ 義足装着時訓練

87. 義足装着時訓練の目的 …………………………………………………… 150
88. 左右（側方）への重心移動 ……………………………………………… 150
89. 前後への重心移動 ………………………………………………………… 151
90. 非義足側の足を1歩前にしての重心移動 ……………………………… 152
91. 義足を1歩前にしての重心移動 ………………………………………… 153
92. 義足での片脚立ち ………………………………………………………… 153
93. 義足の踏みきり期から立脚中期における義足の振り出し …………… 154
94. 義足の接踵期から踏みきり期における非義足側の足の振り出し …… 155
95. バランス訓練 ……………………………………………………………… 156

■ 歩行訓練

96. 歩行訓練 …………………………………………………………………… 158
97. 歩幅のコントロール ……………………………………………………… 159
98. 切断側股関節屈筋群の伸張方法 ………………………………………… 160
99. 歩行時義足への荷重不十分な場合 ……………………………………… 161
100. 姿勢矯正しながら義足へ荷重する方法 ………………………………… 162
101. ダイナミック・アライメントのチェック ……………………………… 163

■ 日常生活活動（ADL）訓練

102. 日常生活活動（ADL）訓練の意義 ……………………………………… 164
103. 椅子からの立ち座り ……………………………………………………… 165
104. 床での立ち座り …………………………………………………………… 166
105. 床から物を拾う動作 ……………………………………………………… 169
106. 排泄動作 …………………………………………………………………… 169
107. 階段昇降 …………………………………………………………………… 170
108. 斜面昇降 …………………………………………………………………… 171
109. 障害物の乗り越え ………………………………………………………… 173
110. 公共交通機関の利用 ……………………………………………………… 174
111. 和式生活に即した義足の組み立て ……………………………………… 175

合併症
　112. 義足装着後の断端の合併症 …………………………… 178

本義足
　113. 本義足の給付制度 …………………………………… 180
　114. 本義足給付申請に必要な書類 ……………………… 181
　115. 本義足給付までの過程 ……………………………… 181
　116. 退院後のフォローアップ …………………………… 183

3. 付　録

Ⅰ．訓練用（練習用）仮義足 ………………………………… 188
　1. シリコンライナーを用いたソケット脱着式 TSB 訓練用（練習用）
　　 仮義足の製作法 ……………………………………… 189
　2. ギプスソケットによる訓練用（練習用）カナダ式股義足の製作法 ……… 198
　3. ギプスソケットによる訓練用（練習用）大腿吸着式義足の製作法 ……… 205
　4. 訓練用（練習用）IRC 式仮義足 …………………… 215
　5. サーモプラスチックによる訓練用（練習用）下腿義足の製作法 ………… 224

Ⅱ．骨格構造義足の部品 ……………………………………… 233
　1. 義足部品選択の考え方 ……………………………… 233
　2. 機能別部品の分類 …………………………………… 239

Ⅲ．大腿義足ダイナミックアライメントにおける異常歩行の原因と
　　 その対処方法 ………………………………………… 254

Ⅳ．身体障害者障害程度等級表 …………………………… 258

Ⅴ．上肢切断と義手 ………………………………………… 260

参考文献 …………………………………………………………… 282

索　引 ……………………………………………………………… 285

下肢切断の理学療法

1 フローチャート

1　フローチャートとは

　フローチャート（流れ図）とは，もともとコンピュータに端を発したもので，コンピュータにさせようとする仕事の手順を，その理論構造が誰にでも理解できるように記号を用いて図式的に表現したものである．

2　PT フローチャートの記号

　PT フローチャートとは，すでに約束された記号を用いて理学療法士の行動の流れを示したものであり，すなわちそれが患者の治療プログラムとなるのである．これに使用する記号は混乱することのないように，基本記号はできる限り数が少なく，かつコンピュータ用の記号を用いた方が良い．以下，記号の説明をする．

① ⬭：（端末記号）フローチャートの始めと終わりを表す記号．
② ☐：（処理記号）判断以外の PT の行動を表す．
③ ◇：（判断記号）PT の判断行動．判断によって，行動の流れが分岐するときにのみ用いる．
④ ⧈：（定義済み処理）フローチャートの形式が定まっているか，あるいは，別に示されている場合に用いる処理記号．
⑤ ⟶：（流れ線）フローチャートの流れを表す記号．通常は上から下へ，左から右へ．

　ほかにも 2〜3 の基本記号があるが，今回用いたのは，上記 5 種類である．

1. フローチャート

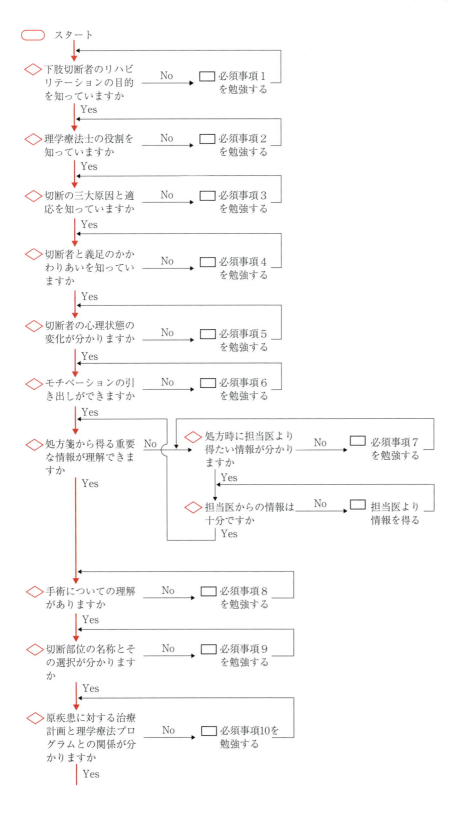

```
□ 患者に会う
    ↓
◇ 評価の目的を知って   ──No──→ □ 必須事項 11 を
  いますか                        勉強する
    ↓ Yes
◇ 評価の時期を知って   ──No──→ □ 必須事項 12 を
  いますか                        勉強する
    ↓ Yes
◇ 検査項目を知ってい   ──No──→ □ 必須事項 13 を
  ますか                          勉強する
    ↓ Yes
◇ 問診ができますか     ──No──→ □ 必須事項 14 を
                                  勉強する
    ↓ Yes
◇ 検査の手順を知って   ──No──→ □ 必須事項 15 を
  いますか                        勉強する
    ↓ Yes
◇ 身長測定ができます   ──No──→ □ 必須事項 16 を
  か                              勉強する
    ↓ Yes
◇ 体重測定ができます   ──No──→ □ 必須事項 17 を
  か                              勉強する
    ↓ Yes
◇ 下肢長測定ができま   ──No──→ □ 必須事項 18 を
  すか                            勉強する
    ↓ Yes
◇ 周径測定ができます   ──No──→ □ 必須事項 19 を
  か                              勉強する
    ↓ Yes
◇ パッチテストができ   ──No──→ □ 必須事項 20 を
  ますか                          勉強する
    ↓ Yes
◇ 姿勢の分析ができま   ──No──→ □ 必須事項 21 を
  すか                            勉強する
    ↓ Yes
◇ 感覚テストができま   ──No──→ □ 必須事項 22 を
  すか                            勉強する
    ↓ Yes
◇ 問題点の整理ができ   ──No──→ □ 必須事項 23 を
  ますか                          勉強する
    ↓ Yes
```

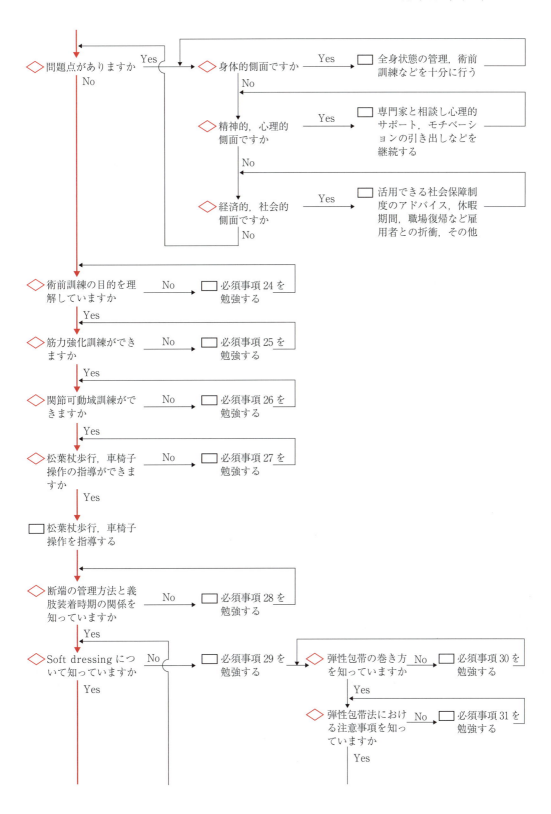

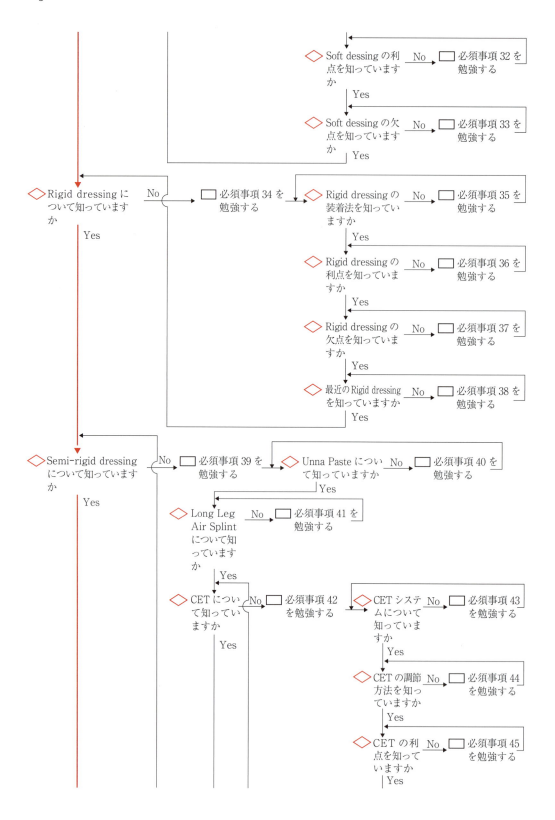

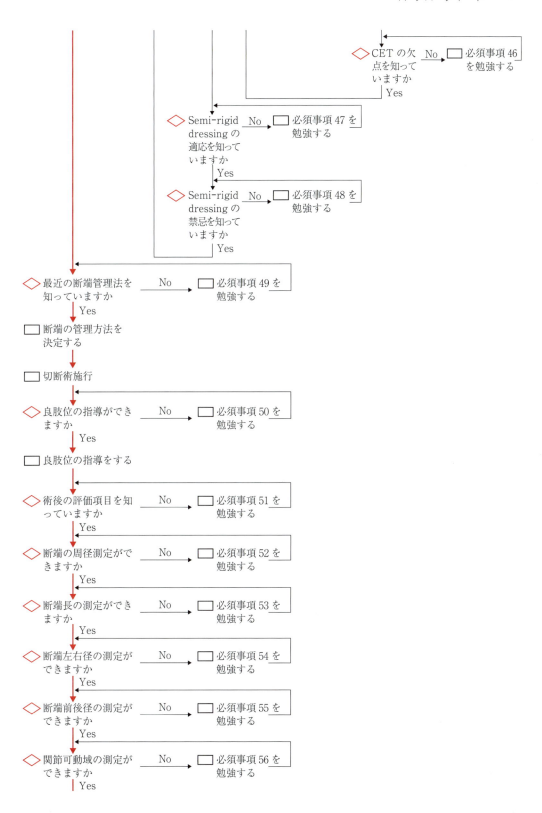

```
◇ 筋力テストができま  ── No ──→ □ 必須事項 57 を
  すか                              勉強する
    │ Yes
◇ 感覚機能の重要性が  ── No ──→ □ 必須事項 58 を
  理解できますか                    勉強する
    │ Yes
◇ 断端の循環状態をみ  ── No ──→ □ 必須事項 59 を
  ることができますか                勉強する
    │ Yes
◇ 皮膚の状態をみるこ  ── No ──→ □ 必須事項 60 を
  とができますか                    勉強する
    │ Yes
◇ 断端部の疼痛の管理  ── No ──→ □ 必須事項 61 を
  ができますか                      勉強する
    │ Yes
◇ 幻肢・幻肢痛につい  ── No ──→ □ 必須事項 62 を
  て知っていますか                  勉強する
    │ Yes
◇ 義足なしでの起居動  ── No ──→ □ 必須事項 63 を
  作の評価ができます                勉強する
  か
    │ Yes
◇ その他必要な検査が  ── No ──→ □ 必要な検査方
  できますか                        法を勉強する
    │ Yes
◇ 身体障害者手帳の手  ── No ──→ □ 必須事項 64 を
  続きを知っています                勉強する
  か
    │ Yes
□ 身体障害者手帳を申
  請する
    │
◇ 術後訓練の目的を知  ── No ──→ □ 必須事項 65 を
  っていますか                      勉強する
    │ Yes
◇ 筋力強化訓練の指導  ── No ──→ □ 必須事項 66 を
  ができますか                      勉強する
    │ Yes
◇ 関節可動域訓練の指  ── No ──→ □ 必須事項 67 を
  導ができますか                    勉強する
    │ Yes
◇ その他必要な訓練は  ── No ──→ □ 必須事項 65 を
  ないですか                        勉強する
    │ Yes
□ 術後訓練を行う
    │
```

◇ 義足の適応とその意義について判断できますか　No → □ 必須事項 68 を勉強する
　Yes ↓
◇ 各切断部位に応じた義足の種類を知っていますか　No → □ 必須事項 69 を勉強する
　Yes ↓
◇ 股義足について知っていますか　No → □ 必須事項 70 を勉強する
　Yes ↓
◇ 大腿義足について知っていますか　No → □ 必須事項 71 を勉強する
　Yes ↓
◇ 膝義足について知っていますか　No → □ 必須事項 72 を勉強する
　Yes ↓
◇ 下腿義足について知っていますか　No → □ 必須事項 73 を勉強する
　Yes ↓
◇ サイム義足について知っていますか　No → □ 必須事項 74 を勉強する
　Yes ↓
◇ 足部義足について知っていますか　No → □ 必須事項 75 を勉強する
　Yes ↓
◇ 義足の処方ができますか　No → □ 必須事項 76 を勉強する
　Yes ↓
□ 義足を処方する
　↓
◇ CAD/CAM について知っていますか　No → □ 必須事項 77 を勉強する
　Yes ↓
◇ 坐骨レベルでのソケットパターンの設計ができますか　No → □ 必須事項 78 を勉強する
　Yes ↓
◇ ソケット適合の考え方が分かりますか　No → □ 必須事項 79 を勉強する
　Yes ↓

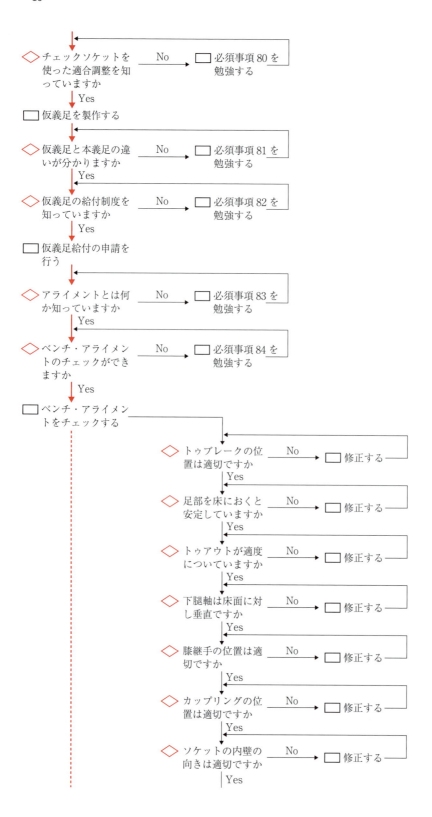

1. フローチャート

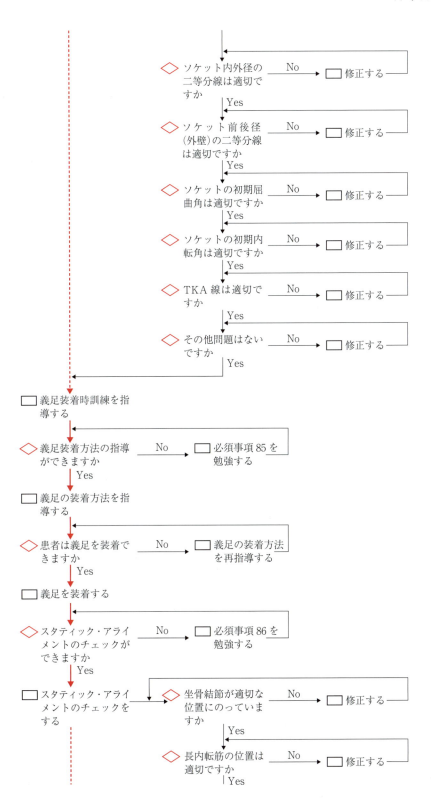

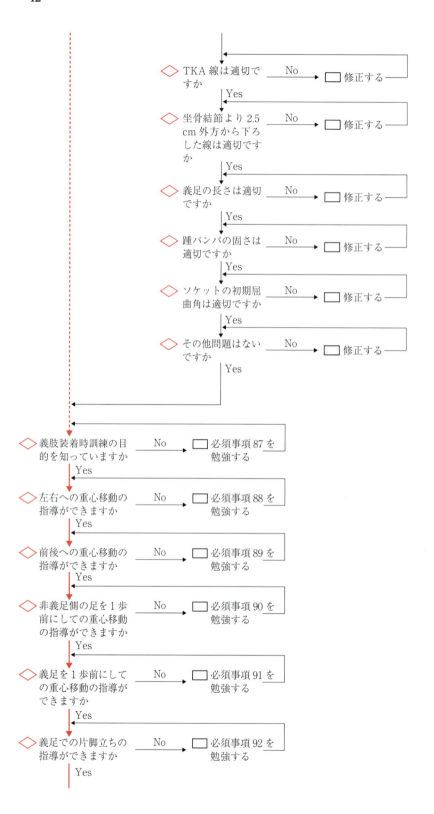

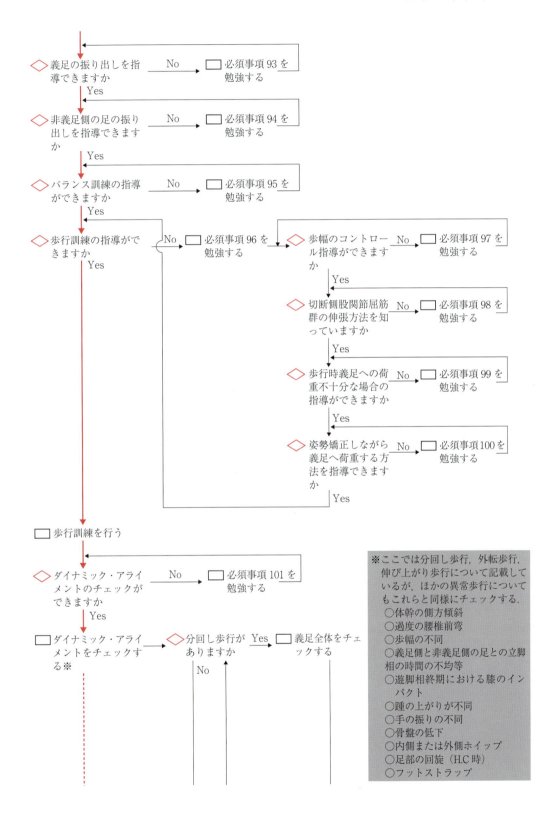

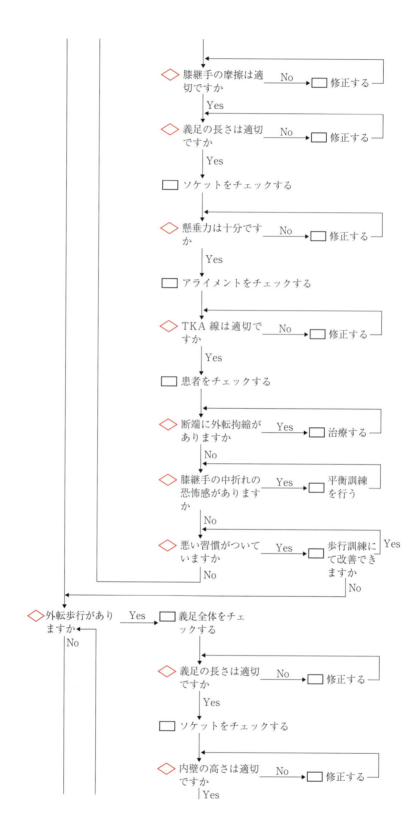

1. フローチャート　15

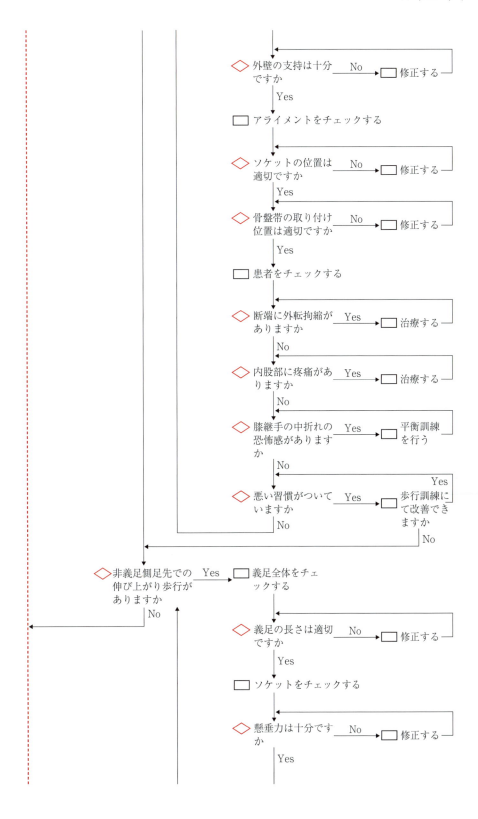

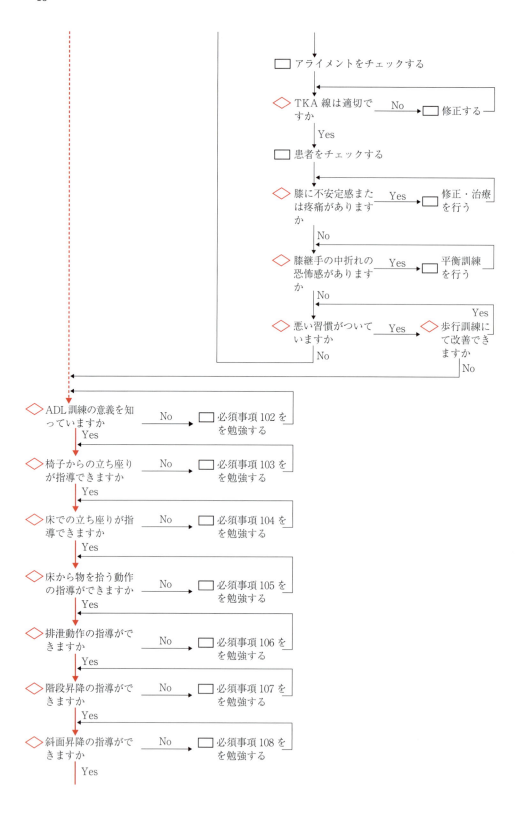

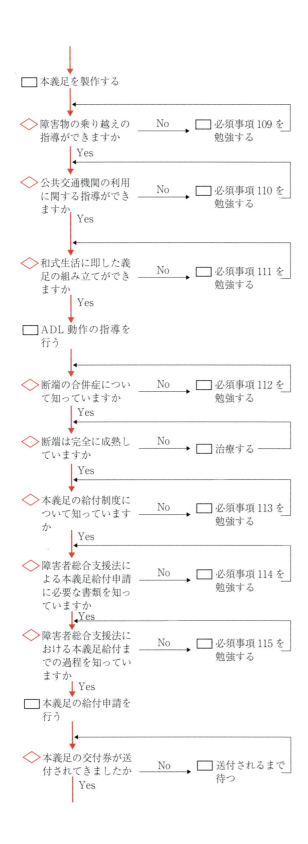

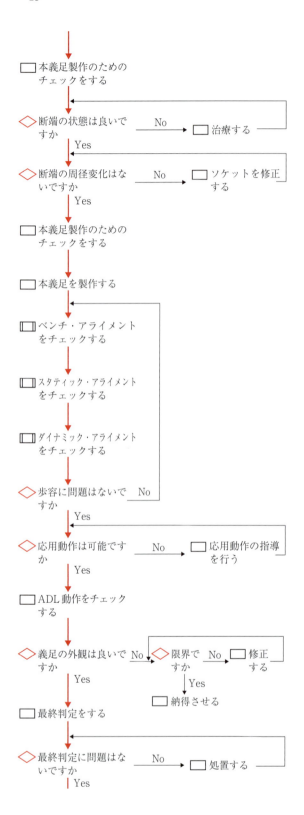

1. フローチャート

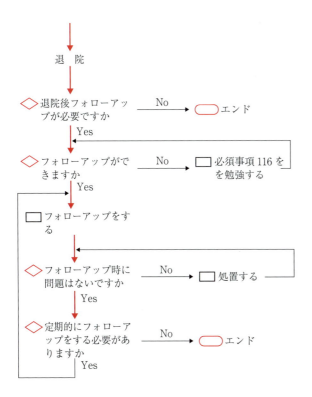

下肢切断の理学療法

2
Question & Answer

必須事項 1　下肢切断者のリハビリテーションの目的を知っていますか

　下肢切断によって最も障害を受けるのは歩行である．単に移動能力が低下するだけではなく生活範囲が限定されることにより，その影響は切断者の社会性にまで波及していく．そこで失った下肢の代わりとなる補助的手段（一般には義足）を用いて，生活空間の拡大，早期に社会生活の再獲得を図ることが，下肢切断者のリハビリテーションの目的となる．

　下肢切断の場合，切断部位によってその機能的予後が決定されてしまう傾向があるが，切断者一人ひとりのもつ生活歴・社会的背景などすべて異なっており，理学療法士（以下 PT と省略）を含めた関係各スタッフは最もニーズに合ったゴールを設定し，義足の製作，運動機能の獲得に努める必要がある．

（細田多穂）

必須事項 2　下肢切断者のリハビリテーションにおける理学療法士の役割を知っていますか

　リハビリテーションの分野においてチームアプローチの重要性は誰もが認めるところであり，下肢切断の場合には切断の方針が決定された時点より，各スタッフがチームとして統一された基本方針のもとにリハビリテーションプログラムを開始していくことが望ましい．しかしながら現状ではメディカル・ソーシャル・ワーカー（MSW），義肢装具士（PO）などの専門家が常勤しているところは少なく，切断チームとしてその機能を十分に発揮していないことが多い．このため切断者に対する援助，指導，義足の適合修正が遅れ，結果として本義足交付までの期間が必要以上に長期化している例もあるようである．

　切断チームにおける PT の役割は，切断者が義足を自分の身体の一部として活用することができるよう切断者の身体的条件を整え，義足とのコンタクトを図ることである．術前評価に始まり follow-up にいたるまで理学療法の占める割合は大きく，PT が切断者と接する時間もほかのスタッフに比べ非常に長くなっている．言い換えれば，切断者の身体的・心理的変化，義足の不適合などをより早く発見できる立場におかれており，これらの情報を各スタッフへ提供することも，われわれ PT の役割の 1 つと考えられる．しかし先にも触れたように，切断チームとしての機能が十分に果たされていない今日では，プログラムの進行を円滑にするために，理学療法に関する専門知識はもちろんのこと，義肢の交付体系，ひいては仮義足製作に至るまで，幅広く習得しておくことによってこれを代行することも必要とされる．

（細田多穂）

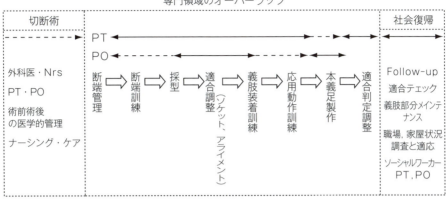

図1 切断の理学療法役割と職業

必須事項 3 切断の三大原因と適応を知っていますか

切断の三大原因は外傷・悪性腫瘍・末梢循環障害である（図2～4，p27 図9）．

1 外傷

　かつては戦傷による切断の占める比率が高かったが，近年は交通事故や作業中の事故によるものが多い．また重度あるいは広範な火傷，凍傷によるものもみられる．列車による轢断のように外傷により直接切断されることはむしろ少なく，挫滅創や degloving injury，粉砕骨折で治癒が困難なもの，血管損傷による壊死，難治性の感染を併発した場合などにやむを得ず切断することが多い．外傷後，慢性の骨髄炎を併発して切断に至ることは近年あまりみられなくなったが，ガス壊疽はときどきみられ切断の原因となる．ガス壊疽に対しては感染部を切開し，開放創とし，高圧酸素療法や抗生剤を用いるが，急速に炎症が進行し，敗血症により多臓器不全に至るため，救命のために切断が避けられないことも多い．起因菌は嫌気性のクロストリジウムが代表だが，それ以外の嫌気性菌の場合は比較的進行がゆっくりしており，早期に治療が開始されれば切断は避けうる．

　外傷による切断肢は挫滅などがみられない場合，再接着が可能で，血管外科をはじめとするマイクロサージェリーの進歩により，生着率は高くなった．しかし神経の再生が不十分な場合，異常知覚や疼痛が残り，また関節拘縮も起こりやすいので，機能的回復が不十分で，再切断を余儀なくされる場合もある．

2 腫瘍

　四肢の悪性腫瘍に対して，かつては切断が必須であったが，近年，積極的な患肢温存の努力

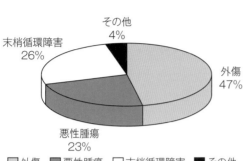

図2 切断の三大原因

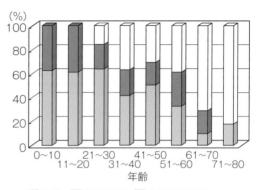

図3 年齢による切断原因

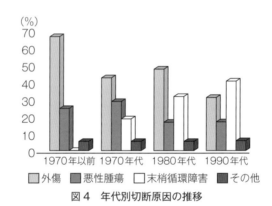

図4 年代別切断原因の推移

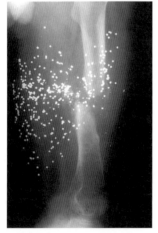

図5 散弾を大腿部に被弾

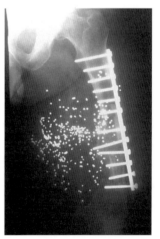

図6 プレート固定

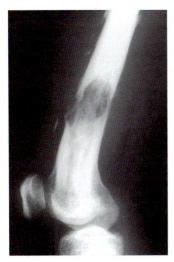

図7 骨肉腫

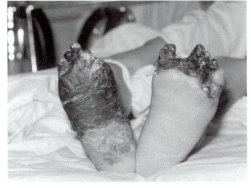

図8 バージャー病の足部

がなされ，適切な抗がん剤の使用，計画的で正確な手術手技により，可能な限り患肢温存が図られるようになった．

患肢温存手術

術前化学療法が高悪性の腫瘍，骨肉腫（図7），悪性線維性組織球症，横紋筋肉腫などに対して行われる．目的は潜在性の遠隔転移巣をたたき，抗がん剤に対する腫瘍の感受性を術後の使用のために知り，手術時の安全な切除縁の縮小を図るものである．術前放射線照射は晩発性の組織障害のため一時ほど使用されなくなったが，軟部肉腫などに行われることがある．手術の原則は腫瘍の辺縁から5cm以上離して腫瘍を周囲の正常組織と一塊として切除する．その際，筋膜，骨膜，関節包，関節軟骨などは腫瘍の浸潤のバリアーと考え，そこまで腫瘍が及んでいない場合，2～3cmの正常組織に相当すると計算される．血管に浸潤している場合は，人工血管に置換し，関節を切除した場合は骨幹部ごと置換するような人工関節を使用する．術前にさまざまな画像診断を行い，腫瘍の進展に関する適切な術前評価と，計画的な手術が行われれば，局所の再発はほとんどみられない状況となっている．

しかし局所再発を起こす危険を冒して，無理して患肢温存を図ることは避けなければならない．また機能的損失があまりに大きい場合は切断して義足を用いた方が，機能的回復や社会復帰も早い．

特殊なものとして，大腿骨の肉腫に対して行われる回転形成術（rotation plasty）がある．神経血管を残して腫瘍部分の下肢を切除し，残存する末梢部を180°回転し，近位切断端に接合する．神経血管ごと切除した場合は切断した神経血管を吻合する．これにより断端が長くなり，足関節が膝関節の代わりとなり，屈伸できるため機能的には非常に良好なものとなる．小児や人工関節による再建が困難なものに適応があるが，外見が特殊なので抵抗感を感じるものもいる．

3　末梢循環障害

末梢循環障害による切断の原因になりうるものは閉塞性動脈硬化症，糖尿病性壊死・壊疽，閉塞性血栓性血管炎，レイノー病，動脈塞栓症などである．

①閉塞性動脈硬化症（arteriosclerosis obliterans）

動脈の内膜が肥厚し，アテロームの沈着などが起こり，内腔が狭窄し，さらに血栓の形成が起こり閉塞するもので，脂質代謝異常などさまざまな原因が考えられているが，糖尿病による代謝異常が関与している場合も多い．全身の血管に同様の変化がみられ，冠動脈では狭心症や心筋梗塞，脳動脈では脳梗塞というように多くの臓器障害の原因となる．四肢の壊死に至るような血流障害は上肢にはまれで，おもに下肢にみられる．近年，肢切断の原因として最も大きな割合を占めている．壊死を起こす前に血流不足の状態を反映する症状として，歩行時，腓腹筋をはじめとする下肢に疼痛を生じ，短期間の休息により消失するという間欠性跛行がみられる．

糖尿病により末梢循環障害では上記の動脈閉塞に，末梢神経障害が加わり，知覚鈍麻により潰瘍を形成したり，足部の外傷や火傷に気づかず感染を起こし，壊死に感染を伴う壊疽となりやすい．感染を起こすと糖尿病自体も悪化する．糖尿病では微小血管の障害も強く，側副血行路の形成もあまり良好ではない．

②閉塞性血栓性血管炎（thromboangitis obliterans, Buerger disease）

初発年齢は40歳以下で男性に好発し，四肢末梢部の主幹動脈が多発性に閉塞するものである．非特異的血管炎によるものと考えられており，半数に難治性潰瘍や壊死がみられる．動脈硬化や糖尿病を伴わず，喫煙との関連が疑われているが，近年患者数は減少している．四肢末梢主幹動脈の多発性分節的閉塞がみられる．治療としては禁煙を励行し，薬物療法を試みる．切断に至りそうな重症例で，薬物療法が無効である場合には，交感神経切除術や血行再建を考慮する．

③レイノー病（Raynaud disease）

基礎疾患や動脈の器質的疾患がなくレイノー現象を示すもので，若い女性に多い．Raynaud現象とは，寒冷時あるいは精神的ストレスにより四肢の細動脈に攣縮が生じ，指が蒼白，チアノーゼになる現象である．進行性の場合は疼痛が強く，潰瘍や壊死をみる場合もある．一方，膠原病や閉塞性動脈硬化，振動病などを有しRaynaud現象を示すものはRaynaud症候群とよばれる．薬物治療で改善しない重症例では交感神経節切除術が行われるが効果は不安定で，動脈閉塞例には血行再建術が施行される．

④急性動脈閉塞（acute arterial embolism）

最近増加の傾向にあるが，閉塞を起こした動脈の支配臓器，および重症の四肢虚血をきたすことが多い．生命予後への影響も大きいため，迅速な診断と治療が必要である．急性閉塞は全身の動脈に起こりうるが，腹部大動脈終末部から下肢動脈の分岐部に好発する．塞栓症と血栓症に分けられ，基礎疾患として，塞栓症では心疾患が約90%を占め，左心内の血栓などが遊離し，末梢で詰まり動脈を閉塞する．血栓症は閉塞性動脈硬化症，バージャー病（図8）などの経過中に発生することが多く，外傷による動脈壁の損傷，動脈内カテーテル検査後にもみら

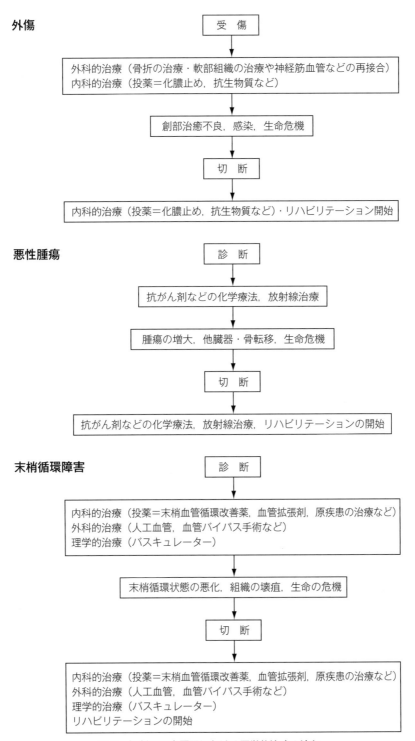

図9 切断の三大原因における医学的治療の流れ

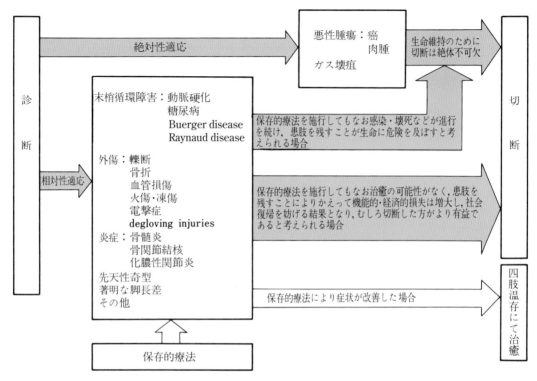

図10　切断の原因と適応

れることがある．特徴的な初発症状は患肢の急激な疼痛，チアノーゼ，冷感などであり，疼痛・蒼白・脈拍消失・知覚異常・運動麻痺のいわゆる5P徴候により診断は容易である．虚血が重症になれば運動麻痺，筋肉浮腫，壊死などがみられる．

　治療は動脈撮影を行って閉塞部位とその範囲を把握し，緊急に血行再建を図るのが原則である．カテーテル挿入法により塞栓摘除術あるいは血栓除去術を行うが，完全な血栓除去は必ずしも容易でなく，閉塞性病変に対応した血行再建術を同時に行う必要がある．術前から麻痺および広範な壊死を伴う重症例では筋代謝性腎症候群を起こす可能性が高く，生命に関わる病態であるので，早期に肢切断を行う必要がある．

　末梢循環不全に対しても切断を避けるべく積極的な努力がなされている．動脈の閉塞部位に対して自家静脈や人工血管を用いたバイパス手術が行われており，適切な時期に効果的な手術が行われれば，従来，切断せざるを得なかった状況の下肢も救うことができようになった．足趾の壊死を伴った足部の広範な潰瘍を形成した患者で，従来の治療体系では下腿切断が避けがたいと考えられる症例でも，血管の再建術後，足趾切断のみで治療する症例を多く経験するようになった．

　切断の原因となるものは前述のごとく多々あるが，その適応は大きく絶対性適応と相対性適応とに分けられる（**図10**）．絶対性適応とは，悪性腫瘍，ガス壊疽など，生命維持のために切断が絶対不可欠な治療法の1つとなるものを示している．相対性適応とは，受傷，発症時においては直接生命に影響を及ぼさないような傷害・疾病であっても，保存的療法のみではなお

感染，壊死などが進行を続け，結果として患肢を残すことが生命に危険を及ぼすと考えられる場合，治療期間が著しく遷延し，予後の推測が困難で（むしろ治癒の可能性はなく），経済的負担が過大となるうえに，機能の廃絶により患肢を残すことがかえって職業復帰，独立した社会生活への参加のさまたげとなると考えられる場合に切断の適応となるものを示している．

(細田多穂)

切断者と義足のかかわりあいを知っていますか

　義足は失った下肢の代償物として使用されるが，切断者と義足とのコンタクトを図り身体の一部として活用させることは，なかなか容易ではない．すなわち，歩行，日常生活活動，その他の社会生活全般に対して，切断以前の動作パターンに近い自然で楽な動作パターンを獲得させなければならないという困難さをもっている．図 11 のごとく，切断者の有する条件と義足の条件を考慮し，良好なコンタクトが得られるよう努めていく．

(細田多穂)

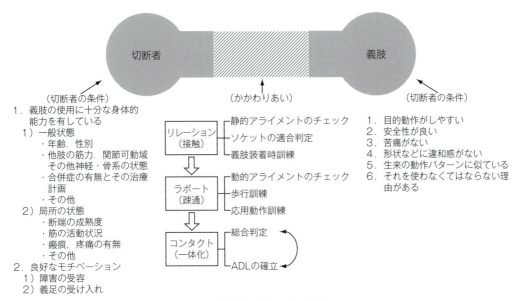

図 11　切断者と義足のかかわりあい

必須事項 5　切断者の心理状態の変化が分かりますか

　不慮の事故などで突然に切断された場合はいうまでもなく，事前に切断を予告されていた場合においても，身体の一部を失うことに対する心理的影響は非常に大きい．切断の宣告を受けた患者の心理状態は**図12**のように変化していくといわれているが，プログラムを進めるにあたっては，患者自身の"障害の受容"と"回復への努力"が最も重要なカギとなる．したがってPTはじめ各スタッフ全員が十分にこの心理的変化を把握し，状況に応じて専門家のアドバイスを受けながら，障害の受容へ向けて働きかけていく必要がある．

　また患者自身だけではなく，その家族においても何らかの心理的動揺をひき起こしていることが多く，家族に対する配慮も忘れることのないようにしたい．

（細田多穂）

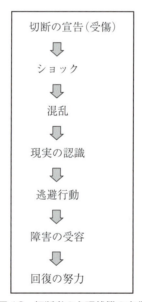

図12　切断者の心理状態の変化

必須事項 6　モチベーション（Motivation）の引き出しができますか

　リハビリテーションの分野において障害の受容とモチベーションの引き出し（動機づけ）の重要性は周知のごとくであり，これに成功すれば，その治療の大半は成功したとみなしても良いであろうといわれている．しかし切断者にとって，身体の一部を失うことによるショック，心理的動揺はわれわれの想像を絶するものがあり，切断に対する受け入れも容易なことではない．この場合，障害を受容させ，訓練に対する認識を深め，切断者の意欲を引き立たせること

に苦労する．

　モチベーション（意欲的に障害と取り組む姿勢）の引き出しについては，可能な限り疑問を解決し，不安を取り除くためにたとえば治療方針を説明し，ほかの切断者の治療経過，機能回復の状態を録画映像などを使いできるだけ具体的に説明するのも有効な手段である．先輩の切断者との話し合いの機会をつくるなどの方法もあるが，著者らは特に家族の理解と認識を十分に深めることから始めている．初期のショック期，混乱期にある患者は理解力，判断力なども平常の状態と異なり，第三者であるPT，医師などの言葉には耳をかさないようなこともまれにある．この場合，最も身近にいる家族からの説得は欠かすことができず，またその影響力も大きいためであり，事実，家族からの説得によりモチベーションが引き出された例も少なくはない．また下肢切断後，義足を装着することなく放置した場合，移動時には車椅子，松葉杖などの補助的手段を必要とし，身体的にも機能的にも障害があるといえるが，義足を装着し，その義足を自分の足として利用できるまでに習熟したとき，身体的な欠損（impairment）は存在するものの，むしろ高度な変形・神経麻痺を有する症例のように，自分の足ではあってもその機能を十分に発揮しえない症例に比べ，機能的な障害（disability）は減少する．こうしたことを十分に説明し納得させることによって，切断者の意欲を向上させることも経験している．

（細田多穂）

必須事項 7　処方箋から得る重要な情報が理解できますか

　切断に限らず，すべてのリハビリテーションプログラムは患者の医療機関の受診と担当医からの処方によって開始される．このとき担当医からの処方箋には，氏名，診断名のほか，図13のごとく最低治療に必要な情報が記載されているはずであるが，特に切断の場合，術前・術後を通じプログラムの進行に大きく関与すると思われる切断予定部位，原疾患に対する治療計画などの情報は欠くことができない．

（細田多穂）

日付：2001年03月28日

患者ID：68087389	氏名：	生年月日：昭和13年01月01日	年齢：63歳
患者住所：東京都			性別：男
ＴＥＬ： 5395-7628			

リハビリテーション情報

訓練依頼書：2000年07月17日　　初診日：2000年07月03日　　発症
入院日：　　　　　から退院日予定日：
診療科：整外科　　　紹介元：
所属：外来　　　依頼科一内科

診療名　　右足糖尿病性壊死
障害名　　下肢の切断，欠損

主治医 _____　_____（1内）　_____
担当者　ＰＴ_____　ＯＴ_____　ＳＴ_____

合併症　糖尿病
　　　　狭心症バイパス手術後
　　　　ＡＳＯ
ＰＴ処方　筋力増強維持訓練
　　　　　歩行／移動動作訓練

ＯＴ処方

ＳＴ処方

禁忌

目標　　歩行自立（屋外）

現病歴
今年6月より左足足背に潰瘍出現．第1内科入院し抗生剤治療．
7／13サイム切断施行．
松葉杖歩行訓練，筋力強化お願いします．
義肢製作
今後は状態をみて義足にします．

コメント

（東京医科歯科大学附属病院 リハビリテーション部）

図13　リハビリテーション依頼箋

必須事項 8　手術についての理解がありますか

1　切断の手技

　義肢装着を前提とした断端形成は切断された筋に緊張を保ち，筋萎縮を予防し，また断端に不要な軟部組織が存在して，たるみが生ずる状況を避け，円柱形の断端をつくるのが原則である（図 14，15）．手術手技上の注意点は以下のようなものである．

①皮膚の処理

　断端末に体重負荷を行わない場合は手術創が骨断端の後方へ来るように，前後に等長の魚口状の皮膚弁をつくる．循環障害がある場合は良好な血行がみられる方の皮膚弁を長くする．特に下腿では後方の皮膚の血行が良い場合が多いので，後方皮弁を長くする．断端に荷重を行う股関節離断，サイム切断では負荷面に皮膚縫合部が来ないように，後方皮膚弁を長くし，膝関節離断では前方皮膚弁を長くする．外傷により皮膚の損傷がある場合などは創の位置にこだわるより，できるだけ断端を長くすることを優先した方が良い．義肢装着のために断端をどうしても長くしたいときは遊離植皮を行い，骨切断部位を遠位にすることも行われる．植皮部の皮膚は当初は弱いが，過度の圧迫を避け，適度な圧迫が加わり続けるとしだいに強い皮膚になるので心配はない．血行障害による切断の場合は術後縫合部周辺の皮膚壊死が起こりやすいので，皮膚弁は手術中できるだけ愛護的に扱う．皮下脂肪の血行は特に不良なので，筋膜と皮下をあまり剥離せず，縫合時皮下縫合は行わない方が良い（図 16）．

②骨の処理

　骨はボーンソーで切断することが多い．ノミを用いると縦に亀裂が入ることがあるので避ける．骨断端はヤスリで角をなめらかにする．下腿切断では脛骨前面を斜めに切り落とし，皮膚を突き上げないようにする．また腓骨の外側に角ができないように丸くする．骨膜を剥離して切除すると骨膜のない骨部分に術後，骨萎縮がみられるので，骨切断部位と同レベルまでを切除する．下腿切断の場合に断端荷重を目的に，脛骨腓骨間に骨膜と骨皮質弁を用いて骨性に架橋を形成させる方法が行われることがある（図 17，18）．

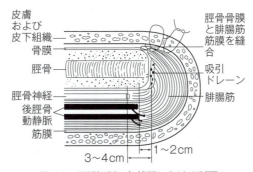

図 14　下腿切断の矢状面における断面
（澤村：切断と義肢．第 4 版，医歯薬出版，1999）

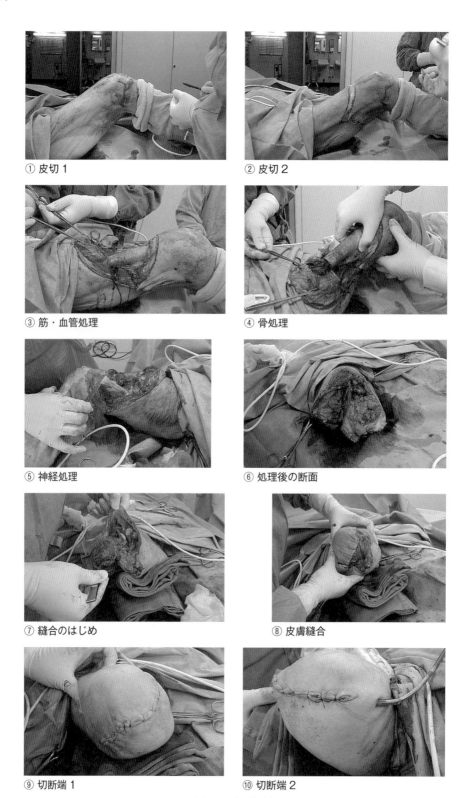

① 皮切1　② 皮切2　③ 筋・血管処理　④ 骨処理　⑤ 神経処理　⑥ 処理後の断面　⑦ 縫合のはじめ　⑧ 皮膚縫合　⑨ 切断端1　⑩ 切断端2

図15　大腿切断

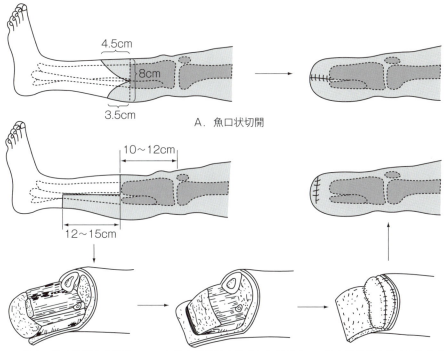

A．魚口状切開

後方の筋肉筋膜弁を残す． この筋肉筋膜弁を斜めに切り離す． 筋肉筋膜弁を前方に縫合する．

B．長後方皮膚弁を用いた切開（血行障害時）

図16　下腿切断における皮膚弁（澤村による）

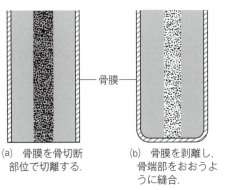

(a) 骨膜を骨切断部位で切離する．
(b) 骨膜を剥離し，骨端部をおおうように縫合．

図17　骨膜の処理（澤村による）

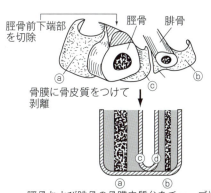

脛骨および腓骨の骨膜皮質弁をチューブ様に縫合し，脛腓骨間の架橋形成（osteogenetischen Amputation）を行う

図18　骨の処理（澤村による）

③筋の処理

　筋を切断し切断端を遊離させておくと筋の機能が失われ，術後，筋萎縮をきたし断端が次第に細くなってしまうので，これを防ぐように工夫が行われる．以下の方法が一般的に行われている（図19）．

　筋膜縫合法　断端で筋膜を縫合するもの．骨断端は筋膜のみで覆われ筋はやや近位部に短縮

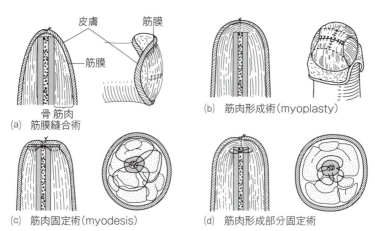

図 19　断端における筋肉の縫合法（澤村による）

し，緊張が十分に維持されないため，筋萎縮が起こりやすい．断端はしだいに円錐形になっていく．

筋形成術（myoplasty）　断端部で内外側の筋同士，および前後の筋同士をしっかり縫合するもの．骨断端は筋で覆われ，筋には適度な緊張が保たれるので筋萎縮がある程度予防される．

筋固定術（myodesis）　筋を骨断端に開けた孔に糸を用いて固定する方法．筋形成術より筋の緊張が維持されるので筋萎縮の予防になるとされている．しかし縫合部より遠位の先端部の筋は萎縮し瘢痕組織となるため，断端に不要な軟部組織が多くなるという批判もあり，最近は糸を筋腹全体にはかけず内側のみにかけて縫合し，断端の骨を覆うように相対する筋膜同士を縫合すべきとされている．

いずれにしても筋は過度な緊張を維持することが萎縮の予防に重要で，たとえば股関節固定術が行われた場合でも，術後関節運動に関与しなくなる中殿筋は筋力を有していて，術後30年経過して人工股関節置換術を行うと，術後すぐに外転運動が可能であることをしばしば経験する．したがって，術後に筋の短縮を防ぎ，過度な筋緊張を保つことが最も重要である．

④神経の処理

神経の切断では術後，断端に生ずる神経腫の圧迫による疼痛が出現することを避け，また出血を防ぐようにする．神経の切断は，下肢断端より神経を近位方向に少し剥離して，軽く牽引しながらできるだけ近位部で鋭利なメスで切断する．神経が切断されると断端は膨隆し神経腫が形成されるが，神経断端が健常な軟部組織内に存在すれば，義足のソケットで圧迫されることもなく，疼痛の原因とはならない．不良な瘢痕組織内に神経断端が存在したり，神経断端自体が挫滅していたりすると，神経断端部の軽い圧迫で鋭い痛みを起こしうる．坐骨神経などの太い神経の場合は伴走する血管より出血するので，できるだけ近位で結紮してからその遠位部で切断する．

⑤血管の処理

血管は太いものはすべて結紮し，小さな出血は電気メスで丁寧に止血し，術後の血腫形成を避けるようにする．血腫は術後の感染や創治癒遅延の原因となる．大きな動静脈は動脈と静脈

に分けて二重に結紮し，結紮部よりの術後出血を避ける．動脈硬化が著しく結紮だけでは止血が不十分な場合は血管に糸をかけて血管縫合を行う．出血を避け血行障害を助長しないためにも不要な軟部の層間の剥離は避ける．創縫合時，血腫予防のため吸引ドレーンを挿入するが，創を避け近位部から刺入するようにする．

（細田多穂）

切断部位の名称とその選択が分かりますか

　切断部位の各名称は図20に示すとおりであるが，その部位の選択にあたっては，切断者を取り巻く種々の因子が十分に考慮されたうえで決定されるべきである（図21～30）．一般的には断端が長いほど切断肢における運動効率は高まり義肢をコントロールしやすい．また切断者の心理的ダメージがより少なくなるなどの理由でできるだけ断端を長く残す傾向にあるようであるが，下腿切断においては循環の問題および軟部組織が少ないために起こるソケットの適合上の問題などがあり，脛骨末梢の1/4以遠での切断はあまり好ましくないとされている．

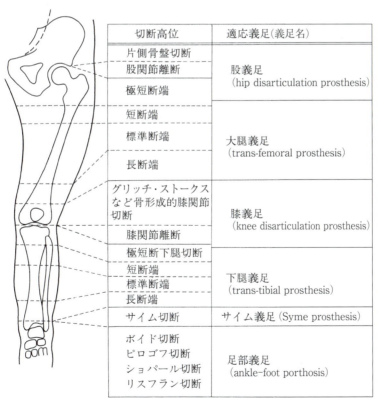

図20　切断部位の名称

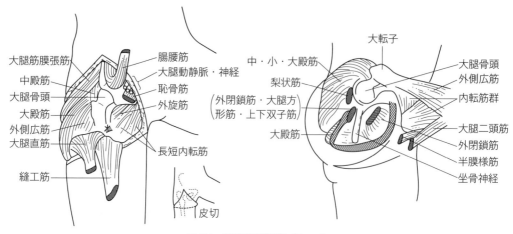

図21 股関節離断術（Boyd）

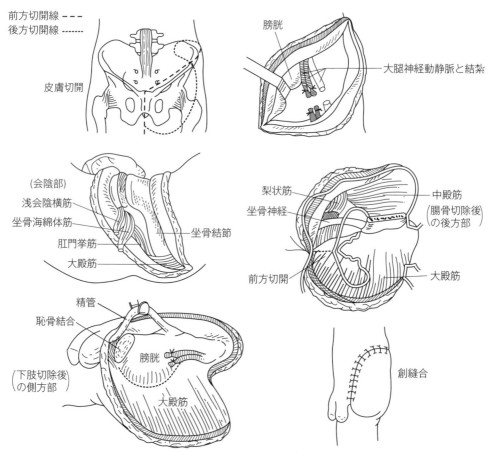

図22 片側骨盤切除（King & Steelquist）

（Slocum DB：An Atlas of Amputations. Mosby, St. Louis, 1949）

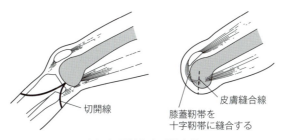

(a) 切開線および縫合線

図23 切開線および縫合線

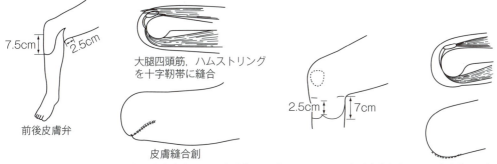

A．前後皮膚弁，特に長い前方の皮膚弁を用いる方法（Roger）

B．内外皮膚弁を用いる方法（Vitali）

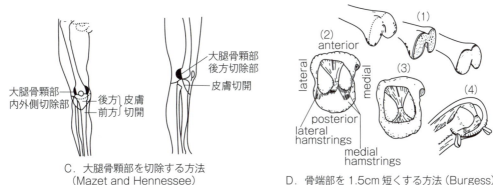

C．大腿骨顆部を切除する方法
（Mazet and Hennessee）

D．骨端部を1.5cm短くする方法（Burgess）

図24 膝関節離断における皮膚切開

（日整会，日リハ医学会：義肢装具のチェックポイント．第4版，1993）

断端末荷重可能な切断端について

断端末荷重可能な切断端（end bearing stump）とは切断の骨が扁平で，体重をかけても耐えうる皮膚をもつことを条件とする．膝離断（knee disarticulation），サイム切断（Syme amputation），ボイド切断（Boyd amputation），ピロゴフ切断（Pirogoff amputation）などがある．これらの切断端の特徴は，断端末荷重が可能，固有感覚の獲得が可能なことのほか，断端長が長いという利点がある．また，下部の膨隆部を有するために懸垂が容易である．しかしながら，これらのことが断端とソケットの適合が困難，義足の外観が不良となるなどの欠点となることもある．

（細田多穂）

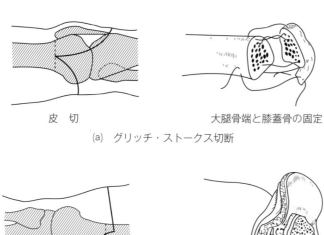

(a) グリッチ・ストークス切断

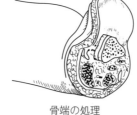

(b) 腱形成的手術(Kirkによる)

図25 断端末負荷性大腿切断
(澤村による)

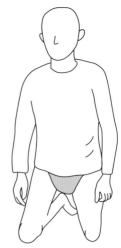

図26 グリッチ・ストークス切断
(左足)

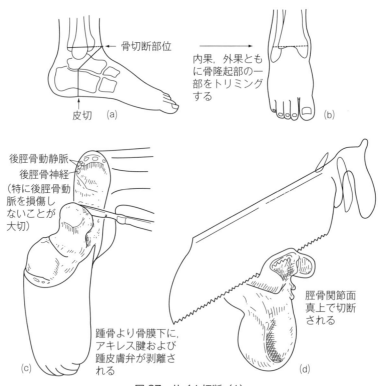

図27 サイム切断(1)
(澤村による)

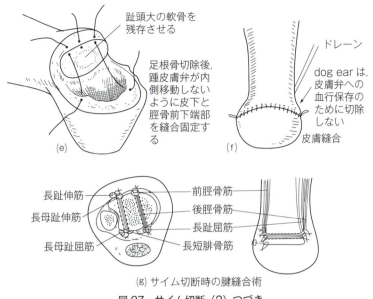

図27 サイム切断（2）つづき

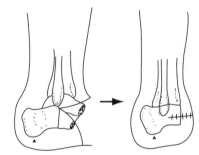

図28 ボイド切断

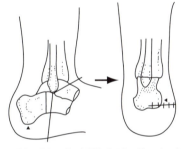

図29 ピロゴフ切断（三上・他による）

（三上真弘・編：下肢切断者リハビリテーション．医歯薬出版，1995）

 原疾患に対する治療計画と理学療法プログラムとの関係が分かりますか

　必須事項3で述べたように切断の適応となる疾患は多く，これらのなかには切断後も原疾患に対する治療が継続されていかなければならないものがある．たとえば悪性腫瘍においては術前・術後を通じ種々の化学療法（抗がん剤投与，放射線照射など）を欠くことはできないが，周知のとおり多くの化学療法は白血球の減少，嘔吐，倦怠感，全身体力の低下などの強い副作用を示し，しばしば訓練を中止せざるをえないことがある．このような場合でも，担当医と密接なコミュニケーションをとりながら，運動負荷量を少なくするなどプログラムの調整を図り，この間の患者の体力維持に努めておくことは，化学療法終了後のプログラム進行のうえで重要である．

（細田多穂）

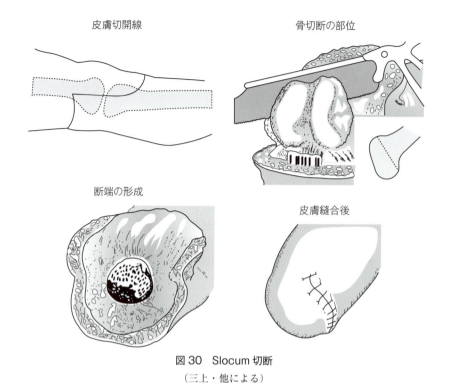

図30　Slocum切断
（三上・他による）

必須事項 11　評価の目的を知っていますか

　評価の目的はほかの疾病と大きな差違はなく，全体像を把握し，問題点を明確にして予後を予測するために行う．さらに治療目標を設定し，禁忌などをふまえ治療計画を立案すること，長期間に及ぶリハビリテーションでは患者と治療者（理学療法士）との信頼関係の構築も必要となる．そのプログラムの流れを**図31**に示す．

　全体像には，社会的な背景や全身および切断肢の運動機能，心理状態の把握などが含まれる．近年の切断者の特徴として，高齢であり糖尿病や心疾患を伴っていることが多いため，認知機能や併存疾患も全体像を把握するために重要である．

　一般的に下肢切断患者は義足歩行による社会復帰を目指すことが多いが，高齢であったり中枢神経障害や心疾患などを罹患していたり，切断高位が高い場合，下肢の著しい拘縮がある場合など，重篤な重複障害により義足が適応にならないこともある．ただし，義足適応については，義足用途を移乗動作や立位保持なども視野に入れ，医師や義肢装具士などをふまえて十分に検討することが重要である（**表1**）．

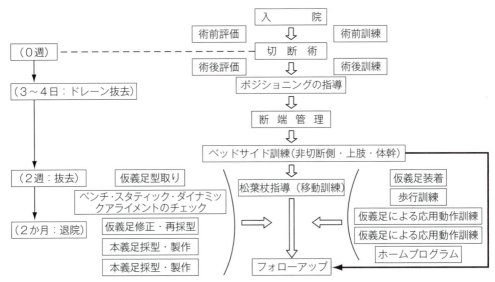

図 31　早期義肢装着方法のプログラム（医歯大式）

表 1　評価の目的

1. 患者の全体像の把握
2. 問題点の把握
3. 予後の予測
4. 義足の適応および種類の選択
5. 治療目標の設定
6. 治療計画の立案，実施時の危険性および禁忌の把握
7. 信頼関係の構築

1　近年の事情

　下肢切断は義足装着の有無がその後の生活を一変させる．リハ目的と方向性の根本を変えるほど義足装着の判断は影響が大きい．近年の傾向として循環障害に起因する下肢切断者の増加に反して，更生用義足製作数が減少しており，義足装着の対象とならない切断者の増加が推察されている．

　例えば高齢下肢切断者が義足装着の対象外となれば，リハゴールは車椅子によるADL自立，住宅改修，社会資源の利用など「生活環境の歩み寄り」がマネジメントの中心になる．一方で義足装着となれば，他職種やメーカーを巻き込んで①効率良い義足環境の構築　②実用化にみあう身体の準備を並行して行うことになる．よって医師による義足装着可否の判断は，暗にゴール設定や退院後の生活，社会資源依存のコストにまで影響がおよぶ．

表2 初期評価の全体像

1) 身体評価（問診含む）
①断端（断端長・周径・軟部組織量・形状・硬度・疼痛・創部の状態・感覚）
②断端以外（既往歴・合併症・体重・筋力・ROM）
③切断数か月前および切断直前の生活歴
2) 社会的評価
①切断原因（切断の経緯≒費用捻出の方法）
②社会的属性（家族構成・家庭内の役割・社会での役割）
③生活環境（住居・自宅周辺・地域間移動の手段）
3) 義足の評価
①1) 2) の条件から導き出す環境設定 （ソケット適合・装着方法・荷重/懸垂方法のコンセプト・アライメント設定・パーツ選択）
②適時の環境設定と変更（より良い環境の提案・トラブルが生じた際の善後策）

2　評価の概観

　義足装着を前提とした評価は，歩行獲得という明確な目的をもって行う．実践を簡略化すると，1) 身体評価→2) 社会的評価→3) 義足評価という手順で整理できる（**表2**）．

　昨今では1) 2) から得た情報を3) につなげるところで課題になることが多い．それが故に，①義肢装具士をはじめとした院外スタッフと情報共有の機会を増やす，②支給制度や製品の変化に対応するなど，多職種連携が非常に重要である．

　上記より下肢切断から義足分野で理学療法士に求められるものは，医師の管理のもとでソケット製作およびパーツを組み合わせる義肢装具士・製品を取り扱う者（メーカー，ディストリビューター）と，当事者である切断者の間に入り，相互のやりとりを円滑化させるファシリテーター（調整役・促進者）としての色彩が強い．"ファシリテーター"とは義足構成要素を，個々の条件に応じて最適化する提案者であり，切断者がその環境を活かして効率よく義足習熟を図るための運動指導・身体機能回復を促すサポート役を指す．

　このような役割を求められる背景には，入院期間の短縮や高齢切断者の増加という不利と，義肢分野の進化という利点を統合したとき，後者の要素を活かさなければ成果が得にくい事情が存在する．

3　プラクティカルな評価

　例えば不利な条件の切断者（70歳代・循環障害による大腿切断）が，リハ初期に充分な義足荷重を行えないとき，その原因に切断端の#筋力低下#可動域制限があったとする．これが正論であったとしても，一朝一夕に進まぬ身体への働きかけのみで効率よくリハ成果をだすのは難しい．

　他方で義足に目を向けると，#ソケット容積（≒ソケット壁の高さ）　#アライメント設定

表3　循環障害による高齢大腿切断者の義足評価（Ex：義足に全荷重できない場合）

	着眼例	着眼する理由
1) ソケット適合 （Ex：四辺形ソケット）	◇断端容積とソケット容積の整合性 ①断端容積の方が大きい ⇒坐骨が浮く（軟部組織荷重） ②断端容積の方が小さい ⇒坐骨がソケット内に落ち込む 　安定感なし 　＆荷重痛の可能性	◆身体機能や原因疾病の点で不利なほど，坐骨周囲で安定性を構築する環境が必須になる ◆循環障害による切断初期の断端容積は安定せず，非装着時に腫脹傾向があればソケットが内に断端がすべて収納されない． ◆ソケットが緩く断端が落ち込む場合，内壁と接触せずソケットに力を伝えられない
2) アライメント （Ex：矢状面）	◇断端伸展の行いやすいソケット屈曲角度 ◇非力な高齢者でも前方推進しやすい荷重線と支持基底面の位置関係の構築	◆関節可動域に即した初期屈曲角を設定しても，伸展最終域では筋力が発揮し難く，後壁を断端で抑えられないことがある
3) 装着方法 （Ex：キャッチピン式ライナー）	◇シリコーンライナーのサイズ，形状（円柱⇔円錐） ◇ロールオン（ライナーを捲り上げる手続き）の詳細（Ex：意図的に断端を縦長に収納）	◆軟部組織が多い新規切断端のソケット収納はシリコーンライナー装着の状態や，キャッチピンをロックアダプターに入れる方法によって如何様にも適合が変化する
4) 部品選択 （Ex：膝継手）	◇安心して荷重できる仕組みの膝継手の選択 （Ex：固定膝継手・固定／遊動選択型・矢状面でより安定位を形成する多軸膝継手）	◆継手の軸位が不安定位にある，または軽く屈曲する特性のある膝継手は安心して義足に体重をかけることができない．特に高齢者にはこの傾向が強い．（これは 1)～3) の影響も受ける）

（矢状面・前額面）　#装着方法の選択　#部品選択など，いくつかの改善を探るポイントが存在する（表3）．これは製作された義足の問題ではなく，切断者の属性や現行医療制度がこれまでのノウハウでは追い付かないほど成果の出しにくい状況をつくっていると考えるのが妥当である．

　身体機能評価と運動療法は理学療法士の主たる役割であり，切断固有の視点として良肢位保持や断端管理，義足装着の指導などが実務として周知されている．しかしこれらは歩行獲得の「充分条件」を満たす手段のひとつに過ぎない．切断から義足リハの一義的な目的は身体機能向上ではなく義足歩行獲得である．条件が悪いほど安楽に扱える義足環境になっているかどうかの評価を行い，歩く成功体験と残存機能の向上を同時進行で行う．

　時間的制約のなかで成果を出さなければならないとき，評価は身体と義足の双方向で進む．アセスメントでは課題となる現象を切り取って，切断者の問題と義足の問題で整理し，即時効果を出すアプローチを精査する視点が重要である．

（根地嶋誠，梅澤慎吾）

必須事項 12 評価の時期を知っていますか

　一般的に評価は治療開始時，退院時，治療終了時に行われ，この間，治療経過の観察，治療計画の再検討のために一定期間ごとに中間評価が設けられるが，その評価の内容は常に一貫している．切断のリハビリテーションの場合，切断，仮義足製作，本義足製作と治療経過に大きな区切りがあり，それぞれの段階において新たな検査項目がつけ加えられていく．**図32**は一般的な治療計画のなかで評価の流れを大別したものである．これからも分かるように，切断の

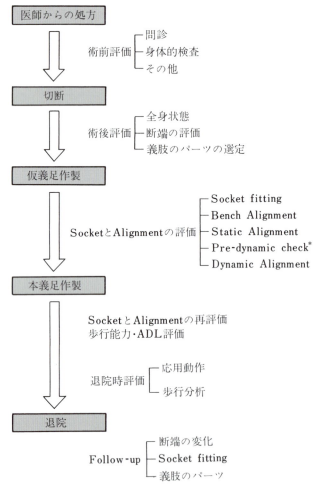

図32　早期義肢装着方法のプログラム（医歯大式）

＊ Pre-dynamic check：スタティックアライメントのチェックをした後，義足を装着し，歩行前の切断者の身体と義足のアライメントのチェックを行う．これは正しいソケットの装着と，義足側の立脚相安定性・遊脚相不安定性という相反する動作を修得し，転倒防止のための動作獲得を目的とする（p150〜164 必須事項87〜100参照）．

リハビリテーションにおける評価は患者の入院と同時に始められ，術前，術後，仮義足製作時，本義足製作時，退院時最終チェックの段階を経て退院後も継続して評価が行われていくことが大切である．

（細田多穂）

必須事項 13 検査項目を知っていますか

　一人の切断者を総合的に評価するためには，問診をはじめ種々の検査から多くの情報を得る必要がある．一般に術前に行われる検査項目を図33に示す．術前評価は，現状を把握し術後に生じる可能性がある問題点を明らかにし，術前や術後の理学療法プログラム立案に活用する目的がある．術後評価では，義肢と接すると断端や義足などの諸検査が付け加えられる（術後評価に関する詳細は p86〜101 必須事項 51〜63 参照）．

　処方箋からは，現在の症状および現病歴，既往症や合併症などの情報を収集する．末梢循環障害，糖尿病に伴う下肢壊疽での切断など，切断原因の確認もリスク管理として重要である．問診では，一般的な情報収集はもちろんのこと，特に病識や切断に対する受入について注意深く評価する．障害および断端管理・義足の理解がなされているか，アドヒアランス，つまり患者が能動的に治療に参加できているかも確認しておく．下肢を切断することは患者に恐怖や不安感を及ぼすため，心理的要因は術前から術後にかけて常に気を配る必要がある．職業および職場環境，住居などの環境因子についても，術前に確認しておき，起こりうる可能性がある問題に対し対策が立てられるようにしておく．また，入院中の病室や病棟内の生活環境因子についても術後の動作指導に必要不可欠となるため評価しておく．身体的検査では，身体計測や姿勢観察をしつつ，脊柱や股・膝関節などの変形も確認する．高齢であることや併存疾患により疼痛が強い場合など，側弯や円背，下肢関節の拘縮などが生じている可能性があり，術前から把握して可能な限り対応すべきである．歩行能力では，非切断肢による歩行がどの程度できるか，持久力やバランスはどうかなど，さまざまな観点からの評価が必要である．

　術後の検査項目には，断端の検査，義肢の適合検査がある．断端は，切断の術式，成熟度などにより形状が異なる．ソケットの適合に直接関与するため，形態計測や皮膚および循環の状態とともに評価しておく必要がある．アライメントの評価には，机上で義肢の構成要素の配列を確認するベンチアライメント，患者に義肢を装着させ立位で荷重をかけて観察する静的アライメント，歩行した際のアライメントを確認する動的アライメントがある．浮腫および拘縮予防のためにも良肢位保持に関する評価を忘れてはならない．その他，起居・移動動作や ADL 評価において，義足の有無で各動作を評価しておくことは，切断者が義足を"自分の足"として早期から活用させるため，重要な検査項目である．

（根地嶋誠）

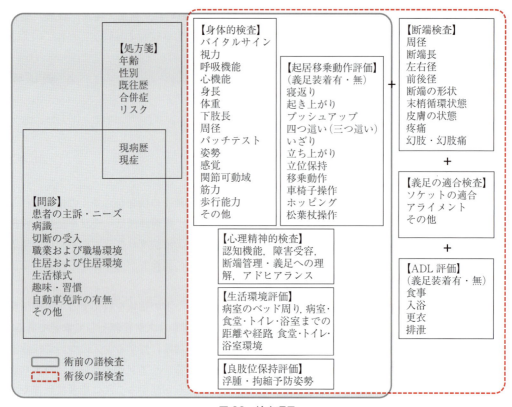

図33　検査項目

必須事項 14　問診ができますか

　評価においては患者の協力のもとにより，正確な情報を得ることが必要である．患者に会うとまず問診より始めることは半ば常識化しているが，患者とPTが初対面の場において，いきなり家族歴，経済状態など個人のプライバシーに関わることにまで言及することは賢明でない．まず主訴，ニーズなどの情報を得ながら患者の全体像（性格，教育水準，切断の受け入れ，モチベーションの良否など）を推察し，相互の信頼関係を形成することに努め，折に触れて徐々に聞き出していくようにすると良い．先に述べた信頼関係の形成は一朝一夕になされるものではなく，セラピストも豊富な話題性と会話術を身につけ，常に真摯な態度で臨むことが必要とされるであろう．

　また一般には身体障害者手帳（以下身障手帳と略す）などの社会保障制度について知られていることは少ない．そこで問診時に十分なオリエンテーションを行い術前に必要書類などを準備させておくと良い（p102 必須事項64参照）．

（細田多穂）

必須事項 15　検査の手順を知っていますか

　検査するにあたって日常忙しい我々 PT はともすればいきなり型どおりの身体的検査を行いがちであるが，モチベーションが十分に引き出されていない切断者に，はじめから理解と協力が必要な検査（例えば MMT など）を行った場合，本当に力を発揮しているか否かはっきりせず，ここから得られた検査結果の信頼度は低くなる．このようなことをできるだけ避けるために，まず身体計測，パッチテストなど検者側で検査できるものから始める．少しずつ切断者の協力が得られるようになってから，MMT，感覚テストなどの検査に入ることにより，各検査結果はより正確なものとなる（表4）．

（細田多穂）

表4　検査の手順

検者側でできる検査	身体計測	身長 体重 周径 肢長 断端周径 断端長 断端左右径 断端前後径
	パッチテスト	
	ROM-T	
患者の協力が必要な検査	MMT バランステスト 感覚テスト 姿勢分析 ADL テスト その他	

必須事項 16　身長測定ができますか

　身長の測定は一般的な方法に準ずるためここでは省略するが，すでに切断術の行われている両下肢切断者においては指極で代用する．指極は統計的には身長に正比例して発育するとされており，壁面に背をあて直立し，両上肢を 90°外転させ，中指尖端間の距離を測るものである．両側大腿切断の場合は健康時の身長より 5 cm，両側下腿切断の場合には 3 cm 低くなるよう

に義足の長さを設定するのが一般的であるが，義足歩行に慣れ，歩行時のバランス・安定性などが十分に習得されている切断者においてはこの限りではなく，2本目，3本目の本義足製作時には患者のニーズに合わせ，危険のない範囲で義足の長さを調整することもある．

　成長期にある小児切断例では1年間に身長が10 cm以上伸びることもまれではなく（**図34，表5**），成長した非義足側肢に比べて義足が短くなり，体幹側屈などの異常歩行の原因になることがある．この場合ある程度まではパイプなどの長さで調節して対応していくが，小児では身長という長軸方向の成長に加えて体重増加，周径の増加も伴っており，ソケットに断端が入らなくなる．この場合には，耐用年数の2年に満たなくても児童福祉法において義足の再交付が可能である．

（細田多穂）

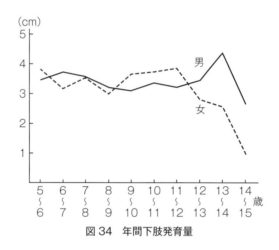

図34　年間下肢発育量

表5　各骨端の発育割合

	大腿骨		脛骨	
	上端	下端	上端	下端
Digby（1916）	31	69	57	43
Hatcher（1934）	17	83	56	44
Bisgard（1935）	36	64	56	44
Wilson, Thompson（1939）	30	70	60	40
Gill, Abbott（1942）	30	70	55	45
Hendryson（1945）	29	71	56	44
Hodgen, Frantz（1946）	23	77	55	45
Green and Anderson（1947）	30	70	55	45
Goff（1960）	28	72	55	45

必須事項 17　体重測定ができますか

　体重の測定は一般的な方法に準ずる．正常人の体節各部の体重比を図35に示すが，切断者においては術後切断された肢節分の体重が一時的に減少する．術後は絶対的な運動量の低下などにより，相対的にみると体重は増す傾向にある．

　切断者の評価において体重は義足のパーツ決定のための1因子にもなるもので，たとえば体重が多い切断者においては，その体重を支えるに十分な耐久性をもったパーツの選定および補強がなされなければならない．また特に肥満者についてみると，①健肢下肢へのストレスが増大する，②腹筋筋力低下と腰椎前弯の増強による腰痛の可能性などが考えられ，それらに対応するための十分な筋力強化などの対策も必要となってくる．その他，内転筋ロール（内転筋部の発赤，痛み）が生じる場合もあるので，内側に厚めのフレアーをつけるなどの考慮が必要であり，上記のことよりウェイトコントロールの指導も必要である．

　その他，体重の変化は断端周径の変化に相関するため，できる限り一定に自己管理できるよう指導しておく．

（細田多穂）

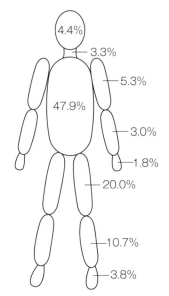

図35　全重量に対する各部の体重比
（Brause, Fischer and Brunnstrom: Clinical Kinesiology より）

必須事項 18　下肢長測定ができますか

　下肢長は義足の長さの決定に欠くことのできない因子であり，またたとえば大腿切断において膝継手のスペースを知るため，一般的な下肢長の測定とは基点のとり方が異なっている（図36）．

（細田多穂）

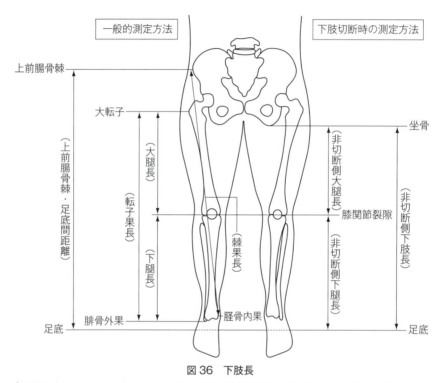

図36　下肢長

＊　膝継手のスペース（knee space）＝非切断側下肢長－非切断側下腿長－断端長

必須事項 19　周径測定ができますか

　下肢の周径は図37に示した部位で測定するのが一般的であるが，切断者の術前評価時において切断側は断端周径測定時と同様の部位で測定しておくことにより，術後の浮腫の程度を知り，術前・術後の比較の対象とすることができる．すなわち大腿切断予定者では坐骨結節より5 cmごとに膝蓋骨付近まで，下腿切断予定者では膝関節裂隙より5 cmごとに内外果付近までを測定しておく．

（細田多穂）

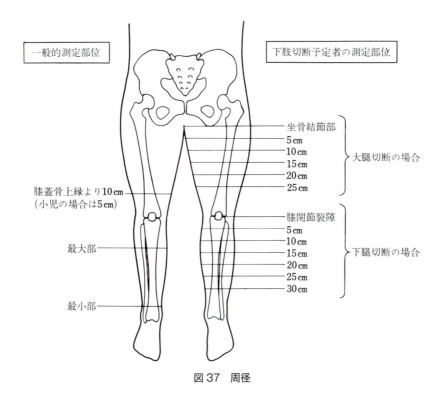

図37 周径

必須事項 20　パッチテスト（皮膚感応テスト）ができますか

　切断者は術後の断端管理および義足の装着など常に断端皮膚に人工物が接しているため，接触性皮膚炎をひき起こす危険性がある（接触性皮膚炎に関しては p178～179 必須事項112参照）．そこでこれを未然に防止するために，皮膚の感受性を調べておくことが必要となる．術前評価時のパッチテスト（図38）では，術後すぐに使用される絆創膏類（サージカルテープ，マーキュロバン，エラテックスなど），義肢の材質，ソケットの材質などについてできる限りの種類を検査しておくことが望ましい．

　検査すべき各材質は非切断側大腿内側部や腹部などの感受性の高い部位に貼り，めやすとして48時間後，少なくとも24時間後の皮膚の反応をみる．発赤，水疱形成をひき起こした材質の使用は禁忌である．また24時間経過する以前に痒み，発赤などの徴候を示した場合にはただちにはがすよう患者へ指導しておくが，その際各材質ごとに番号をつけておくと，その材質が何であったか混乱することがない．

　術中の出血，ショックなどにより体質が変化することもあるため，術前のパッチテストで使用可能となった材質についても，再度術後に検査する必要がある．また長期間の抗がん剤の大量投与によっても体質変化をきたすことがあり，本義足装着後数か月を経てから接触性皮膚炎の発生をみることもあるので，十分な注意が必要である．

（細田多穂）

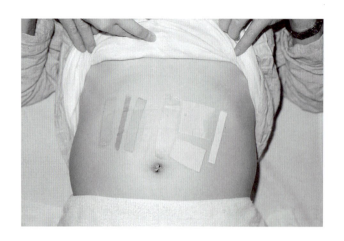

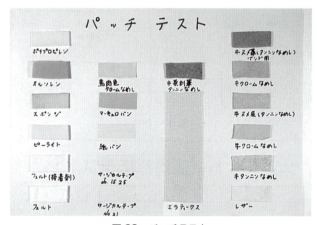

図38 パッチテスト

必須事項 21 姿勢の分析ができますか

　切断以前に患側下肢の疼痛などで長期間逃避性歩行を行っている場合，習慣性の脊柱側弯をきたすことがある．また切断後義足非装着時には下方からの支持がなくなるため断端および切断側骨盤は重力に引かれた状態となり，代償性の脊柱側弯を生ずるほか，大腿義足装着時には坐骨部で荷重するため，腰椎前弯が増強されるなど姿勢への影響は大きい．これらの不良姿勢が固定すれば異常歩行の原因となるほか，歩行スピード，耐久力などの歩行能力も著しい低下を示すことは明らかであり，常時姿勢の観察とその矯正が必要となってくる．

　検査時には上半身裸とし，パンツ1枚で行われることが望ましいが，女性の切断者に対しては十分な配慮が必要である．

　検査方法は立位，歩行時における前額面，矢状面からの観察とX線写真などによって行われる（**表6**）．

姿勢の変形を認めた場合，その変形がすでに固定されたものであるか，まだ可動性が残されているかのチェックも欠くことはできない．

(細田多穂)

表6　姿勢の観察

矢状面での観察	
1. 前後バランス	：重心線は，外耳道から肩峰，大転子，膝関節やや前方を通って足関節のやや前方におちる
2. 脊柱の配列	：胸椎後弯，腰椎前弯の増強
前額面での観察	
(前方より)	
1. 骨盤の高さ	：両側の上前腸骨棘の高さを比較してみる
(後方より)	
1. 脊柱の配列	：側弯
2. 肩の高さ	：両側の肩峰の高さと外耳道との関係 両側の肩甲下角の高さ
3. 側方バランス	：重心線は，正中矢状面内を通る

必須事項 22　感覚テストができますか

切断者が義足を自分の足の代用として十分に使いこなすためには，筋力の程度，義足の良否などはもちろんのこと，断端の感覚の良否が重要となる．特に深部感覚は，ソケットを介した義足の位置の認知，義足のコントロールなどに欠くことはできないものである．表在感覚，深部感覚とも一般の方法に準じて調べていくが糖尿病や末梢循環障害を有する症例では，異常知覚（知覚鈍麻，しびれ感，疼痛など）を伴うこともあり，分布状態の十分な把握およびその対策が必要となる．

(細田多穂)

必須事項 23　問題点の整理ができますか

術前評価によって得られた情報を各方面から分析し，治療プログラムの進行に支障をきたすと考えられる問題点をできる限り整理・解決していく．

1　身体的側面

(1) 切断術および術前・術後訓練の身体的ストレスによって全身状態を低下させる危険性はないか．たとえば，
  ① 体力的に著しく低下していないか
  ② 原疾患の治療との関係はどうか
  ③ 合併症の性質とその程度はどうか
(2) 義足のコントロールおよび義足歩行を行うのに必要な身体的機能を有しているか．たとえば，
  ① 関節可動域の制限，筋力の低下はないか
  ② 表在および深部感覚の異常，疼痛などはないか
  ③ 平衡反応，運動の適応性はどうか

2　精神的，心理的側面

切断に対する障害の受容および十分なモチベーションの引き出しがなされているか，など

3　経済的，社会的側面

(1) 医療費の支払い能力は十分か，また家族の負担が過大となっていないか
(2) 生活環境および職場（学校）環境はどうか
(3) 職業および社会的地位はどうか

4　リスクマネジメント

　リハビリテーション医療におけるリスクマネジメントとは危機管理であり，医療現場に起こりうる事故（不確実な情報・過失・不注意などによる医療ミス）をいかに管理し，処理するかが重要となる．

　具体的には病院組織として，また診療科（内科・外科など）との密な連携を基に，その予防と処理について十分に意見交換し，対策を練り，実行でき，そして再発防止ができる組織づくりが重要である．

　切断分野におけるリスク要因としては，投薬や治療方針における診療科との関係，感染や炎症症状，創部治癒状態，合併症の状況，全身状態の変化，転倒などがあげられる．

　これらの問題に基づき，術前・術後のプログラム，退院時期などのコースアウトライン（図27）が決定されるため，細心の観察，分析が必要である．

（細田多穂）

必須事項 24　術前訓練の目的を理解していますか

　術前訓練においては切断後の状態を想定し，義足装着時に必要となる身体的条件を良好に維持すること，術後のプログラムに支障をきたすと思われる因子を可能な限り除去することを目的として行われる．術前訓練の主な項目は**表7**のようにまとめられるが，この時期は切断に対する心理的不安定，たとえば腫瘍に対する化学療法，放射線療法後の身体的不調などにより，訓練が円滑に行えることはむしろまれである．したがって患者の理解と認識を深めながら状況の許す限り実施するようにしたいものである．

（細田多穂）

表7　術前訓練

1. 筋力強化訓練
    切断（予定）側下肢
      大腿切断になる場合―特に股関節伸筋群，外転筋群
      下腿切断になる場合―特に膝伸筋群
    非切断側下肢
    上肢（いわゆる Push-up 筋群）
    体幹
2. 関節可動域訓練
3. 姿勢保持訓練
4. バランス訓練
5. 杖使用による歩行訓練
6. その他

必須事項 25　筋力強化訓練ができますか

　術前の入院生活が長期化すればするほど行動範囲が限定され，運動量も減少するため，全身的な筋力および持久力の低下をひき起こしやすい．特に短期間の臥床により筋力低下をきたす高齢者や，悪性腫瘍など全身的な影響をもたらすような原疾患を有する患者においては，その変化はさらに著明となる．これらの廃用性変化を未然に防ぎ，切断による影響を最小限にとどめるためにも，全身状態が許す限り十分な筋力強化を行っておくことが望ましい．

1　切断（予定）側下肢

　切断部位を越えて付着部を有する筋では切断によって大きな影響を受け，筋力低下をまぬがれることはできない．また切断された筋と温存されている筋との間で生じる筋力のアンバランスは，関節拘縮をひき起こす原因ともなる．これらを考慮すると大腿切断となる場合ではとく

に股関節伸筋群および内転筋群，下腿切断となる場合では膝関節伸筋群に注意してプログラムが組まれるべきであろう．

2 非切断側下肢および体幹

　義足歩行における安定性，歩行スピードなど，義足を満足いく程度に使いこなすためには，断端の筋力に加えて非切断側下肢および体幹の筋力と耐久力が大きく関与する．また入浴後など，屋内で義足を装着しない場面では，非切断側下肢および体幹の筋力が重要となる．体幹に関しては起き上がりの際や，立位動作でのバランスをとるために必要となる．特に術前において非切断側下肢のみで立位が取れない患者は，歩行自立の可能性が低くなるため十分な筋力強化を必要とする．

　方法としては開放運動連鎖（open kinetic chain；OKC）と CKC（閉鎖運動連鎖）があるが，高齢者や立位保持が行えない患者は OKC での運動が中心となる．閉鎖運動連鎖（closed kinetic chain；CKC）での運動は，心肺機能の亢進や立位バランス，術後の実用的な ADL にも結びつくことから，積極的に取り入れる．スクワット（図 39）や縄跳びなどの片脚跳び（図 40），片脚立位（図 41），十字飛びバランス回復（図 42），立ち上がり（座り）訓練が CKC に該当する．いずれの筋力強化訓練の場合でも，年齢や合併症などに留意した運動を行うよう注意する．

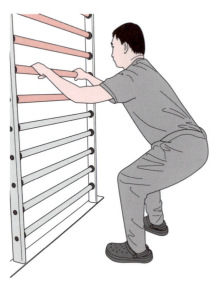

図 39　スクワット（右下肢が切断予定）
切断（予定）側の状態により，下肢の荷重量を調節する．

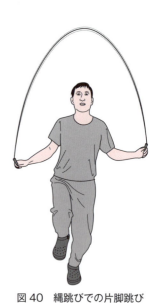

図 40　縄跳びでの片脚跳び
（右下肢が切断予定）
片脚跳びが難しい場合は，片脚立位を行うだけでも有効な筋力強化，バランス訓練となる．

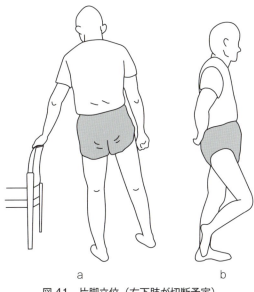
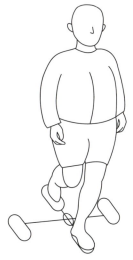

　　　　a　　　　　　　　b
図41　片脚立位（右下肢が切断予定）

図42　十字飛びバランス回復（右下肢が切断予定）
非切断側で中央に立ち，前方→中央→後方→中央→右側→中央→左側などの順番で飛ぶ．

3　上肢および体幹

　上肢は起き上がりや立ち上がり（座り）の際に，また松葉杖などの歩行補助具を使用する際などの義足非装着時のADLにおいて頼るところが大きく，体幹を含め上肢のプッシュアップ訓練を忘れてはならない．

　筋力強化訓練は，状態の異なる各疾患にとって最も有効と思われる方法を選択し，指導していくことが何よりも重要である．

（石垣栄司）

必須事項 26　関節可動域訓練ができますか

　拘縮の存在は良好な義足装着を困難にするばかりでなく，義足の形状，アライメントの決定にも影響を及ぼす．また断端から義足への力の伝達効力にもむだを生じ，異常歩行の原因ともなりうる．

　拘縮は筋のアンバランスや疼痛から逃避する姿勢，日常の姿勢から影響を受け，大腿切断では股関節の屈曲・外転・外旋拘縮を，下腿切断では膝関節の屈曲拘縮を起こしやすい．術後は断端のレバーアームが短いだけでなく，筋のアンバランスが加わることによって拘縮の改善はさらに困難となることから，術前の安静による関節可動域の制限を生じさせないことはもちろん，すでに存在している拘縮は可能な限り改善しておくことが望ましい．また拘縮予防のためにも，術後早期からの良肢位保持の指導（p83～85必須事項50）も術前に行っておくと良い．

関節可動域訓練を行う際は，徒手的に過剰な伸張を行うと，疼痛による筋の過緊張からかえって拘縮を強めてしまう場合があるので注意が必要である．

　一般に忘れられがちなのが脊柱であるが，側弯，骨盤の傾斜などが存在する場合には，非義足側と同じ長さに義足を処方しても義足を長く感じたり短く感じたりすることがあるため，良好なアライメントを維持するよう努めなければならない．

（石垣栄司）

必須事項 27　松葉杖歩行，車椅子操作の指導ができますか

1　松葉杖歩行

　Soft dressing施行の切断者については，術後，義足装着までの期間，行動範囲拡大のために松葉杖歩行を積極的に行わせるが，必要となる歩行パターン（三点歩行）を術前に習得させておくと，術後の移動が容易となる．具体的な松葉杖歩行の指導として，両松葉杖を使用する．順序として両側松葉杖と切断足→非切断側の足の順とする．また階段昇降の場合，上りは非切断側の足→両側松葉杖と切断足，下りは両側松葉杖と切断足→非切断側の足の順で指導する．なお，通常の松葉杖指導と同様に，腋窩と脇当ての間は2～3横指あけ，歩行時に腋窩に体重をかけないよう十分指導を行う（松葉杖の脇当てが腋窩を圧迫し長時間歩行した場合，腋窩神経麻痺を生じる可能性があるため）．両松葉杖歩行時には上腕と体側で松葉杖の脇当てを挟み保持するように歩行指導を行う．

2　車椅子操作

　両下肢切断者などやむを得ない場合に限り，術後初期の移動手段として車椅子を使用させるが，標準形車椅子を使用した場合，切断した両下肢の重量がないため重心が後方に移動し転倒しやすくなることも考慮して，操作方法の指導および車椅子の工夫を行っておくことも必要である．具体的な車椅子の操作方法や指導および工夫として，標準形車椅子であれば転倒防止のためレッグパイプなどの前方箇所に重錘（片方3～5kg程度：重錘の重さの目安として実際に切断者が車椅子に乗車した状態で調整をする）などを取り付けて後方への転倒防止を行う．なお，モジュール形の車椅子であれば車軸を後方に移動し調整を行う．車椅子の操作時においては，切断者が背もたれ（バックサポート）に体重をかけすぎないよう若干体幹を前傾し，少しでも荷重を前に移動した状態で操作を行ってもらう．

（井上和久）

必須事項 28 断端の管理方法と義肢装着時期の関係を知っていますか

　術直後から創の一次治癒までの治療プログラムをみたとき，断端の管理方法である dressing には Soft dressing, Semi-Rigid dressing, Rigid dressing の三者が存在する．この dressing を決定する因子として切断原因，断端の状態が大きな影響をもっている．すなわち原疾患との関係（断端の感染，壊死の危険度），断端を管理する能力（理解力，判断力などの知的状態），身体的能力（全身状態，残存機能）などを十分に考慮したうえで，その方法が決定されていく．

　通常，感染のリスクが高い場合は Soft dressing が選択される．古典的義肢装着法では，断端成熟が得られる時期（大腿切断の場合およそ9週）から仮義足訓練が開始されて，本義肢処方までの時期が遅くなっていた．近年の早期装着法（Rigid dressing, Semi-Rigid dressing）では術後3か月程度で本義肢移行が可能となった（図43）．

（細田多穂）

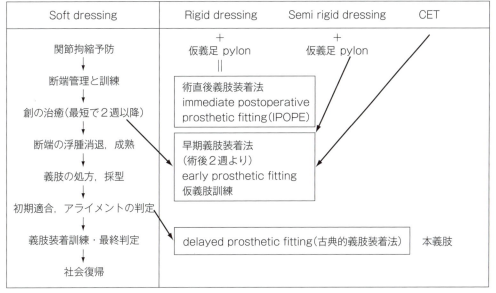

図43　断端管理法（Dressing）と義肢装着時期

必須事項 29 Soft dressing について知っていますか

　Soft dressing とは断端に弾性包帯を巻き断端を管理するもので，従来より行われてきた方法である．しかし断端の浮腫をコントロールし，創治癒を促進させ，より早期に成熟断端を獲得するためには，後述する Semi-Rigid dressing や Rigid dressing がよりすぐれていることが臨床的にも証明されている．現在では術直後の断端管理に Soft dressing がとり入れられる傾

向は以前より少なくなっているが，創の一次治癒後仮義足が処方された切断者においては，夜間など義足非装着時に弾性包帯による管理が行われる．

(細田多穂)

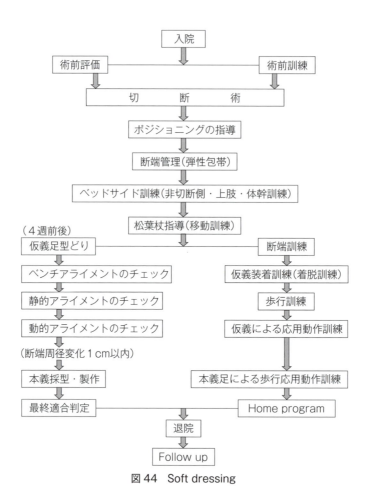

図44 Soft dressing

必須事項 30 弾性包帯の巻き方を知っていますか

　断端の長軸に添って2～3回巻き返したあとは写真のように8の字形に中枢に向かって巻いていく．断端にかかる圧は断端末から近位部へと徐々に減じさせていき（図45），断端を円錐形に整えていく（図46～48）．

(細田多穂)

2. Question & Answer

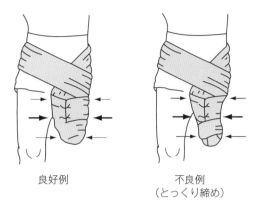

良好例　　　　　不良例
　　　　　　（とっくり締め）

図45　弾性包帯の巻き方

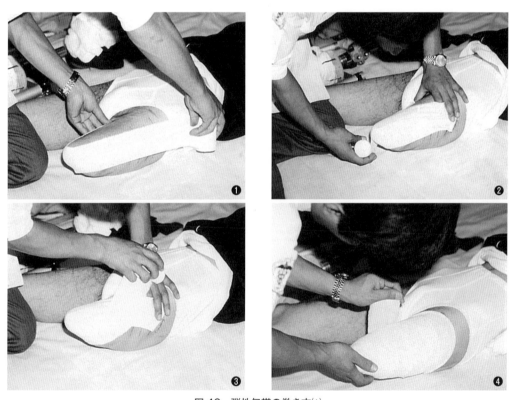

図46　弾性包帯の巻き方(1)

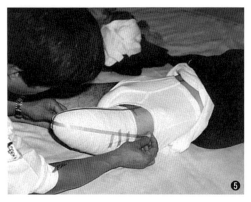
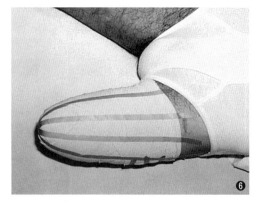

図46 弾性包帯の巻き方(1)つづき

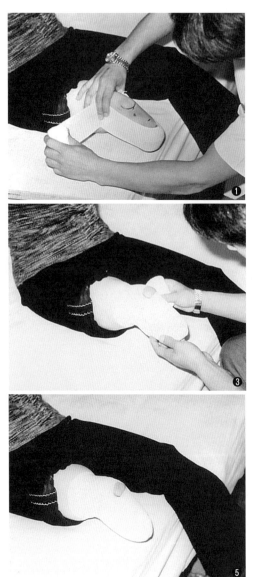
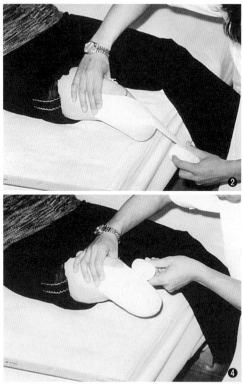

図47 弾性包帯の巻き方(2)

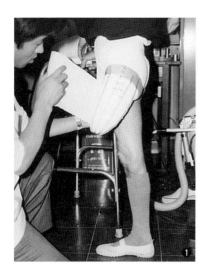
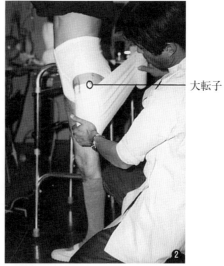

股関節を伸展させるには大転子の下側を通るように巻く.

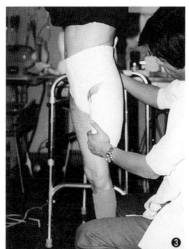
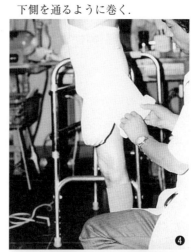
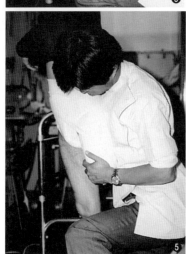
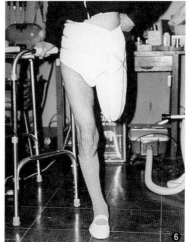

図48 弾性包帯の巻き方(3)

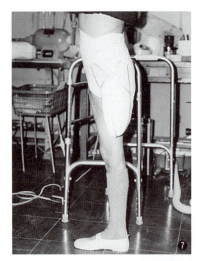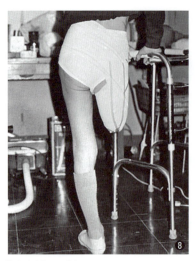

図48 弾性包帯の巻き方(3) つづき

必須事項 31 弾性包帯法における注意事項を知っていますか

(1) 弾性包帯の巻き方は必須事項30に示したとおりであるが，同一円周上を環行させないことが原則である．特に断端の近位部での強い環行（とっくり締め）は，血流を阻害し，創治癒を遅延させる原因ともなるので，十分な注意が必要である．

(2) 術後早期から創の一次治癒までは，創部に滅菌ガーゼをあて，断端からの排液を吸収しうるようにし，それから断端に弾性包帯を巻いていく．この時期は断端末に軽度の圧を加える程度にとどめ，創の一次治癒後，断端に十分な圧を加えて断端の輪郭を整えていく．

(3) 断端の輪郭は遠位部にいくに従って周径が減じていくような円錐形が望ましいが，弾性包帯のみで長期間断端を管理している場合，弾性包帯のゆるみやずれにより断端の輪郭形成不全をひき起こすこともあるので，十分な注意が必要である．切断者自身に弾性包帯の巻き方を習得させ，ゆるみやずれが生じたらすぐに巻き直すように指導するほか，高齢者，幼小児など，自分で巻き直すことが困難な場合は，家族や付添いに対しても十分な指導を行っておく．

(4) 弾性包帯はその製品によっては短期間で弾性力がなくなるものもあるので，切断者自身に包帯の弾性の有無を注意させ，常に弾性のあるものを使用するよう指導する．

（細田多穂）

必須事項 32 Soft dressing の利点を知っていますか

(1) 創部の観察，医学的処置を容易に行うことができる．
(2) 特別な材料，器具を必要とせず，どの病院施設においても行うことができる．

（細田多穂）

必須事項 33 Soft dressing の欠点を知っていますか

(1) 断端に一様な圧を作用させ，かつ遠位部から近位部へと徐々に圧を減じながら弾性包帯を巻くことに，十分な注意と技術を必要とする．
(2) 断端に巻かれている弾性包帯はたびたびゆるみやずれを生じ，そのつど巻き直しの必要がある．また夜間無意識のうちに行われる寝返りなどによってもゆるみやずれを生じるが，眠っていてそれに気づかないことが多いので，絆創膏固定などの工夫を要する．
(3) 断端の浮腫を生じやすく，より早期に成熟断端を獲得することはむずかしい．
(4) 弾性包帯の巻き方によっては，いわゆる"とっくり締め"（断端上部を締めすぎる）となり（図45），断端末の血行障害を起こし，浮腫を助長する．
(5) 創部痛，弾性包帯の圧の不均等による疼痛が存在する場合には，逃避的に近位関節を屈曲し拘縮をひき起こすことがある．

（細田多穂）

必須事項 34 Rigid dressing について知っていますか

　Rigid dressing とは弾性のない材質（ギプスなど）を使用し，断端を管理する方法である．この歴史は古く，欧米諸国においては第1次世界大戦（1910年代）のころより行われており，当時は断端の創治癒後（切断後2〜4週）より棒状の仮義足つきのギプスソケットを断端に巻きつけ，早くから歩行を行わせながら断端の早期成熟を目的としていたようである．
　1958年にBERLEMONTが，はじめて術直後に手術台上でパイロン義足つきのギプスソケットを断端に装着させ，翌日から歩行訓練を開始する方法を発表した．術直後よりパイロン義足を装着させ歩行させることは，早期に活動することによる利点と，ギプスソケットによる Rigid dressing の利点を生かし，断端の拘縮，筋力低下，バランス感覚の損失などを防止し，断端の成熟を早めるという認識であった．
　その後 WEISS が，1963年コペンハーゲンで開催された第6回国際義肢学会で断端の筋群を生理的緊張下に保つ myodesis の有用性を発表し，術直後義肢装着法と結びついて急激に欧米

諸国に普及し，現在に至っている．

　Rigid dressing は，手術台上で練習用（パイロン）義足つきのギプスソケットを装着する方法（immediate postsurgical prosthetic fitting）において行われてきたが，著者らは患者の全

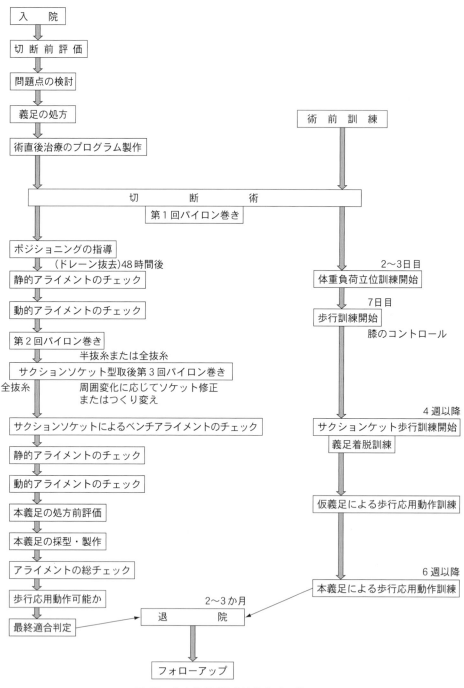

図49　術直後義肢装着法治療プログラム

身状態，心理面などを考慮して，術直後にはギプスソケットのみを断端に装着して術後の浮腫を防止するだけにとどめ，ドレーンを抜去してからソケットの補強および坐骨受けを製作し，練習用義足を取り付ける方法（early prosthetic fitting）を行っている（図49）．

（森田定雄，原　和彦）

必須事項 35　Rigid dressing の装着法を知っていますか

　術直後義肢装着法（超早期義肢装着法）におけるギプスソケットの製作は，手術台上にて医師または義肢装具士によって行われるものであるが，義肢装具士が常勤していない現状においては，医師またはPTがこれを代行することも少なくない．また装着方法も統一されたものではなく，個々において工夫されているようである．したがって，ここでは東京医科歯科大学で行われている方法を紹介する．

1　大腿切断の場合

(1) ドレーンを挿入し，創を縫合した後，滅菌ガーゼをふわふわな状態にして1～3 cmの厚さにし，創部にあてる（図50）．この滅菌ガーゼは創部とギプスソケットの間で緩衝機能をもち，創部を保護する．

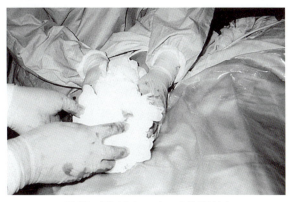

図50　Rigid dressing の装着法(1)

(2) この滅菌ガーゼの上に滅菌した油紙をかぶせる．
(3) 滅菌した弾性絆創膏を断端の先端から中枢に向かって均等な圧が加わるよう貼り上げていく（図51，52）．著者らも初期には断端とギプスソケットのピストン運動を防ぐ目的でスプレーボンドを使用し，断端とストッキネット，ストッキネットとギプスソケット間を接着させ，さらに肩および腰からの懸垂バンドを組み合わせて使用していた．この方法では懸垂バンドにより股関節の運動制限を受けるほか，懸垂も十分とはいえず，ピストン運動の出現により断端管理方法を変更せざるをえないこともしばしばあった．試行錯誤の結

果，弾性絆創膏を使用したところ，断端およびギプスソケットとの接着力も良好であり，懸垂バンドなしでもピストン運動による断端の擦過傷およびソケット底部に生じる死腔による断端の腫脹などの防止が可能となり，プログラムの円滑化を図ることができた．

(4) 弾性絆創膏の上に弾性ギプス包帯を巻く（図53）．麻酔下では坐骨棚部を押しすぎてしまうおそれがあること，体位変換困難な状況下では操作上正確さに欠けることなどにより，坐骨棚部での不適合，褥瘡形成などの可能性が高くなる．著者らは殿部を覆うくらいまで高く弾性ギプス包帯を巻き，断端とソケットとの接触面積を大きくして，坐骨棚部のみでなく大殿筋部でも荷重量の分散を図るようにしている．弾性ギプス包帯の使用により断端に対する適合性がよくなり，浮腫の防止にも効果的である．

2　下腿切断の場合

(1) 弾性絆創膏を貼るまでは大腿切断と同様の手順で行われる．
(2) 膝蓋骨脛骨稜（脛骨前縁），腓骨小頭部，断端末など必要な部分を除圧するようフェルトを貼る．
(3) 弾性ギプス包帯を巻いてギプスソケットを形成していくが，断端には一様な圧が作用するように巻き，断端の近位部を締めすぎないようにする．これらの諸注意は，どの切断部位においても共通である．

（細田多穂）

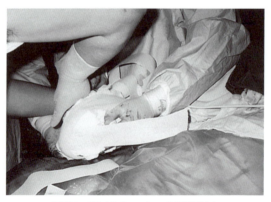

図51　Rigid dressing の装着法(2)

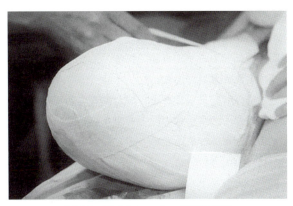

図 52　Rigid dressing の装着法(3)

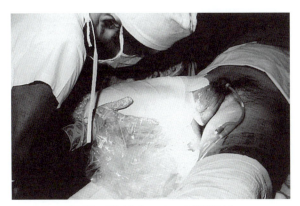

図 53　Rigid dressing の装着法(4)

必須事項 36　Rigid dressing の利点を知っていますか

　Rigid dressing は術直後義肢装着法（超早期義肢装着法）と合わせて行うことにより，多くの利点をもたらしている．
(1) 術後断端の浮腫のコントロール（制御）
　　術直後よりギプスソケットを装着することにより均一な圧を断端に作用させ，術後の浮腫を制御する．また切断肢による部分的体重負荷は Rigid dressing 内の圧を上昇させ，断端末梢部から中枢部へと静脈血の還流を促進させる．断端の筋活動は活動筋内への動脈血の流入を増大させるほか，筋肉の pumping mechanism によって断端末梢部から中枢部へと，静脈血の還流も促進させる．
(2) 断端の成熟の促進
　　断端の浮腫が制御される結果として，疼痛軽減，創治癒促進などがあげられ断端の成熟を早める．

(3) 治療期間の短縮

　　早期より起立・歩行を開始するため，断端の成熟が得られる．これにより従来の方法に比して治療期間を短縮することが可能である．

(4) 心理的に義肢の受け入れが容易である．

　　早期より義肢を装着させ起立・歩行を可能とするため，下肢の喪失感による抑うつはほかの方法に比べて少なく，身体像の障害も少ない．また切断者が予期していたような疼痛も軽度にして歩行が可能であるため，退院後の現実的な生活設計を考えられるようになり，心理的な利点も大きい．

（細田多穂）

必須事項 37　Rigid dressing の欠点を知っていますか

　Rigid dressing は術直後義肢装着法（超早期義肢装着法）と合わせて行われることが多く，その欠点は dressing 自体に起因するものと，早期に起立，歩行することによる断端への体重負荷に起因するものとに大別することができる．

1　dressing 自体に起因するもの

(1) 創部の観察，触診が不可能．

　　切断者が異常な圧迫感，疼痛という主観的な訴えをもつ場合，またギプスソケットに血液が滲み出してくる，ソケットと断端との間にピストン運動がみられるなどの客観的な事実が存在する場合，創部がどのような状態であるかを確認することができず，創部の変化に対し即座に対応することが困難である．

(2) dressing 内の温度，湿度，無菌性のコントロールが難しい．

　　汗，創部からの浸出物が dressing 内に蓄積されて感染をひき起こしやすい．

(3) 手術台上で正確な Rigid dressing を行うためには，より高度な技術と細心の注意が要求される．

　　ギプス包帯を巻くとき，断端に不均一な圧を加えたり近位部で強く締めたりすると内圧の不均一，あるいは近位部での阻血により結果的に断端組織に壊死を生じさせることになる．これらに注意しながら手術台上で体位変換の不可能な切断者に Rigid dressing を装着させ，かつ手術スケジュールを遅らせないようにするためには，施術者の高度な技術と経験が要求される．

(4) Rigid dressing 巻き直しの煩雑さがある．

　　手術台上で装着された Rigid dressing は抜糸のときに 1 回，本義足完成までに断端の変化に応じて 3〜4 回の巻き直しが行われるが，この間にも断端に異常があると疑われたときには，その観察，処置のために巻き直しを行う必要がある．福田らは Rigid dressing 巻き直しの原則として，① 疼痛の増加，② ソケットの不適合，③ 異常な圧迫感の増加，④ 多量の出血，⑤ 全身状態の悪化をあげている．著者らはこれらに加えてさらに，血液検査によって炎症反応の有無を確認し，Rigid dressing の巻き直しを行い，場合によってはほかの管理方法に変更することもある．

2　早期に起立・歩行することによる断端への体重負荷に起因するもの

　悪性腫瘍で各種化学療法（抗がん剤投与，放射線照射など）を受けている切断者では，体力低下，白血球減少を伴っている場合が多く，手術創が治癒しにくい．そのうえ，白血球の減少により感染しやすい状態にある．また末梢循環障害による切断者では，不良循環のために創の治癒が遅れる傾向にある．したがってこれらの切断者においては，起立・歩行時における断端と Rigid dressing の間でのピストン運動および Rigid dressing を介しての軽度な圧迫でも皮膚に潰瘍を形成しやすく，皮下組織に壊死も生じやすいので注意が必要である．

〈細田多穂〉

必須事項 38　最近の Rigid dressing を知っていますか

　以前の術直後義肢装着法においては石膏ギプスソケットに懸垂バンドを組み合わせて製作していたが，近年は断端管理をシリコーンライナーにて行うことがあり，シリコーンライナーを用いた術直後義肢装着法を行うこともできる．利点は創部が観察できトラブルの早期発見ができ，断端成熟が促され早期より歩行訓練ができるため治療期間が短縮することである．ここでは順天堂大学で行われている方法を紹介する．ただ術直後義肢装着法が成功するかは医師・看護師・理学療法士・義肢装具士での多職種連携ができていることが前提であり，安易な取り組みには注意を要する．

【準備パーツと工具】
　シリコーンライナー，引き紐とストッパーセットもしくはキャッチピンとシャトルロック，ソケット受けとアダプター各種，膝継手，足部，万能ハサミ，パイプカッターなどの工具，穴あきソックス（断端袋），水硬性ファイバーグラスプラスチックキャスト

1　下腿切断の場合

(1) 術者は手術前に切断予定部位の下腿周囲径を計測し，周囲径と同じサイズかより近いサイズのシリコーンライナーを義肢装具士に連絡し用意してもらう．また事前に義肢装具士に患肢の靴のサイズなどデータを報告し，義足の構成パーツを用意してもらう．

(2) ドレーン留置の際，創部の傍からドレーン管を体内から体外に出すと，ライナーの圧迫により皮膚にドレーン管が当たり皮膚トラブルが生じる可能性があるため，ドレーン管

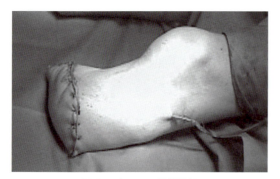

図 54　ドレーン管留置部

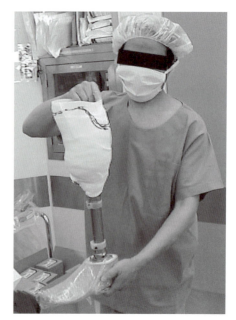

図 55　ソケット製作(1)

を体内留置部から膝関節外側まで皮下を通して留置する（**図 54**）．創を縫合した後，滅菌ガーゼを創部にあてる．
(3) 手術台で麻酔がかかった状態にて再度，下腿切断端末 4 cm 近位の周囲径を計測し断端に周囲径に適したライナーを装着し先端に引き紐かキャッチピンをつける．術後に断端が浮腫むことやライナーとソケットがスムーズに装着脱できることを考慮し，ライナーの上に穴あきソックスを 1 枚装着し汚れ防止のラップを巻く．
(4) 水硬性ファイバーグラスプラスチックキャストにてソケットのキャスティングを行う．キャストが硬化したら引き抜き，ソケットが膝屈曲時に大腿後面に当たらないように膝後壁はハサミでトリミングする（**図 55**）．
(5) ソケットはソケット受けアダプター上で前額面・矢状面アライメントをとり水硬性プラスチックキャストで補強する．その際にキャッチピンにはシャトルロックを引き紐には外側に紐ストッパーを装着する．ソケットトリミング部に縁取りテーピング，ソケット内部に滑りシールを貼る．
(6) 足部を連結しベンチアライメントをとる．脚長差が生じないようパイプカッターにて調整する．麻酔のかかっているうちに装着脱の操作を医師・義肢装具士で行い操作性を確認する．確認後に麻酔を覚まして手術終了とする（**図 56**）．
(7) 術後の疼痛管理として手術前に硬膜外カテーテルを麻酔科にて留置してもらい，硬膜外ブロックによる疼痛管理を行う．

＜手術翌日以降＞
　手術翌日以降はシリコーンライナーを外すことで創部の消毒，観察を行うことができる．ライナー内に汗が付着することがあるため，ライナーを外したときにアルコール消毒液を付けた

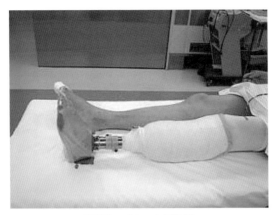

図56 ソケット製作(2)

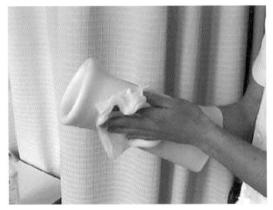

図57 ライナー内消毒

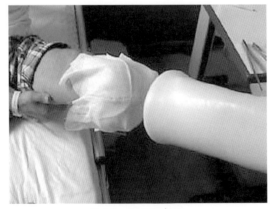

図58 ライナー装着

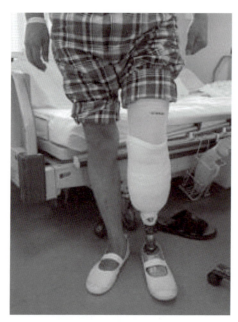

図59 術後義足歩行訓練

ガーゼでライナー内を消毒する（**図57**）．同時に創部の消毒を行い，ガーゼで創部を覆い，ライナーを断端にロールオンする（**図58**）．義足ソケットを装着することで，ベッドサイドでの<u>立位訓練</u>を行うことができる．手術3日間は硬膜外麻酔で疼痛管理を行うため，ベッドサイドでの立位訓練までにとどめておく．硬膜外持続カテーテルを抜去してからは，ベッドサイドで立位の足踏み訓練や歩行訓練を開始し，筋力低下の予防や義足歩行訓練を行う（**図59**）．

2　大腿切断の場合

(1) 術前の大腿周囲径測定や準備パーツは下腿切断と同様である．皮下に通したドレーン管は大転子付近より体外に出す．
(2) 手術台で仰臥位の患者を介助者（医師）が腰部を支えて患者を側臥位とし速やかにソケットのキャスティングを行う．キャストの硬化後に引き抜き，トリミングラインを書き不要な部分は切り取る．ソケットはソケット受けアダプターで補強し，膝継手・足部を連結しベンチアライメントを調整する．
(3) 手術翌日以降の経過は下腿切断と同様である．

（寺門厚彦）

必須事項 39　Semi-Rigid dressing について知っていますか

　Semi-Rigid dressing は Unna Paste, Long Leg Air Splint, Controlled Environment Treatment（CET）の三者に大別される．この特徴は Rigid dressing 自体に起因する欠点（創部の観察不可能，内圧の不均一，近位部の締めすぎによる阻血，巻き方の困難性あるいは巻き直しの煩雑さ，温度・湿度・無菌性の環境的管理が困難など）を可能な限り修正し，術後の浮腫の制御という利点を保持させていることにある．欠点としては Rigd dressing に比較し完全に浮腫をコントロールすることがむずかしいことにある．

（細田多穂）

必須事項 40　Unna Paste について知っていますか

　Unna Paste とは酸化亜鉛，ゼラチン，グリセリンと水を混合したもので，柔軟性があり，しかも伸張しない性質をもつ．これをガーゼに塗布して断端表面を覆い，ストッキネットをかぶせた後，ソケットを装着させる．Unna Paste が断端を保護する形となり，より早期からの荷重も可能となる．このほか以下のような利点があるとされているが，著者らはまだ行ったことがない．

〈利点〉
(1) 材料が安値である．
(2) Rigid dressing に比し厳密な適合を必要としない．
(3) 断端の浮腫の制御が容易である．
(4) 軽量である．
(5) ソケットと皮膚との摩擦が少ない．

（細田多穂）

必須事項 41　Long Leg Air Splint について知っていますか

　Long Leg Air Splint は本来骨折後の下肢を固定する目的のために開発されたものであるが，着脱させることが容易であるし，創部の観察も可能であり，処置の必要なときはいつでも容易に行えるため，術後の断端管理の手段の対象として興味をもたれ，使用されるようになった．利点，欠点として以下のようなことがいわれている．

〈利点〉
(1) 装着手順，装着方法が簡単

(2) 断端に一定の圧を作用させることが可能で浮腫を防止する．
(3) 透明なプラスチックの材質を使用してあり，常に創部の観察が可能．このため感染，組織壊死に対する医学的処置を速やかに行うことができる．
(4) 患肢での部分荷重（2.5 kg まで）が許されるため，心理的に有益であるとともに運動感覚の維持も可能である．

〈欠点〉
(1) 空気もれがあり，12～18 時間ごとに空気を吹きこむ必要がある．
(2) Splint 内の空気圧の調節が難しく，圧が高すぎると疼痛を生じる．
(3) 非切断側，切断側の下肢長を同一にするには，身長による問題がある．

(細田多穂)

必須事項 42 Controlled Environment Treatment（CET）について知っていますか

　Controlled Environment Treatment（以下 CET と略す）は Rigid dressing の利点をさらに向上させ，その欠点を可能な限り改善した断端の管理方法として，イギリスの Biomechanical Research and Development Unit（BRADU）で開発され，1974 年に開催された第 1 回国際義肢装具連盟世界会議において発表された．

(細田多穂)

必須事項 43 CET システムについて知っていますか

　CET システムは空気圧縮器，圧縮時間調節装置，温度・湿度調節装置，細菌濾過装置を内蔵した空気制御装置と断端を挿入するドレッシングバッグ，そして両者をつなぐフレキシブルホースより成る（図60）．ドレッシングバッグは透明で柔軟性のあるポリ塩化ビニールでできており，断端の視診・触診が可能である．ドレッシングバッグの近位端にあるプリーツシールはバッグ内部の圧を高めて維持し，Tourniquet（止血帯）と同様の作用を断端にもたらすほか，創周囲の温度・湿度を調整する換気を行うために，通気性を有している．
　このドレッシングバッグは足部切断，サイム切断，下腿切断，膝離断，大腿切断の長断端に使用でき（その装着範囲は大腿切断では大転子および会陰部まで，下腿切断では大腿中央部まで），バッグ内に挿入された断端は Webbing ハーネスによって切断者に固定される．
　空気制御装置とドレッシングバッグを連結しているフレキシブルホースは，その名のとおり柔軟性があり，ベッド上での寝返り，座位，ベッドサイドでの立位を可能にするが，行動範囲はホースの長さ内に制限され，寝返り，座位などの体位変換によってハーネスがゆるみ，断端とバッグとの間の不適合をひき起こすこともあるので，注意が必要である．

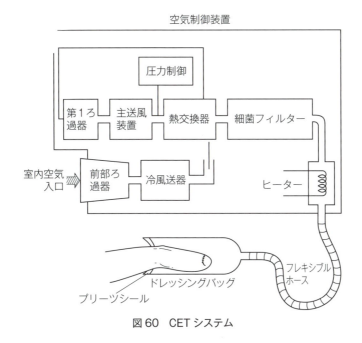

図60 CETシステム

(細田多穂)

CETの調節方法を知っていますか

1　空気圧の調節

　空気圧は0〜50 mmHg，作用時間0〜999秒の範囲で調節可能であるが，臨床的には高圧30 mmHg 30秒，低圧10 mmHg 60秒を基準として用いられている．
　創治癒のために組織内においては正常より多くの酸素消費を必要とし，その結果として末梢部の循環障害をひき起こすが，周期的な外部圧の変化は静脈血の還流を促進し，それにより断端の血流改善，浮腫の軽減が期待できる．

2　温度調節

　温度は32°〜38℃（ただし室温より5℃以上は低くならず，体温より4℃以上は高くならない）の範囲で調節される（KEGELの経験によれば切断者が最も心地良いと感ずるのは32℃である）．
　創が治癒するためには至適な新陳代謝がなされる必要があり，この新陳代謝は温度と密接な関係がある．

3 滅菌法

細菌フィルターは 0.6 μm 以上の細菌を濾過することが可能で，これにより空気中の 95% の細菌は除去される．

4 湿度調節

切断後の合併症のひとつに感染が考えられるが，この細菌繁殖のためには適当な温度と湿度を必要とする．そこで感染防止のため断端の皮膚表面が常に乾燥した状態になるように加熱，冷却，再加熱を繰り返し，低湿度（20～50%）に保たれる．

5 ガス成分

濾過された室内の空気を用いる．

（細田多穂）

必須事項 45　CET の利点を知っていますか

(1) 装着，操作が容易である．
(2) 断端に一定の圧を加えることが可能で，これにより浮腫の制御がなされる．
(3) 創部環境を乾燥，無菌状態に保つことが可能で，創治癒の促進に有益である．
(4) 創部の観察が可能である．

（細田多穂）

必須事項 46　CET の欠点を知っていますか

(1) 断端の固定が不十分で，断端が Dressing バッグに直接触れる．
(2) 断端の部分荷重が遅れる．
(3) 断端の輪郭を形成する機能はない．
(4) ホースの長さが限られており，行動範囲が制限される．
(5) 大腿切断の短断端には使用できない．
(6) サイム切断では Dressing バッグの空気取り入れ口が床に接し，歩行は困難．
(7) 断端がみえるため不安感が生ずる．
(8) 空気音が発生し，うるさい．

(9) 衰弱している患者では褥瘡を形成しやすい．
(10) 値段が高い．

(細田多穂)

必須事項 47　Semi-Rigid dressing の適応を知っていますか

　毎日創部の観察を必要とし，状態によっては外科的処置を必要とする切断例．たとえば，
(1) 血管原性疾患を有し，不良循環のため創治癒の遅延が予想され，創部の潰瘍形成または哆開（カイ）の危険性がある場合
(2) 悪性腫瘍に対する各種化学療法により，白血球数減少，体力の低下などが認められ，感染の危険性がある場合
(3) 炎症性疾患により創部感染の危険性がある場合，など

(細田多穂)

必須事項 48　Semi-Rigid dressing の禁忌を知っていますか

　外的に圧を加えることがかえって創治癒を遅らせると考えられる切断例．たとえば，
(1) すでに感染している場合
(2) 排出法がなされていない血腫のある場合
(3) 血栓症，塞栓症を有する場合
(4) 筋膜切開術によっても軽減されえない外傷後の筋隔壁症候群を呈する場合

(細田多穂)

必須事項 49　最近の断端管理方法を知っていますか

1　Rigid dressing タイプの断端管理法

　Rigid dressing は石膏ギプスなどで切断端を固定し，術後の浮腫をコントロールし，関節の屈曲拘縮を予防する優れた断端管理方法である．しかし石膏ギプスで固定するため，切断端の創部観察が困難であることが欠点で，観察のたびに巻き直しの煩わしさがあった．特に血行障害で切断となる症例が多い現在では，創部の状態を容易に確認できないのは医療者に不安を募らせた．最近になりオズール社よりオズール・リジッド・ドレッシング（ORD）が発表され

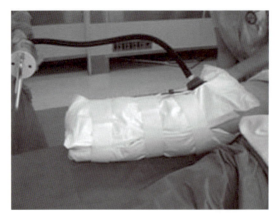

図61　オズール・リジッド・ドレッシング（1）

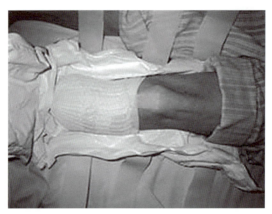

図62　オズール・リジッド・ドレッシング（2）

た．吸引ポンプで製品バッグ内部の空気を抜き真空とすることで，柔軟な素材が切断端に一致する硬い形状を維持しRigid dressingと同様の効果が得られる（図61）．バルブを緩め真空を解除することで元の柔軟な状態となり創部の観察が可能となり，ギプス巻き直しの煩わしさから解放された（図62）．

2　Rigid dressing以外の断端管理について

①スタンプシュリンカー（オットーボック）

　従来の断端形成法に用いられていた弾力包帯に代わるものとしてオットーボック社のスタンプシュリンカーがあげられる（図63）．近位部を緩めに，遠位部を強めにし，段階的に圧迫することにより，常に断端にほど良い圧力をかけることができ，装着者に快適性をもたらす．下腿切断者，および大腿切断者に使用できる（図64）．また，強めと弱めの2つの圧力が選べる．

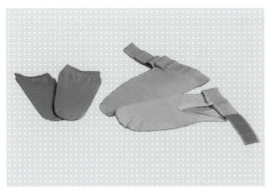

図63　スタンプシュリンカー

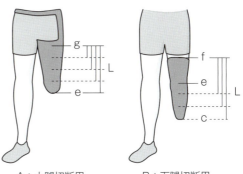

A：大腿切断用　　B：下腿切断用

図64　スタンプシュリンカーサイズ計測位置
（中島　弘・他：一般病院における血管原性切断者に対する断端管理．第28回日本義肢装具学会学術大会抄録集，p179，2012．）

②シリコンライナーによる断端圧迫管理法

　術後の断端は浮腫の膨大化により皮膚縫合部の断端末の循環障害をきたすことがある．これに対してソフトドレッシング法では弾性包帯による圧迫管理が一般に行われている．しかし包帯で断端に均等圧を加えることは経験の少ないセラピストには容易ではない．このためシリコンライナーを装着することで容易に均等圧を得て断端管理を行う方法が選択されるようになってきたとの報告がある．一般的には術後2週間で軟部組織の回復に合わせて浮腫は大きく改善する．この周術期の断端管理からシリコンライナーの加圧により，仮義足や義足装着への期間短縮が期待できる方法である．

（寺門厚彦，原　和彦）

必須事項50　良肢位の指導ができますか

　切断後においては筋力のアンバランスなどによって拘縮を生じやすい状態にあり，しかも一度生じた拘縮を完全に矯正することは困難である．拘縮の存在は義足のアライメント決定時に問題となるほか，歩行にも影響を及ぼす結果となり，切断肢のみならず健脚においても十分な対策を講じなければならない．

　良肢位保持は原則として股関節中間位，膝関節伸展位であるが，術後の疼痛は下肢屈曲を引き起こしやすく，また，義足が完成するまでは車椅子やベッド上で長時間の座位を余儀なくされることがあるので，定期的に背臥位，側臥位，腹臥位になることで良肢位に慣れさせる（図65）．これはあくまでも一手段であり，可能な限り早期から断端の運動を開始することが望ましい．

（坂口勇人）

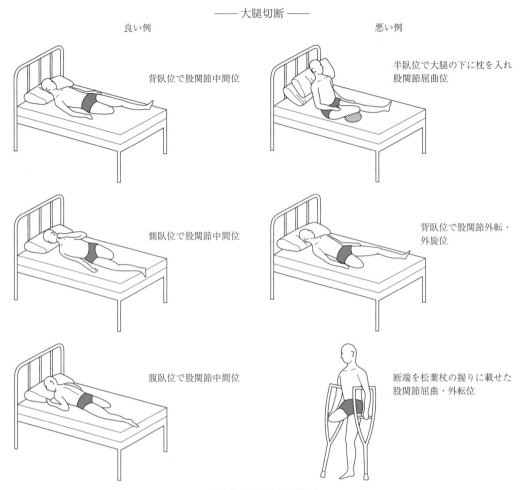

図65 良肢位の指導(1)

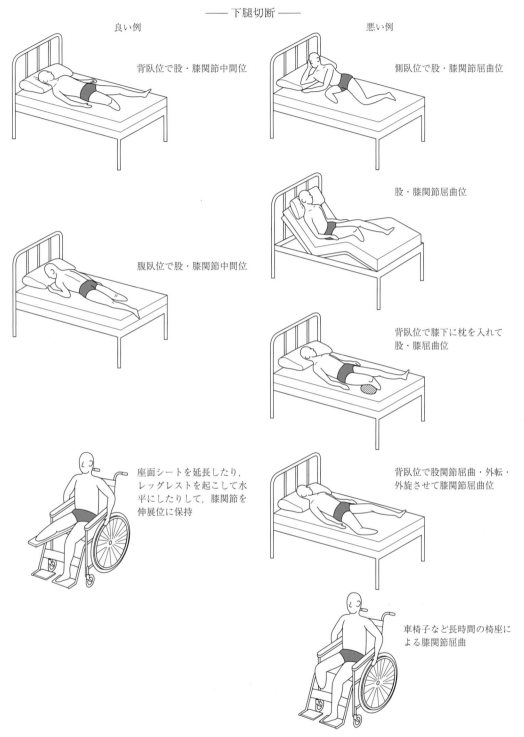

図65 良肢位の指導(2)

必須事項 51　術後の評価項目を知っていますか

　術後評価には，術前評価の検査項目のほかに断端評価・義肢の適合検査・術後の日常生活活動（ADL）評価などを実施する．この断端評価は，義肢処方，ソケット採型，適合チェック時の指標であり，義足装着有無のADL動作評価は，切断者が義足を"自分の足"として早期から活用させるために重要な評価項目である（図66）．

（豊田　輝）

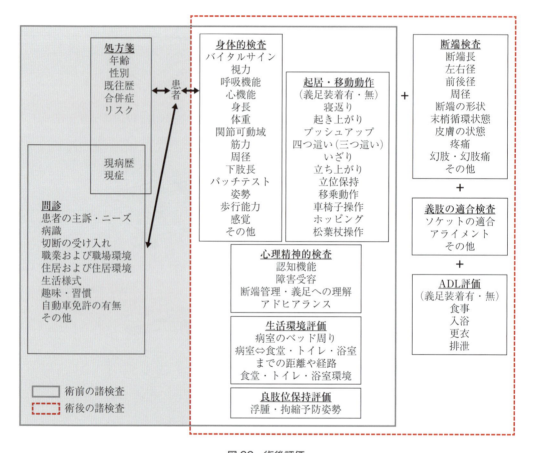

図66　術後評価

必須事項 52　断端の周径測定ができますか

　断端の周径測定の目的のひとつに断端の成熟度合を知ることがあげられる．一般に健康成人の大腿部の1日の周径変化は5〜10 mmであることから，午前と午後決まった時刻に周径を測

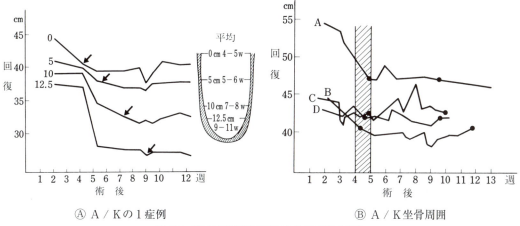

Ⓐ A／Kの1症例　　　　Ⓑ A／K坐骨周囲

図67　術直後義肢装着法における周径の変化

定し，その日内変化が10mm以内になったときに，また著者らの経験では断端の所定の部位での測定値が1週間程度同一の値を示すようになり，日内変化が非切断側と同程度となったときに断端が成熟したと判断している．**図67**のように毎日の周径変化をグラフに示していくと，断端の成熟につれ一線上に集束してくるのでその判断はより容易となるであろう．

〈測定方法〉

断端周径は継続的に測定され，その数値のいかんによって成熟度を知るとともに，ソケット製作時の基本となるものである．したがってその測定は誤差を最少にする方法で行われなければならない．

第1に，常に同一周径上を測定すること．すなわち各測定部位を消えないSkin pencilで正しくマークし，2回目以降はそのマーク上の周径を測定する．このマークは断端が成熟するまでは薄くなってきたら何度でも補正しておく必要がある．

第2に，数値を読むときのメジャーの締め具合いを常に一定にすること．まず測定部の皮膚にしわを生じない程度にしぼり，軟部組織の弾性を利用してメジャーが戻ったところでの数値を読む．これを基本測定法とし，メジャーを一定の強さで引いてしぼり込んだときと断端部の筋肉を最大収縮させたときの周径も測定しておくと良い．前者は軟部組織の軟らかさを示し，後者はソケットのコンプレッション値決定の目安となる．

第3に，断端の状態を一定にしておくこと．断端が汗などで湿っている場合とパウダーを塗布してある場合などとでは皮膚での摩擦の状態が異なり，当然メジャーの締め具合いも変わってくるため，断端の状態にも十分な配慮が必要である．

測定に用いるメジャーの幅が狭いと締めつけたとき断端にくい込んでしまうため，少し幅の広いものを使用すると良い．

著者らはメジャーのかわりに絆創膏を用いることもある．この方法で外れやたるみが防げるほか，測定部位を一周させた絆創膏をはがした後，ソケット内面の該当部位に再び貼ることによりコンプレッション値を一見して知ることができ，非常に便利である．この場合，絆創膏の端を断端に貼りつけてからロールを引くようにして絆創膏を繰り出すと，絆創膏の緊張により

測定結果に誤差を生じるため，あらかじめ手元で絆創膏を引き出しておいてから貼るようにする（図68）．

（細田多穂）

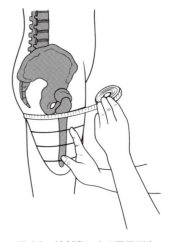

図68　絆創膏による周径測定

必須事項 53　断端長の測定ができますか

断端長の測定には実長と有効長の二者があるが，ソケットの形状決定には有効長が用いられる．

大腿切断の場合は坐骨結節部から断端末までの長さを測定するが，測定時には坐骨結節部は下方から押し上げるようにしてあて，断端末は断端を押し込まないように注意する（図69，70）．

下腿切断の場合は膝蓋腱部から断端末までの長さを測定する．すなわちソケットの膝蓋腱棚からソケット末までの距離であり指標としては最もすぐれているといえる（図71）．

断端長は実際のソケットの深さと一般的には一致するが，大腿切断の場合，ソケットのコンプレッション値との関係でソケットの深さの方が大きくなることもある．たとえば軟らかめの断端の場合，誘導帯にて断端をソケット内に引き込むとき，軟部組織が多いためにソケット末端に移動しやすくなる傾向にある．

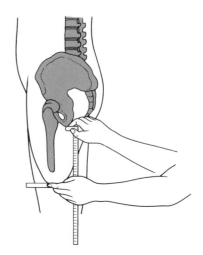

図69　断端長の測定

また義足処方時には断端長と非義足側同部位の肢長の差で使用できるパーツが限定されてくる．

（細田多穂）

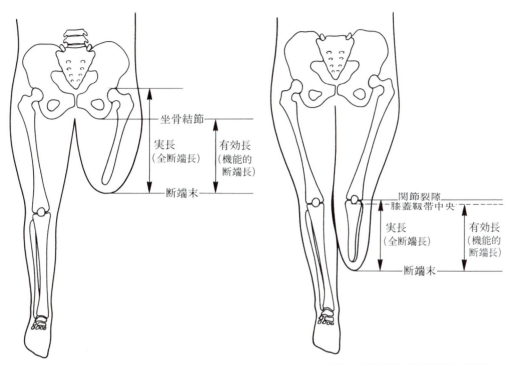

図70 断端長の測定部位（大腿切断の場合）　　図71 断端長の測定部位（下腿切断の場合）

必須事項 54　断端左右径の測定ができますか

　大腿吸着式ソケットの場合，断端周径より計算式を用いて割り出す方法もあるが，この方法を用いた場合，断端の実測長に比し左右径が長く，完成したソケットの周径が断端の周径より大きくなる傾向にある．このため実測値として断端の左右径を測定しておくことが望ましい（図72，73）．

　測定方法としては，立位にて坐骨レベルで大腿内側面から水平に大腿外側面までの距離を測定するが，図74のような測定器を用いると便利である．このさい断端を押し込まないように十分な注意が必要である．

（細田多穂，原　和彦）

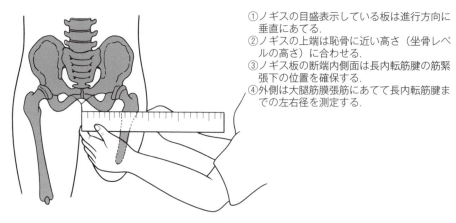

①ノギスの目盛表示している板は進行方向に垂直にあてる．
②ノギスの上端は恥骨に近い高さ（坐骨レベルの高さ）に合わせる．
③ノギス板の断端内側面は長内転筋腱の筋緊張下の位置を確保する．
④外側は大腿筋膜張筋にあてて長内転筋腱までの左右径を測定する．

図72　断端左右径の測定

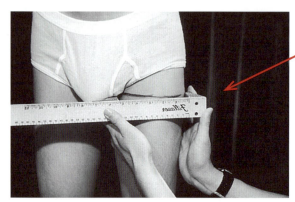

ノギス上端は坐骨枝の高さで水平に合わせ，進行方向とは垂直にノギスをあてる．

図73　断端左右径の測定法

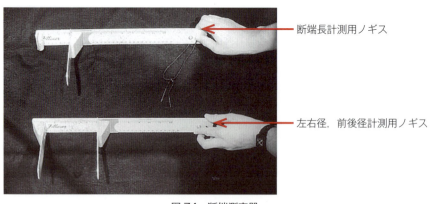

断端長計測用ノギス

左右径，前後径計測用ノギス

図74　断端測定器

必須事項 55 断端前後径の測定ができますか

　大腿切断において，断端の前後径の測定は，長内転筋から坐骨までを測定することが一般的である．しかし，上記に加え坐骨レベル直下の大腿最大部の前後径を測定しておくと四辺形ソケットにおいて適合チェックを行う際に有用な指標となる．長内転筋腱から坐骨は内側壁の前後径に関与する．四辺形ソケットにおいては，後壁（坐骨棚）への坐骨結節の適切な荷重位置，IRCソケットにおいては坐骨枝の適切な収納位置の判断材料となる（**図75**）．大腿最大部の前後径はソケットの大腿直筋チャネル，大殿筋チャネル決定の際に利用できる（**図75-①・②**）．

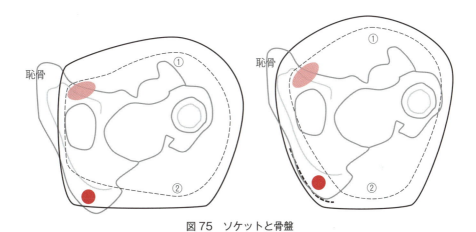

図75　ソケットと骨盤
左：四辺形ソケット，右：IRCソケット
●：坐骨結節，●：長内転筋腱，①：大腿直筋チャネル，②：大殿筋チャネル

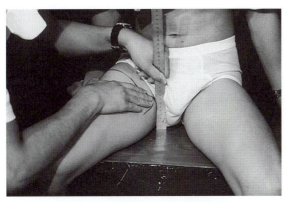

図76　長内転筋腱〜坐骨の測定方法

1　長内転筋腱～坐骨

　切断者を堅い平面台上に座らせ，長内転筋腱付着部の高さから台の面上（坐骨）までの垂線を測定する．このとき断端肢に内転方向へ等尺性収縮を行わせ，長内転筋腱のふくらみを出させることで，触知が容易となる．長内転筋腱は写真に示すよう上面を触知して測定する（図76）．

2　大腿最大前後径

　立位において，測定器を坐骨結節直下に置き，断端長軸に対して直角にあてる．断端を等尺性収縮させ，筋収縮時の状態で軽く押し込んだ値を測定する（図77，78）．弛緩時と収縮時は前後径に変化が生じ，ソケット内での前後筋活動に影響を与えるため注意する．

（齊藤孝道）

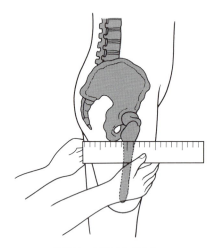

図77　大腿最大前後径

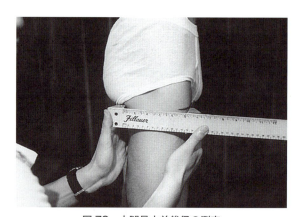

図78　大腿最大前後径の測定

必須事項 56　関節可動域の測定ができますか

　切断術後は断端の筋力のアンバランスなどにより短時間のうちに拘縮を生じやすいため，再度関節可動域の測定を行っておく必要がある．測定は一般的な方法に準ずるが，切断肢においては軟部組織の固定性も低下し，ずれを生じやすいほか，股関節可動域測定における移動軸設定のためのランドマークが欠如している．そのため，矢状面・前額面ともに大腿骨長軸もしくは断端中心を移動軸として設定し測定する．どこに移動軸を設定するかによって測定値が異なるため，一度決めた移動軸を変えないことが再現性を持たせるために大切である．また，大腿

切断においては屈曲拘縮・外転拘縮・外旋拘縮を伴いやすい．特に，前二者はソケットの初期屈曲角・初期内転角の設定に大きく関与するため，より正確に測定しておく必要がある．

1　股関節屈曲

　仰臥位にて股関節外旋の代償動作に注意しながら測定する．大転子の位置を触知しながら股関節外旋の代償動作の誘発を抑える．屈曲拘縮の測定は，立位にて股関節を伸展していき，骨盤の前傾が出現する直前の角度を読みとる（**図79**）．また，トーマステストを使用しても良い．

2　股関節外転

　仰臥位にて両側腸骨稜を平行にした肢位で，股関節屈曲・外旋の代償動作に注意しながら外転させる．測定側骨盤の挙上が出現する直前の角度を測定する．外転拘縮の有無は同開始肢位から内転させ，測定側骨盤の下制が出現する直前の値を測定する．代償動作を最低限に抑えるためには仰臥位での測定が望ましい．

3　股関節外旋

　仰臥位にて測定するが，ランドマークが欠如しており測定は正確さにかける．著者らは，大転子が常に前方にあれば内旋傾向，常に後方にあれば外旋傾向というように，大転子のずれの大きさによっても確認している．

（齊藤孝道）

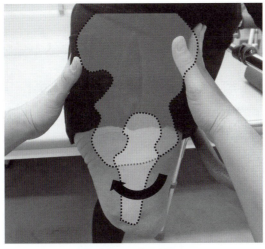

図79　屈曲拘縮の測定方法

必須事項 57　筋力テストができますか

　検査方法は一般の徒手筋力テストの方法に準ずるが，切断肢の場合，レバーアームが短いことや，抵抗をかける位置が標準の方法に比べてより近位になることなどの理由で，断端の筋力が実際より強いと感じられることが少なくない．そこで，非切断側肢の検査時に切断肢と同じ位置に抵抗を加え，両下肢の比較を行うことにより個々の筋群本来の筋力を知るひとつの手がかりとする．近年では，さまざまな筋力測定機器が存在する．筆者においては，酒井医療（株）の製品である徒手筋力計mobie（以下mobie）を用いて測定を行っている（図80）．本製品は，プッシュセンサーによる圧迫法に加え，付属のプルセンサーを使用することで牽引法においても測定が可能である．mobieによる筋力測定においては，先に示した抵抗位置のほかに，測定肢の重量，測定肢位（重力による影響）を考慮しなければいけない点に注意する．内外転の筋力測定では，背臥位で測定することで，徐重力位での測定，また被検者・検者ともに安定した姿勢での測定ができる．屈曲は背臥位，伸展は腹臥位で測定するのが望ましい．両者ともに，抗重力位での測定となるため，切断肢の重量を含め，測定によって得られた値に対し重力補正を行う必要がある．重力補正の方法については，ほかの文献を参照されたい．

　大腿切断例の股関節屈筋群と外転筋群の検査時においては外旋筋を用いて代償することも少なくないが，表面的にその代償動作の有無を確認することはなかなか困難である．そこで，大転子を押さえ，その動きを確認しながら実施することで代償動作を最小限に抑えることができる（股関節が外旋すれば大転子は後方へ回旋する）．

（齊藤孝道）

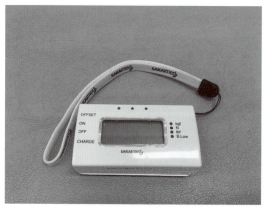

図80　mobie 酒井医療（株）

必須事項 58　感覚機能の重要性が理解できますか

　下肢切断者が立位や歩行などの日常生活を営む上で，表在・深部感覚の評価は非常に重要な要素となる．表在感覚はソケット装着時の皮膚表面の痛みや圧迫の度合いを知ることに欠かせず，傷の有無の確認ややけどなどの断端管理において重要である．関節覚，位置覚は立位・歩行時の関節の状態を感知しフィードバックすることにより，安定した立位を保持する重要な要素となる．熟練した大腿切断者は，コインを一枚踏んだだけで，ソケットの微妙な傾きやソケット内の圧迫の変化により，その位置を感知することも可能である．

（細田多穂）

必須事項 59　断端の循環状態をみることができますか

　切断術を行うことで断端の細胞間隙には手術侵襲に伴う浸出液や組織炎症反応や修復過程に伴い発生するリンパ液（水分と老廃物）が大量に貯留する．これらのリンパ液は，通常であれば静脈を介して80～90％，リンパ管を介して残りの10～20％が回収されるが，手術により断端の毛細血管やリンパ管が損傷されることで術直後の回収能力は著しく低下するため浮腫が発生し，断端の成熟を遅らせる．さらに，術後は運動量が低下することで生じる静脈の還流を促す動脈圧（収縮期血圧）の低下や，リンパ液の回収を助ける筋ポンプ作用の低下も原因となる．筋ポンプ作用とは，筋肉の収縮により皮下と筋内の圧が高まることでリンパ液の還流を促す効果をいう．以前は，筋ポンプ作用は皮下のリンパ還流を促すと言われていたが，最近の研究ではリンパ還流は皮下よりも筋内の方が多いと言われ，筋ポンプ作用によるリンパ還流の促進効果がより重要視されてきている．運動に伴う皮膚の動きも，皮下組織のリンパ還流を促すことが知られている．さらに，術後は低栄養による膠質浸透圧の低下やサイトカインの増加に伴う透過性の亢進などさまざまな複合的な問題が加わり，循環動態が破綻し断端の成熟が遅れる．したがって，術後は循環動態を評価して，その原因と程度に合わせて適切な対応をとることが断端の早期成熟を達成するために重要となる．

　断端の循環状態の評価はおもに視診と触診で行う．視診では皮膚の色調と皮膚の緊張，触診で皮膚の緊張と皮下組織の肥厚，熱感をみる．

　視診で断端が赤みを帯びていて，触診で熱感が確認されれば，炎症反応が強いことが分かる．視診で皮膚にしわがみられず（皮膚の緊張が高い）炎症反応が強い時期は，氷嚢などで冷却を行うとともに断端管理では断端の圧迫を弱くする．炎症反応がみられても皮膚にしわがみられれば改善傾向であることが分かるので断端の管理の圧迫は徐々に強くして構わない．

　視診において暗褐色で熱感がなければ静脈還流のうっ滞を疑う．触診で皮膚のしわがみられず，皮膚をつまむことができなければ皮下組織に水分が貯留していることが分かる．このような時期は，断端を下垂する座位や立位の時間を短くし，座位や立位の後は断端を心臓の位置よ

りも高くする挙上を指導する．断端を下垂する座位や立位は断端の循環を阻害するが，かといって禁止すると運動量が低下してしまい還流を促す効果が期待できないので，断端を下垂させる姿勢は連続2時間以内にするように指導されることが多い．また，挙上は回収を促すが動脈圧も下げてしまうので，極端な挙上位は避けて心臓の位置よりも10～20cm高い肢位をとるように指導することが多い．特に高齢者では動脈圧が低下していることが多いので，挙上によって痛みが出るようであれば挙上を控えることもときには必要になる．

色調がほぼ正常であるにもかかわらず皮膚がつまめない場合には，局所の炎症や循環に大きな問題はないものの浮腫の改善が十分でないことが分かる．浮腫の評価では皮膚を指で押して圧迫痕が残ればより確実に浮腫であると判断できるが，圧迫痕では確認が難しい場合もあるので，皮膚をつまむ方法を覚えると良い．この状態であれば，積極的な圧迫を加えた断端管理と断端の運動が重要となる．

（高倉保幸）

必須事項 60　皮膚の状態をみることができますか

断端部の皮膚は軟部組織との間にある程度の可動性を有し，一定の緊張を保っていることが望ましく，皮膚の状態の良否は疼痛の有無と同様に，義足の装着，コントロールに大きな影響を与えている．佐藤は瘢痕の部位的良否を表8のように示したが，もし瘢痕，癒着などの存在する場合には，その性質，部位などを確認し，義足装着に支障をきたすと思われる場合に

表8　四肢切断端の瘢痕の部位的良否

(1) 瘢痕を禁忌とする部位 　1. 大腿切断：a）坐骨結節部，b）鼠径部 　2. 下腿切断：a）脛骨前面，b）膝蓋腱部， 　　　c）脛骨骨幹部，d）膝窩部 　3. 上腕切断：a）中央部以下末梢の上腕骨 　　　外側面，b）中枢1/3以上の内側面 　4. 前腕切断：a）中枢の尺骨面，b）中央 　　　以下橈骨面 (2) 瘢痕を避けたい部位 　1. 大腿切断：a）切断肢前面（極短断端を 　　　除く），b）切断端，c）外側面（特に短 　　　断端） 　2. 下腿切断：a）切断端，b）脛骨内側面 　3. 上腕切断：a）肩峰部，b）腋窩部， 　　　c）上腕後面 　4. 前腕切断：外側面	(3) 良好な瘢痕ならば問題の少ない部位 　1. 大腿切断：内面 　2. 下腿切断：外側面 　3. 上腕切断：a）中枢では三角筋部， 　　　b）中央以下末梢では前面 　4. 前腕切断：内側面 (4) 手術瘢痕の望ましい部位 　1. 大腿切断：切断肢末梢後面 　2. 下腿切断：切断肢末梢後面 　3. 上腕切断：切断端 　4. 前腕切断：切断端

（佐藤和男：リハビリテーション診断学(12)―切断の診断学．総合リハ　5(1)：49-56, 1977）

は，医師の指導のもとに適切な処置が必要である．また義足装着後は皮膚の衛生にも十分配慮し，合併症をひき起こさないように心がけなければならない．

(細田多穂)

必須事項 61　断端部の疼痛管理ができますか

　断端の疼痛の原因は，表9に示すように大別されるが，さまざまな要因が重複して起きることが少なくない．手術直後の創部の痛みは，医師による投薬により管理され切断術による炎症症状の沈静化とともに通常，徐々に軽減していく．断端の循環障害による痛みは，p95〜96必須事項59で述べている．神経腫（末梢神経の切断端が結節状に過剰再生したもの）による痛みは，周囲組織と癒着し瘢痕内にあるような場合，著明な疼痛の原因となるほか，体重支持部に存在すれば義足の装着さえ困難となることもある．また，神経腫が幻肢痛の一因になっていることもある．幻肢痛については，p98〜99必須事項62で述べている．

　これら神経腫による疼痛や幻肢痛への対策としては，まず保存的な療法として超音波療法，低周波療法，徒手療法，水治療法などの理学療法を施行する．これらを施行してもなお疼痛の軽減が認められないときには，医師の判断を仰ぎ神経腫切除術などの外科的な処置が検討される．ソケットとの不適合による痛みは，断端とソケットとの過剰な軋轢によるものであるため，ソケットを修正して対応する．ソケット修正のためのチェックポイントは，ソケットごとに定められた適切な位置に装着できているか，立脚期に十分な圧分散が得られているか，遊脚期に十分な懸垂力が確保されているかなどを評価する．また，断端周経が大幅に変動している場合には，ソケット修正を行うか否かは注意が必要である．

(豊田　輝)

表9　断端部痛の原因

1. 手術創部の痛み
2. 断端の循環障害による痛み
3. 神経腫による痛み
4. 幻肢痛
5. ソケットとの不適合による痛み

必須事項 62 幻肢・幻肢痛について知っていますか

　幻肢とはすでに失われているはずの四肢がまだ残存しているかのように感ずるもので，大塚は幻肢の現れ方とその利用価値を図81，82，表10のように分類している．一般に上肢切断の方が下肢切断より長期間残りやすいといわれているが，時の経過とともに次第に薄れ，切断後6か月から2年の間にその多くは消失していくともいわれている．

　幻肢の成因としては断端部の癒着，瘢痕，神経腫などが原因であるとする末梢説と，大脳皮質に記憶された身体感覚（body image）によるものとする中枢神経説とがあるが，現在の一般的な意見としては後者が有力である．6歳以下の小児切断例では幻肢は出現しないといわれているが，これは大脳皮質における身体感覚の刷り込み（imprinting）が未熟なためであると説明されている．

　幻肢痛とはこの幻肢に伴って出現する種々の疼痛のことであり，その発生原因は幻肢と同様であるとされているが，断端の瘢痕，神経腫などの末梢性因子，切断者の心理状態，社会的背景などとの関連の深さも無視することはできないといわれている．

（細田多穂）

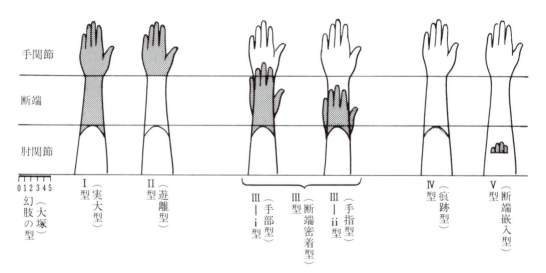

図81　幻肢の型
（大塚哲也：多肢欠損者の幻肢の型とその利用．総合リハ　1（11）：49-60，1973）

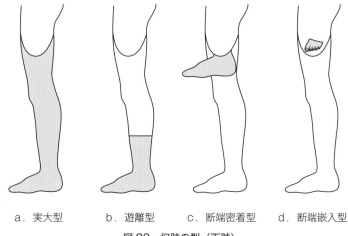

a. 実大型　　b. 遊離型　　c. 断端密着型　　d. 断端嵌入型
図82　幻肢の型（下肢）

表10　幻肢の型と利用価値（大塚による）

欲求	幻肢		幻肢の利用価値	
幻肢には可逆性がある	幻肢あり	Ⅰ型（実大型）	有用	義肢装着時，幻肢と義肢とが完全に一致し，切断者が積極的に幻肢を利用する場合，いわゆる「血のかよった義肢」として使用できる．	切断前に変形，異常肢位のあったもの，幻肢痛を伴うものも一度幻肢を消失させたうえ，新らたに再現を図る．
		Ⅱ型（遊離型）			
		Ⅲ型（断端密着型）	ごく一部有用	心理治療により一度消失させ，新しい状態に対応した幻肢の再現を図る（Ⅰ型またはⅡ型）	
		ⅰ) 手部（足部）型	なし		
		ⅱ) 手指（足趾）型			
		Ⅳ型（痕跡型）			
		Ⅴ型（断端嵌入型）			
	幻肢なし	はじめあって現在ないもの		新しい状態に対応した幻肢の再現を図る．（Ⅰ型またはⅡ型）	
抑圧		はじめからないもの			

註：同一切断者でも環境，内因，外因などにより型は変動し，幻肢には可逆性がある．
（注）幻肢の分類（大塚）

幻肢あり
　Ⅰ型（実　大　型）：幻肢がほぼもとの四肢の形態を残しているもの
　Ⅱ型（遊　離　型）：幻肢が切断端より遊離し部分的に残っているもの
　Ⅲ型（断端密着型）：幻肢が縮少して切断端に密着しているもの
　ⅰ) 手部（足部）型：幻肢の手関節（足関節）部より末梢が切断端に密着しているもの
　ⅱ) 手指（足趾）型：幻肢の手指（足趾）部が切断端に密着しているもの
　Ⅳ型（痕　跡　型）：幻肢が切断端に痕跡程度に残っているもの
　Ⅴ型（断端嵌入型）：幻肢が切断端の内に嵌り入んでいるもの
幻肢なし
　はじめあって現在ないもの
　はじめからないもの

必須事項 63 義足なしでの起居動作の評価ができますか

　義足非装着時の起居動作は，膝関節が残存する下腿切断と膝関節が残存しない大腿切断を大別して考える必要がある．特に床から車椅子などへの移乗動作を円滑に行う際，膝関節の残存が大きな差となって現れる．またその移乗の一連動作のポイントは「立ち上がり」→「体幹・骨盤の向きの変換（回旋動作）」→「座位」にある．膝関節の残存の有無の特性を理解し，一連の移乗動作のどこに問題があるかを理学療法士が評価・介入していくことが求められる．

　下腿切断者は切断肢側，膝関節より遠位部を支持面として利用できる（図83）．下腿切断者が切断肢側膝関節より遠位部を支持面として利用できる動作として片膝立ち・両膝立ち・両膝立ち歩き・横歩きがあげられる．一方，大腿切断者は非切断肢側の下肢筋力や特に足関節背屈可動域が必要であり，上肢屈伸も最大限活用しなければならない（図84）．また直接床からの移乗動作が困難な場合は，昇降台を利用し，段階的に車椅子へ移乗していく必要がある（図85）．大腿切断者の場合，断端末荷重を伴う姿位は禁忌となる．

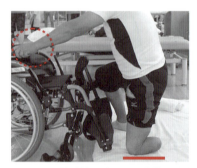

図83　下腿切断者　床からの車椅子移乗
片膝立ち姿勢（膝関節より遠位の断端を支持面として利用）から立ち上がり動作へ移行する．

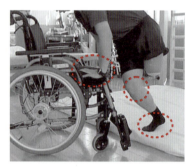

図84　大腿切断者　床からの車椅子移乗
非切断肢側の下肢筋力・足関節背屈可動域・上肢屈伸動作を最大限活用する必要がある．※大腿切断者の場合，断端末荷重を伴う姿位は禁忌となる．

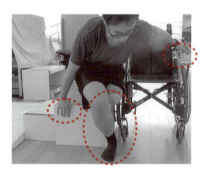

図85　大腿切断者　昇降台を利用した床からの車椅子移乗
昇降台を利用し段階的に車椅子へ移乗する（20 cm・40 cmの台を利用）．

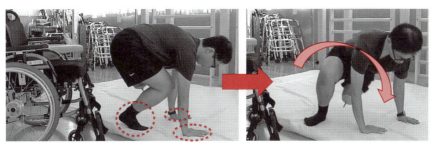

図86　大腿切断者　車椅子から床への降り動作①
両上肢と非切断肢の3点での支持が必須となる．上肢での支持と股・膝・足関節動作の筋力，可動域が求められる．

大腿切断者　車椅子から床への降り動作②
両上肢と非切断肢の3点での支持しながら体幹・骨盤の向きを変換（回旋動作）させ殿部を床面へ近づけていく．

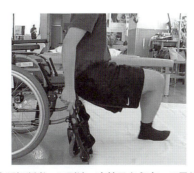

図87　大腿切断者　※別法　車椅子から床への昇り降り動作
昇り動作時は上肢を車椅子のフロントパイプに固定して足部にしっかりと体重をかけながらプッシュアップし殿部を後方へ引き上げる．降り動作時は逆の手順で行う．

　義足非装着時の下腿切断と大腿切断の特性を念頭においた上で住居環境を考慮した日常生活動作練習を進めていくことが求められる（**図86** 車椅子から床への降り動作・**図86** 車椅子から床への昇り降り動作※別法）．日常生活動作として入浴動作を例にとると，床から座位あるいは立位に姿勢を変える手続きとして，環境の整備（脱衣所の椅子，浴室用手すり，シャワーチェア，バスボート）や身体機能改善（プッシュアップ，非切断肢筋力・可動域，体幹・骨盤の向きの変換〔回旋動作〕バランス能力）を必須とする．入院中，退院後の自宅内での短距離移動は，非切断肢による片足飛び（ケンケン）動作を行ってしまう場合が多く転倒のリスクを伴うことを十分の考慮しなければならない．切断者（義足非装着時）の活動度に合わせた補助具・福祉用具（松葉杖・四点歩行器・移動式キャスター椅子など）併用の練習を習慣化していく必要がある．

〔岩下航大〕

必須事項 64 身体障害者手帳（身障手帳）の手続きを知っていますか

1 なぜ，身体障害者手帳が必要か知っていますか

　義足など補装具の給付や国・市区町村のサービスは，身体障害者であっても，身体障害者手帳を交付されている人しか利用できない．

　2013年より，身体障害者福祉法，知的障害者福祉法，精神保健及び精神障害者福祉法などの障害に関する法律と相まって，障害者を総合的に支援する法律として，障害者総合支援法ができ，新たな障害の範囲として難病が認められた．

2 申請の時期を知っていますか

　身体障害者手帳は通常6か月後，症状固定後の申請になるが，切断者の場合手術直後より身障手帳交付の申請ができる．身障手帳は申請後約1, 2か月後交付になるので本義足製作に支障をきたさないように速やかな申請が必要である．

3 取扱い窓口を知っていますか

　身体障害者手帳は，本人（または保護者）の申請によって，居住地の知事，政令指定都市市長，中核市市長によって交付されるが，取扱窓口は居住地の地域の福祉担当窓口となっている．

4 必要な書類その他を知っていますか

(1), (2), (3)の書類は福祉担当窓口から
(1) 身障手帳交付申請書：本人（または保護者）が記入
(2) 診断書：身体障害者指定医の診断を受け医師が記入
(3) 意見書：診断書と同様医師が記入
(4) 本人の写真（縦4×横3cm）：脱帽して上半身を写したもの．1年以内に撮影されたもの（1枚）
(5) 印鑑
(6) 個人カード番号（マイナンバー）

5 再交付手続きの方法を知っていますか

　医療技術の進歩や機能回復訓練の進歩などにより，障害の程度が変化した場合，新たな障害が生じた場合には，障害者手帳の再交付を受けることができる．

（山中章二）

必須事項 65　術後訓練の目的を理解していますか

　術後訓練は切断という大きな心理的ショックを克服し，1日も早く断端の成熟を図り，早期に義足装着し，日常生活復帰に結びつけることを目的として行われる（**表11**）．

　この術後訓練は，断端訓練と全身訓練に分けられる．断端訓練は義足装着に耐え，かつ義足操作を可能にするための切断肢能力の獲得を，全身訓練は義足装着時に支障なく行動できるための遂行能力の獲得に注目し，切断者の活動性や生活環境に合わせたプログラムを立案・実施する．

（坂口勇人）

表11　術後訓練

断端訓練	断端上位関節の可動域維持・拡大
	断端上位筋の筋力増強
	断端の皮膚・軟部組織のケア（脱感作法など）
全身訓練	非切断肢の能力改善（可動域の維持・拡大，筋力増強） （器具による筋力増強，プッシュアップ，スクワットなど）
	体幹の能力改善（柔軟性向上，腹・背筋力増強）
	立位（座位）バランスの向上
	起居・移動動作の習熟
	高活動応用運動（縄跳び，ボールキャッチなど）
＊同時に心肺機能の維持・向上も期待する	

必須事項 66　筋力強化訓練の指導ができますか

1　前後方向の安定性と筋力強化

　大腿切断者においては**表12**のように多くの筋に何らかの障害を受け，股関節の運動能力はかなりの程度低下することになる．大腿切断者における膝のコントロールは，切断者自身の随意制御因子と膝継手の機械特性やアライメントによる不随意制御因子がある．随意制御因子では切断者自身の股関節伸展筋力が膝軸を後方に押し付ける力となり，随意的に膝の安定を図ることが可能となる（**図88**）．

　前後方向の安定性におもに関与する筋は大殿筋である．筋力訓練の肢位はさまざまなものがあるが，ここでは仰臥位における訓練を説明する．測定は反対側下肢を屈曲させた肢位で開始する．断端遠位部に抵抗を加え，腰椎前弯の代償動作に特に注意しながら実施する．股関節伸展域での訓練を行うには，タオルや枕などを用い伸展域を確保して実施すると良い．

表12 切断者と筋の障害

	残存する筋	何らかの障害を受ける筋
股屈曲筋群	腸腰筋	大腿直筋，縫工筋
股伸展筋群	大殿筋	大腿筋膜張筋
		ハムストリングス〔半腱様筋／半膜様筋／大腿二頭筋〕
股外転筋群	中殿筋	
股内転筋群	恥骨筋	大内転筋
		長・短内転筋，薄筋

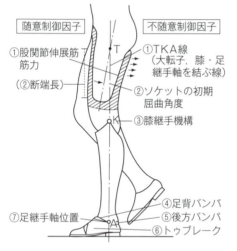

図88 膝継手の安定性に関連のある因子

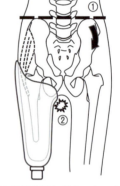

図89 遊脚側の骨盤傾斜に伴うソケット内側壁への接触

2　側方の安定性と筋力強化

　側方の安定性には，非切断者と同様に股関節外転筋（おもに中殿筋）が大きな役割を占める．特に，義足側立脚中期に股関節外転筋の作用が不十分で，両側骨盤を水平に保つことができないと異常歩行を呈する．加えて遊脚側へと骨盤が傾きソケット内側壁への接触を誘発する可能性がある（**図89-①・②**）．すると，内側への接触を避けるための外転歩行・義足側への体幹の側屈といった二次的な異常歩行も誘発する．

　側方の安定性におもに関与する筋は中殿筋である．外転筋の筋力訓練の肢位はさまざまなものがあるが，ここでは仰臥位における訓練を説明する．断端遠位部に抵抗を加え，股関節の屈曲・外旋の代償動作に特に注意しながら実施する．

　筋力強化においては，断端への抵抗で実施することはもちろんであるが，義足を装着した状態でも実施することが望ましい．抵抗を加える位置により筋力の発揮が異なることに注意しな

関節可動域訓練の指導ができますか

　拘縮の存在は義足のアライメントに影響するだけでなく，断端から義足への力の伝達効力にもむだを生じることはすでに述べたとおりである．術前より十分な管理が行われていれば拘縮は存在しないはずであるが，不幸にも拘縮を生じてしまった場合には，義足製作までに改善されるよう努めておくことが望ましい．しかし，レバーアームの短い断端においては徒手による矯正は容易なものではなく，大腿切断者の股関節屈曲拘縮の場合，義足を装着させ，自己の体重と義足によるテコを利用するなどの工夫も必要であろう．また常に膝関節屈曲位で義足を装着する下腿切断者に対しては，義足非装着時の膝屈筋群の伸張を習慣化させるなど，自己管理できるよう十分に指導しておく必要がある（**図90，91**）．

（細田多穂）

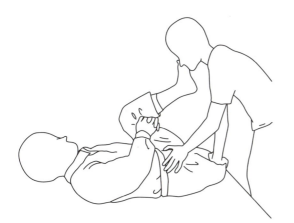

図90　切断側股屈曲筋の他動的伸張

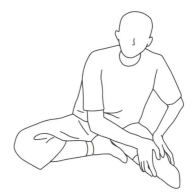

図91　切断側膝屈曲筋の自動的伸張

必須事項 68　義足の適応とその意義について判断できますか

　義足の処方にあたっては，術前・術後の評価をもとにその適応の有無が検討される．
　① 疼痛などにより立位保持および歩行が困難，② 非切断側下肢または切断肢の著しい筋力低下，関節可動域制限など機能的問題を有する，③ 中枢神経性の疾患を有し，義足を十分に制御しえない，④ 社会復帰する意欲に乏しい，などの場合には，義足を装着してもそれを使いこなすことはなかなか困難なときもある．
　また，⑤ 多数の有痛性神経腫，圧痛性の骨棘形成など，断端に克服不可能な問題を有する，⑥ 義足に対し拒否的で嫌悪さえ感じている，などの場合には義足を装着することが困難であり，⑦ 第Ⅳ群の心疾患（NYHA の分類）などの重篤な内科疾患を合併し絶対安静が必要で，義足を装着させることがかえって全身状態の悪化につながる場合には，義足の適応とならない．これらの症例の場合，まず種々の問題を解決していくことが先決であり，その後改めて適応の有無を決定する．高齢者切断が増加している今日では，機能的評価による適応判定のみでなく，外観上の問題，介護・介助面での利便性，本人の希望などを考慮する必要がある．

（細田多穂）

必須事項 69　各切断部位に応じた義足の種類を知っていますか

　義肢には治療用として仮義肢，治療後の常用として本義肢が用いられる（表13）．さらにその構造から殻構造（外骨格），骨格構造（内骨格）に二大別され（表13，図92，93），さらに各切断部位に応じて股義足，大腿義足，下腿義足のように分かれている．しかし近年では内骨格義足の普及に伴って，各パーツの組み合わせは多様化しているため（大腿義足を例にとっても決して画一的なものではなくなっている），義足処方時には義足の種類，原理，パーツの機能など，その特性を考慮したうえで切断者に最も適したものを選択すべきである．
　付録に切断部位別のパーツ組み合わせ例を掲載したが，義肢学は日々進歩しており，スポーツ用や入浴用など機能に応じた部品もあり，常に新しい知識を身につけておきたいものである．

（細田多穂）

表13　義肢の種類

仮義肢 temporary prosthesis	訓練用義肢→ギプス， 熱可塑性プラスチック（サーモプラスト）	社会保険により支給
本義肢 permanent prosthesis	常用義肢（永久義肢）： （断端が成熟してから製作する）	身障手帳により給付
作業用義肢	農業，作業時などに使用	
装飾用義肢		

表14 構造の違いによる義肢の分類

外骨格構造 exo-skeletal prosthesis	殻構造義肢	重い，どこか故障したらすべて取り替える
内骨格構造 endo-skeletal prosthesis	モジュラー義肢 システム義肢	術直後早期義肢装着が可能，種々の部品の組み合わせを試みて最適の状態を考慮できる，アライメント（alignment）の調整が可能 軽量 安価

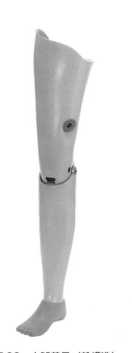

図92 大腿義足（殻構造）

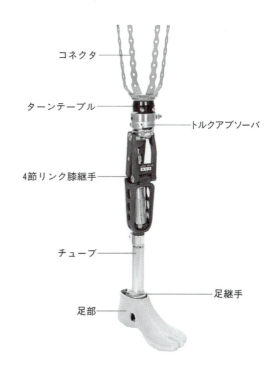

図93 大腿義足（骨格構造）

必須事項 70　股義足について知っていますか

　股義足は片側骨盤切断，股関節離断，大腿極短断端（A／K坐骨結節から2.5－3 cm）に用いられる義足で，1954年カナダのサニーブルック病院でカナダ式股義足が発表されるまでは，受け皿式（saucer type prosthesis），回転台式（tilting-table prosthesis）が用いられた．しかし現在ではこれらの義足は使われていない．
　ここではカナダ式股義足について述べる．
　カナダ式股義足は，股継手，膝継手が遊動で正常歩行に近い歩容が可能となり，立位・歩行

時の義足各部のアライメントは非常に安定していることである．また，ソケットの固定と懸垂は両側の腸骨稜，断端側の坐骨結節，大殿筋の３点で行われるため，断端とソケットの間に生じるピストン運動が6mm以下に押さえられる．カナダ式股義足が発表されて以降さまざまな股継手やソケットが開発されているが，基本的な考え方はカナダ式股義足の理論を踏襲している（図94）．

1）ソケット―――（図94）
2）股継手―――付録参照（p239）
3）膝継手―――付録参照（p239〜244）
4）足継手―――付録参照（p247）
5）アライメント――（必須事項84，86，101参照）
6）付属部品―――p109図95，p143参照

殻構造のカナダ式股義足の歩行は，股と膝の異なる接手を１本のゴム付ベルトでコントロールを行い安定した遊動歩行を可能にしている．図95では立脚相の踵接地（図95a）の歩長制限（股関節の屈曲制限）と膝折れの防止（膝接手の伸展補助）を行い，遊脚相前期（図95d）に骨盤のティルチングによりソケットに底部につけられている股接手後方バンパーの圧迫とその反動で大腿部を前方に押し出すときの歩長制限（股関節の屈曲制限）と共に，遊脚相中期（図95e）足部の蹴上がり（膝接手の屈曲制限）を行う．遊脚相後期（図95f）では下腿部の振り出し（膝関節の伸展補助）を行う．ベルトの取り付け位置は，股関節軸の上後方から下腿部の上端中央より下の内側寄りに至る簡単なもので2関節連動した伸展屈曲補助ベルトである．骨格構造では，ユニット式のため伸展屈曲に連動性はなく各関節ごとに伸展屈曲補助装置の調整を行い歩行の安定性を得る．

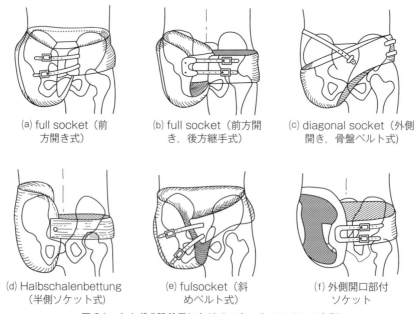

(a) full socket（前方開き式）
(b) full socket（前方開き，後方継手式）
(c) diagonal socket（外側開き，骨盤ベルト式）
(d) Halbschalenbettung（半側ソケット式）
(e) fulsocket（斜めベルト式）
(f) 外側開口部付ソケット

図94　カナダ式股義足におけるソケットのいろいろな形

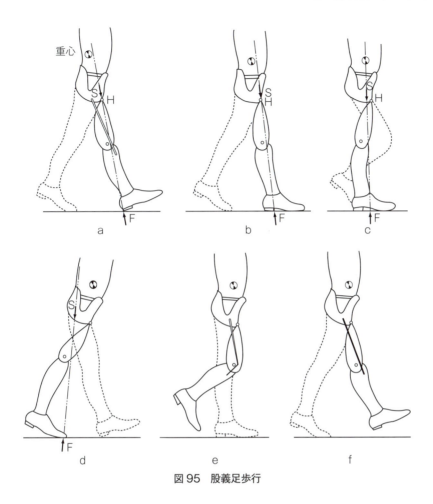

図 95 股義足歩行

　股義足における歩行能力，ADL 能力はこの義足の安定性と可動性が優れているため，切断高位が高いにもかかわらず大腿切断者のものと差がない．しかし，ソケットが骨盤を包み込むため，座位時腹圧があがり息苦しいことなどの理由で，自宅での装着率は低くなっている．そこでこの問題を解決するためにソケットを吸着式にしたりして，骨盤と接触する面積を少なくする工夫を行っている．

（原　和彦，石倉祐二）

 大腿義足について知っていますか

　大腿義足はソケット，膝機構，足部機構などの開発により著しい進歩をとげてきた．
表 15 に大腿ソケットのタイプ別比較を示す．

表 15 大腿義足ソケット・タイプにおける比較

	差し込み型 plug fit 型	全面接着式 closed-end 型	IRC 型 (坐骨収納型)
形 状	丸 型	四辺形	楕円形
体重の支持	会陰部 内転筋群 断端末部	おもに坐骨結節 大殿筋 60% 断端全体	断端全体
懸垂	肩釣り 腰ベルト	吸着 補助シレジアバンド	吸着 補助シレジアバンド
伝達	悪い 断端袋	良い	良い 四辺形より接触面積が広い
安定性	悪い	良い	良い
異常歩行	起こる	起こりにくい	起こりにくい
ピストン	大きい 2〜3 cm	少ない 皮膚のズレ 2〜5 ミリ	少ない
断端痛	内転筋ロール 断端末	起こりにくい	起こりにくい
萎縮	起こる 筋を使わない	起こりにくい	起こりにくい
疲労	多い 安定悪い	より少ない	より少ない
重さ	非常に重く感じる	軽く感じる	

1 ソケット

① 差し込み式ソケット（**Plug fit type socket**）：形状は円柱状を呈しており，装着時には断端に適当な厚さの断端袋をかぶせた後ソケットのなかに差し込む．

断端の側面全周で体重を受けるが部分的に恥骨部および内転筋部での支持が増大し，内転筋ロールをつくりやすく，会陰部に圧痛を訴えることが多い．

義足の懸垂は短断端では肩・腰バンドを，長断端では腰バンドを使用して行われる．しかしピストン運動は避けられず，しだいに大腿部の廃用性萎縮を起こすほか，断端末の循環障害や皮膚の損傷を生じやすい．

差し込み式ソケットを用いた場合歩行時には膝継手を固定することが多く，義足は非義足側より 1.5〜2 cm 短く製作された．その結果歩容が悪く疲労しやすいだけでなく腰痛の原因ともなっていた．

吸着式ソケットが出現するまでは主流を占めていたが，現在では一部の症例を除いてはほとんど処方されていない．

② 吸着式ソケット（**Suction socket**）：一般的には全面接触四辺形吸着ソケットのことを指している．形状は断端の機能を最大限に発揮するため解剖学的適合と称される四辺形を呈し，その内周は断端周径より幾分小さく製作されている．装着時には断端誘導帯を使用して断端をソケット内に引き込んでいく．断端全体で体重を受けるが，なかでも坐骨結節部と大殿筋部で全体の約60%を支持している．

義足の懸垂は遊脚相に生じる断端とソケット内の陰圧ならびに筋緊張時のソケット壁に対する圧力によって行われている．

利点として遊脚相で陰圧となったソケット内圧は立脚相で徐々に高まり，そのポンプ作用によって断端の循環が良好に保たれる．その結果体液の貯留を防止し，浮腫の予防，断端の成熟促進につながる．荷重面が広いため単位面積にかかる圧が減少し，痛みや不快感が少ない．断端での力の伝達が良好で固有感覚が良い．差し込み式ソケットに必要な肩・腰バンドが不要，などをあげることができる．

しかし通気性が悪く汗をかく，ソケットの製作・適合がむずかしいだけでなく，断端周径の変化が著しい症例ではその適合を維持することが困難である，などの問題も残されている．

③ フレキシブルソケット（**Flexible socket**）：従来の大腿切断用のソケットは，断端を義肢に接着する機能と，体重を支持し断端筋力を義肢に効率よく伝達するという機能を働かせるため，ソケットの壁は厚く，硬く製作されている．しかしながらこの硬いソケットのなかに大腿切断のように軟部組織の多い断端を挿入すると，断端とソケットの間にすき間があいたり，不適な圧がかかったり，また断端の機能を阻害したりして断端に障害を与えることもある．そこでソケットを二重構造にし，内ソケットをフレキシブルな素材を用いて，柔らかい断端を収め，体重の支持を硬い外ソケットで行うことで，きわめて合理的な適合がなされるという考えにより，ISNY型，TC型ソケットが開発されている．

a）ISNY型フレキシブル大腿義足ソケット：このソケットは，ÖSSUR KRISTINSSON（アイスランド）により考えだされ，Een-Holmgren会社（スウェーデン）で500例以上の処方経験がなされた．このソケットに着目したニューヨーク大学では製作マニュアルが作成された．つまりISNYとはIcelandic-Swedish-New Yorkの頭文字をとり，ソケットが可撓性であることより，ISNYフレキシブルソケットとよばれている．このソケットはやわらかい断端を包みこむため，薄くて可撓性のある透明なポリエチレン製内ソケットと，ソケット上部の前後内側にまたがり，内ソケットの底部を被う硬性の外ソケットでなりソケットの外側および前後側の大部分には，硬い外ソケットが被わないのが特徴である．

利点としては，①断端の動きに対応してソケットの形が変化するので違和感がなく，抜けにくい（特に座位時），②放熱性が良い，③ソケットが透明なので適合状態が把握しやすい，などである．

欠点は，①厚さおよびトリミングが適切でないとヒビが入りやすく，長期間の使用が不可，②価格が高価，なことなどに問題がある．

b）TC型ソケット：熱可塑性樹脂で作られた外・内ソケットは，取り外し可能な二重式ソケットになっていて，バルブ孔が内ソケット底部中央に取り付けてある．内ソケットは加工性の良いマイオノマー樹脂を用いているため，ソケットの修正が可能である．ソケット底部中央

のバルブ孔を3点固定のゴムバルブを使用することによりバルブ孔が大きくでき，発汗の問題も多少は解消される．

利点としては，①内・外ソケットが熱可塑性のため修正が可能，②吸着バルブがソケット底部中央にあるため引き込み（装着）が容易で汗の問題も少ない，③内ソケットが取り外し可能のため座位で装着ができ洗うことが容易，④内ソケットがフレキシブルなため断端の動きに対応できる，⑤安価，⑥内ソケットが透明に近いため適合チェックが楽，などである．

欠点は，①ISNYと同様にトリミングが適切でないとヒビが入りやすいことが指摘できる．

④ **坐骨収納型ソケット（Ischial-Ramal-containment socket；IRCソケット）**：米国のIvan Longは1974年，多くの大腿切断者が歩行時に体幹を側屈させ外転歩行をすることに注目し，その原因を四辺形ソケットの左右径の長いことにあるとし，1981年Longの基準線（**図96**）といわれる"Normal Shape-Normal Alignment"という考え方を発表した．これは大腿切断者が義足歩行を行ううえで，切断された大腿骨が歩行立脚期内転位に維持されないため起こる上記の異常歩行が起こると考え，非義足側と同じような大腿骨の内転位保持が行われるべきであるとの考え方である．そして，1985年以降Normal Shape-Normal Alignment, CAT-CAMソケット（Contoured Adducted Trochanteric-Controlled Alignment Method）あるいはNarrow M-Lソケットといわれるソケットが発表され今日に至っている．これらのソケットはIvan Longの提唱した理論に基づき，坐骨結節をソケット内に収納し，前後径よりも狭

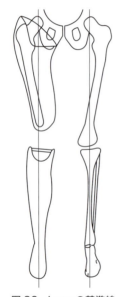

図96　Longの基準線
（Normal Shape Normal Alignment）

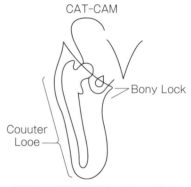

図97　CAT-CAM locking effect

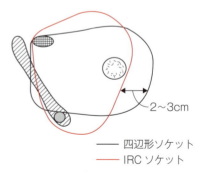

図98　IRCソケットと四辺形ソケット

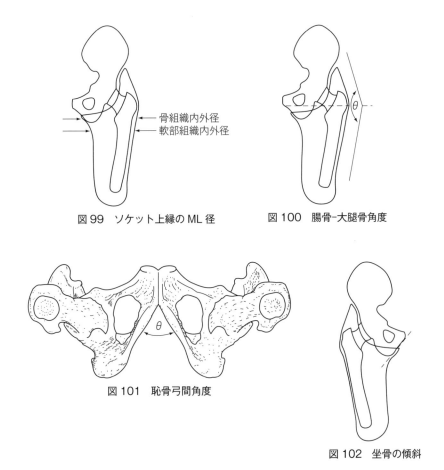

図 99　ソケット上縁の ML 径

図 100　腸骨-大腿骨角度

図 101　恥骨弓間角度

図 102　坐骨の傾斜

い内外径のデザインを有するもので，坐骨収納型ソケットとよんでいる．

　利点は，①坐骨結節を包み込み大転子上方，腸骨下方の間を押さえ，大腿骨の外側から内側へ押し込むことにより3点固定がなされ（locking effect）（**図 97**），歩行時の側方への安定性がえられる．②断端全体で体重を支持するため坐骨部での痛みが少なく，筋の萎縮が少ない．③断端が内転位に保持されているためソケット内側で恥骨を突き上げることがなく会陰部の疼痛が少ない．④坐骨がソケット内に収納されているために，四辺形ソケットのようにスカルパの隆起を必要とせず，脈管系に圧迫が少なくてすむ（**図 98**）．

　欠点としては製作が困難，四辺形ソケットと違い坐骨支持をせずに断端全体で体重を支持するために，正確な適合がなければ疼痛を起こす．従来の断端評価がソケット製作や適合チェックに反映されにくい，などが指摘されている．

　適合チェックとしては，内外径（**図 99**），腸骨大腿骨角度（**図 100**），恥骨弓間角度（**図 101**），坐骨傾斜（**図 102**）の測定を行う．

　⑤**M.A.S（Marlo Anatomical Socket）**：PO，マルロ・オルティスにより1999年に開発されたソケットで，特徴はソケット上縁のトリミングで断端の可動域を広げる独特なデザインにより坐骨結節の遊動性を持たせていることで，運動性に優れ断端に傷もできにくく歩行時のコスメチックや座位の感覚も優れているため，女性や高齢者にも快適な環境をもたらすものとし

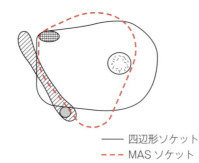

MASのラインは，他の坐骨レベルラインの位置より1横指（下）遠位のラインめため，周径は小さくなっている．

──── 四辺形ソケット
---- MASソケット

図103　MASソケットと四辺形ソケット

て使用されている（図103）．セラピストとしても四辺形からIRCに代わるときに理解できるまで適合判断が難しくなったこととは異なり，MASデザインのソケットはIRCソケットより支持面積が少ないことで遊脚期の力の伝達と立脚期の安定が明確に出るため製作は難しいが適合は分かりやすく訓練用にも適している．POからもソケット製作に必要な坐骨下の水平断面図の製作のため行う断端測定は，IRCソケットと特別変わらないが，坐骨支持を行わないため坐骨下の周径はIRCより1横指下とし，坐骨結節～長内転筋～大腿骨側面のトライアングルと，坐骨～大腿四頭筋の頂点のダイアゴナルMLなどの計測時に誤差が少ない位置を記録することでソケットデザインのイメージをチームと患者で共有することができれば訓練用義足として利点の多いソケットして用いることができる．

　埼玉医科大学総合医療センターは，2009年より可動域制限の少ないMASタイプのソケットのサーモプラスチックを用いた加圧採型法を開発し，適合の良いソケットを短時間で製作し，歩行能力の高い切断者だけでなく高齢者や女性，両大腿切断者の訓練用（練習用）ソケットに用いており，断端に優しく動きやすい義足として受け入れられている．製作法については巻末付録Ⅰ-4（p215～223）参照．

2　大腿吸着式ソケットの補助的懸垂方法

　シレジア・バンド（**Silesian Bandage**）：シレジア・バンドは義足を断端に保持するだけでなく，歩行時に遊脚相では内転筋，立脚相では外転筋，離床期には股屈筋の活動を補助し，ソケットの回旋に対する安定効果をも保有している．股関節の運動を制限せずしかもピストン運動の改善はほかの懸垂方法より優れるなどの利点がある．幅の広い布または革でつくられベルトの取り付け位置により図104のごとく3つの型に分類されている．

3　膝継手

　膝継手は歩行時の安定性を第1に考え従来では固定膝が多く用いられていた．しかし膝伸展位のまま歩行することは歩容が悪いだけでなく，エネルギー消費量も増大することなどから，遊脚相での下腿の振り出しが注目されるようになった．今日では膝継手を遊動にしてもなお膝の安定性と遊脚相コントロールが得られるようにとの観点から開発が進められ，一部の症例を

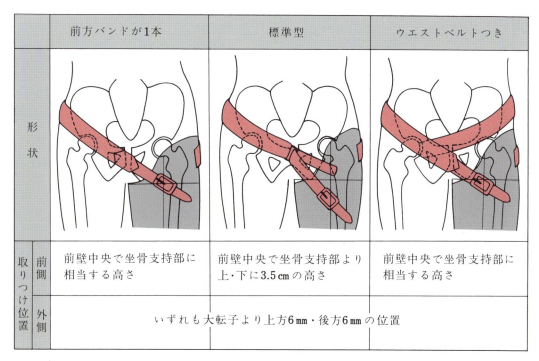

図 104　シレジア・バンドの種類

除いて固定膝は用いられなくなっている．

　膝の安定性を得る機構としては面摩擦膝，多軸膝，生理膝，流体制御膝がある．面摩擦膝は義足に荷重されたとき上下の摩擦面が接して安定する．多軸膝と生理膝は正常膝関節の屈伸時に起こる軸移動（Sliding と Gliding）を再現させようと開発されたもので，荷重により機械的摩擦が増加して安定性が得られる（**図 105 A，105 B**）．

　遊脚相コントロールを有する機構としては定摩擦膝，可変摩擦膝，流体制御膝などがある．定摩擦膝は単軸膝継手に抵抗調節用の輪を取り付けネジで締めつけてあり，この輪の回転に対し常に一定の摩擦力が働いている．可変摩擦膝は，一定の摩擦機構に加え膝の伸展に伴って摩擦が増加する機構と膝の屈曲に伴って摩擦が増加する機構とを有している．したがって遊脚相の間中，膝の屈曲角度によって異なった大きさの摩擦力が作用している．流体制御膝には油圧制御と空圧制御とがある．いずれも膝継手の屈伸により下腿部に組み込まれたシリンダーにピストン運動が加わり，シリンダー内の油（空気）がほかのシリンダー内に流出することにより生ずる抵抗を利用して遊脚相のコントロールを行う．

　最近義肢パーツは，隣接するさまざまな学問の発達の恩恵を受けいろいろな機能を有するものが開発実用化されている（**表 16**）．膝継手においても膝折れしない膝継手（3 R60・Total Knee）は，4軸膝継手をベースに軸を増やした多軸膝で立脚期での膝折れを防止する工夫がされており，軽度屈曲位で踵接地期をむかえても膝折れしない．このため仮義足の段階から使用すれば膝折れの心配がないので歩行獲得期間の短縮が可能となる．また，歩行時遊脚相コントロールをする空気圧シリンダーのシリンダー弁をマイクロコンピュータで歩行速度に応じた

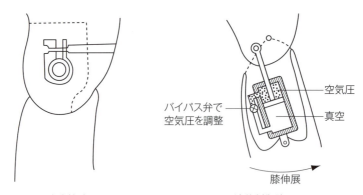

定摩擦膝　　　　　　　　　　　流体制御膝

図 105 A　遊脚相制御膝継手（川村次郎・他編：義肢装具学第 2 版. 医学書院, 2000）
定摩擦膝――膝の屈曲伸展の動きに対し，常に同じ摩擦量を負荷する機構を備えた継手
流体制御膝――空気または油を用い，膝の動きのスピードに応じて抵抗量を変化させる機構を備えた継手

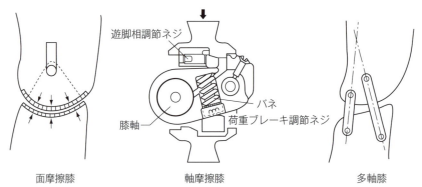

面摩擦膝　　　　　　　軸摩擦膝　　　　　　　多軸膝

図 105 B　立脚相制御膝継手（川村次郎・他編：義肢装具学第 2 版. 医学書院, 2000）
面摩擦膝，軸摩擦膝――体重負荷を利用した摩擦機構を備えた継手
多軸膝――膝角度によって膝軸の位置が変化する機構を備えた継手

圧力が働くように調節し，歩行速度が自由に円滑に変えられる膝継手（インテリジェント膝継手）などが実用化されている．

部品の詳細については巻末付録Ⅱの p239〜244 を参照のこと．

4　足継手

巻末付録Ⅱの p245〜247 参照．

5　付属部品

巻末付録Ⅱの p248〜252 参照．

表 16　膝継手の分類

遊脚相制御	立脚相制御
1. 機械的制御膝 mechanical control knee 　　├─定摩擦膝 constant friction knee 　　└─可変摩擦膝 variable friction knee 2. 流体制御膝 fluid control knee 　　├─油圧制御膝 hydraulic control knee 　　└─空圧制御膝 pneumatic knee 3. 伸展補助装置 extension aids 　　├─油圧制御膝 hydraulic control knee 　　└─空圧制御膝 pneumatic knee	1. 単軸膝 single axis knee 2. 多軸膝 polycentic knee 3. 固定膝 manual locking knee 4. 荷重ブレーキ膝（安全膝）load-activated friction knee, safety knee） **立脚相の膝安定性のメカニズム** 1. アライメント・スタビリティー 2. 静的安定機構 static stabilizing 　① positive locking　　ロック 　② non-positive locking 摩擦ブレーキ 3. 動的安定機構 dynamic stabilizing 　① Bouncing 機構　Blatchford stance-flex 　　　　　　　　　　ottobock 3 R60 　　　　　　　　　　Century22 total knee 　② Yielding 機構　Mauch シリンダ 　　　　　　　　　　ottobock 3 R80

膝継手は軸の機構により単軸と多軸に分けられ，補助装置により立脚制御と遊脚制御に分けられる．

（原　和彦，石倉祐二，山中章二）

必須事項 72　膝義足について知っていますか

　膝関節離断は前述した断端末荷重の可能な切断端，長断端，大腿骨顆部の膨隆部の特徴があり，利点・欠点については図 106 に示すとおりである．

　膝義足の種類は図 107 に示す．膝義足では断端長が長いために，膝継手を取り付けるスペースがほとんどない状態となるので，膝継手に何らかの工夫をしなければ，非義足側に比して義足側の下腿長が短くなってしまい歩容や義足の外観が著しく悪くなってしまう．このため膝義足の膝継手は 4 軸膝継手を用い脚長差を少なくする工夫が必要となる．また，長断端であることから膝継手のコントロールが良好でヒンジ式膝継手でも歩行が可能であるが，遊脚相コントロールをしなければ，つま先離れには踵の跳ね上がりが生じ，踵接地期に膝の伸展衝撃が起こり良好な歩行はできない．したがって，遊脚相コントロールが必要となり 4 軸膝継手が多く処方される．

（細田多穂）

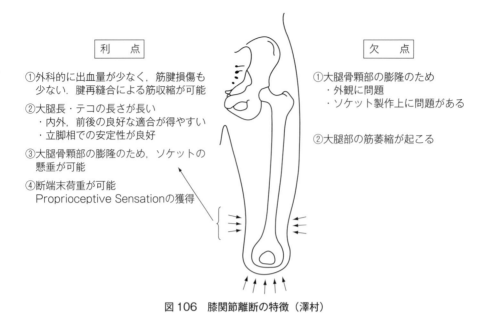

図106 膝関節離断の特徴（澤村）

利　点

①外科的に出血量が少なく，筋腱損傷も少ない．腱再縫合による筋収縮が可能
②大腿長・テコの長さが長い
　・内外，前後の良好な適合が得やすい
　・立脚相での安定性が良好
③大腿骨顆部の膨隆のため，ソケットの懸垂が可能
④断端末荷重が可能
　Proprioceptive Sensationの獲得

欠　点

①大腿骨顆部の膨隆のため
　・外観に問題
　・ソケット製作上に問題がある

②大腿部の筋萎縮が起こる

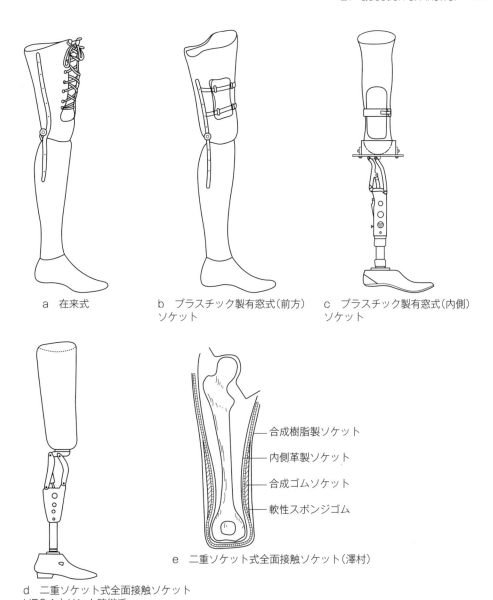

図 107 膝義足の種類

必須事項 73 下腿義足について知っていますか

1 差し込み式下腿義足

ソケットは差し込み式でその適合はゆるく断端袋を用いてコントロールする．ソケット上縁は前方で膝蓋腱をのせるように，下に凸のゆるやかなカーブを有し後側方へ高くなり，膝継手の取り付け部位が最も高く，次第に後方へ低くなっている．義足の懸垂は大腿の中 1/3 から膝までを被う大腿コルセットにより行なわれ，この大腿コルセットをきつくしばることによって，大腿部でも全体の約 40% の体重支持が行われる．膝継手は膝関節裂隙より 1.5 cm 上方で前後径の中心より 1 cm 後方に取り付けられているが，蝶番膝継手を用いるために膝の角度によっては不適合が生ずる．

重便式・軽便式があるが，懸垂装置のみを革ストラップにかえたものが軽便式常用下腿義足であり長断端に用いられる．

常用式の下腿義足では，下腿切断端のもつ特性，つまり膝関節の機能が極短断端以外でほぼ残存していること，全体重負荷が骨端末や腓骨小頭などの除圧部以外で可能なことなどを阻害していることが多い．このため現在では下記の下腿義足が使用できない症例（たとえば膝蓋腱で体重負荷ができない，など）に処方される．

2 PTB 下腿義足 (Patella tendon bearing cuff suspension type below-knee prosthesis)

1959 年カリフォルニア大学の Biomechanic Laboratory で開発された．二重トータルコンタクトソケットでその上縁前方は膝蓋骨中央，側方は前縁より 1〜1.5 cm 高く，後方はハムストリングスの走行に沿うチャネルを有し膝窩領域上にある．膝関節軽度屈曲位で装着することにより膝蓋腱部と脛骨内顆でおもに体重を支持する．カフベルトを使用し義足を懸垂するが，これは膝の完全伸展を防止し膝屈曲位歩行を完全に行わせることにも役立っている．カフベルトの取り付け位置は膝蓋腱棚の高さで前後径の前から 2/3 の点である（図 108）．

常用下腿義足にくらべ装着が簡単でピストン運動が減少する．コルセットの圧迫による大腿部の筋萎縮や末梢部の循環障害を起こすことが少ない．膝継手を用いないため膝継手軸と膝軸間の不適合がないなどの利点がある．

3 PTES 下腿義足 (Prosthèse Tibiale à Emoitage Supracondylien)

1964 年フランスの FAJAL により発表されたもので，PTB 下腿義足とはソケットの懸垂部分が異なっている（図 109，110）．ソケットの上縁前方は膝蓋骨上部まで，側方は両側大腿骨顆部まで完全に被い，懸垂を行うとともに適合面を広くして膝の安定性を増加させている．このため短断端や動揺膝関節例にも装着可能で，しかも義足の装着操作が簡単であるなどの利点がある．しかし膝屈曲時にソケットの上縁が突き出た形となり 90°の屈曲でソケットがぬけ

やすい．断端とソケットの間に衣服をかみこむ，膝の伸展が不十分であるなどの欠点も指摘されている．

4 KBM下腿義足（kondylen Bettung Münster）

1965年Münster大学のKUHNとHEPPにより発表された．ソケット上縁の前方は膝蓋骨下縁まで深く切りとられ，側方は両側大腿骨顆部をかかえこむよう十分に覆っている（図108）．

ソケットが外殻構造の場合は内顆に接する部分にくさびを使用し，義足の装着を容易にし懸垂を行っていたが，材質の開発によりソケットの弾性や硬性が可能になった．顆上部に及ぶ支持面が広く膝の内外側への安定性が良い．膝蓋骨部があいているため膝立ちなども可能で，座位時の外観も良いなどの利点がある．しかし，側壁前縁の両顆部の押えが不十分な場合には膝の過伸展を起こすこともある．長時間の椅座により両顆部に不快感を生ずることがある．膝90°以上屈曲時ソケットが外れそうになるなどの欠点も指摘されている（表17）．

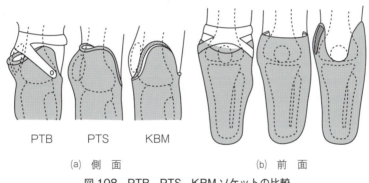

(a) 側面　　　(b) 前面
図108　PTB，PTS，KBMソケットの比較

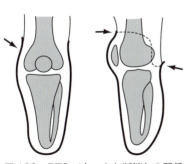

図109　PTSソケットと断端との関係

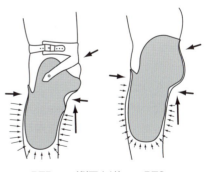

図110　PTBとPTSとの比較
（ソケットと断端間の緊張度を示す）

表17 PTB, PTS, KBM の比較

ソケット	PTB	PTS	KBM
体重支持圧迫部	すべて同じ		
除圧部	すべて同じ		
形状前面	膝蓋骨中央の高さ	膝蓋骨上縁（懸垂）	膝蓋骨下縁 膝蓋骨を包まない
側面	前面の高さより1〜1.5 cm高く	大腿骨顆部 支持面↑	大腿骨顆部の上挟む （懸垂）
後面	膝蓋腱の高さ 膝の屈曲が問題	同左	同左
懸垂	カフベルト	ソケット自体	同左
適応	ほとんどすべての断端 極短断端は不可	短断端，膝の側方動揺 断端の知覚異常 座位をとると脱げやすい	特徴生理的な適合を 長断端には不向き
利点	適合感が良い 義足が軽い 歩容が良い 装着が簡単 耐久性が良好	適合面の増加	側方の安定性 外観 膝だち 衣服を咬まない 通気性が良い
欠点	不整地歩行での安定↓ カフの圧迫で四頭筋の萎縮 カフベルトの使用目的が理解されにくい 短断端には不向き	膝の過度の屈曲で不安定，脱げやすい 重労働者に不向き 通気性が悪い	長断端は不向き 過度の屈曲で脱げやすい 膝の過伸展を起こすことがある 座位時長時間自転車で顆部に不快感

5 TSB義足

1958年カリフォルニア大学でPTB義足が開発されて以来現在に至るまでPTB義足が主流となっていた．PTB義足は除圧部と圧迫部をもち膝蓋腱で体重を支持する．一方TSB（Total Surface Bearing）は従来より下腿義足ソケットの吸着式ソケットは研究されていたが，骨が軟部組織で覆われている大腿切断と違い下腿切断は皮下に触れる骨と軟部組織の柔らかいものと硬いものがある断端を大腿義足ソケットで使われているような吸着式では適合が非常に困難であった．1986年KrestinssonはIcelandic Roll On Suction Socketというシリコンソケットを発表した．これは，全面接触型荷重方式のソケットでPTB義足のようにソケットに除圧部と圧迫部のくぼみをもたせずに断端全体で体重を支持し，シリコンのもつ密着性の良さを利用して吸着により懸垂する義足である．ストッキングを履くようにシリコンでできた内ソケットを丸めて断端に装着するだけで，バルブなどの装置がなくとも吸着される．

（原　和彦）

必須事項 74　サイム義足について知っていますか

　サイム切断は1942年エジンバラ大学のサイムが足関節部の切断を行い，外科手技上あるいは術後の状態が良好で創をつくりにくいこと，体重支持性が良い（断端末荷重可能な切断端）ことを推奨した．

特徴および利点
① PTB下腿義足とほぼ同様な適合方法で，ソケット上部特に脛骨顆および膝蓋腱にも荷重させる．
② 断端全体にトータル・コンタクトを行い，適合感の改善を図る．
③ ソケットに開窓部をつくらない．これにより外観が良好となり，またソケットの耐久性もいちじるしく増加する．

コンベンショナル型サイム義足
(1) 筋金の破損がよくある．
(2) 外観が不恰好である．
(3) ソケットが発汗とか湿気に弱いため変形しやすい．
(4) 足継手を取り付けたときはそれだけ長くなるため，非義足側の靴に補高を必要とする．

カナダ式サイム義足の利点（コンベンショナル型義足に対して）
ⓐ 義足の重量が60％減少している．
ⓑ 外観が良好となっている．
ⓒ 破損率が減少している．
ⓓ 湿気，発汗に対して耐久性が高くなっている．
ⓔ SACH足の使用により，非義足側を補高する必要はない．
ⓕ 適合感がよく歩行しやすい．

　この義足はその後，米国ノースウェスタン大学およびVAPC（図111）などで追試，改良が加えられている．

（細田多穂）

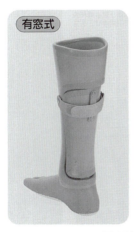
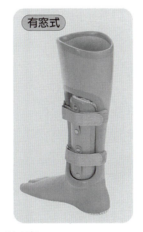

図111　サイム義足

必須事項 75 足部義足について知っていますか

　足部の義足はほかの義足と異なり，革（**図112**）や塩化ビニール（**図113**）の足袋型が多く使われている．踵が残っていれば義足がなくても歩けるため，昭和40年頃までは畳の生活では移動に不自由はなく草履や靴を履くための装飾用として作られ前足部が柔らかく支持力の弱いものが好まれていた．欧米ではプラスチックのソケットをもつ靴型のものが多く機能的に作られているが，足関節の拘縮が多い足部の切断には前足部に負荷をかければ小さな断端面は受け止めるのが難しく，硬い靴をあまり好まない日本では現在でもプラスチックを用いたものを好む切断者は少ない．

　足部義足も高齢者が増えるにあたって軽くて肌当たりがよく歩行が安定する義足が必要となり好評を得ているのが，短下肢装具のシューホーンブレース（SHB）に前足部を靴を履けるようにした義足（**図114**）である．この義足の特徴は，SHBの軽く装着も容易で可撓性の良い材質とトリミングラインにより，底背屈の強さやトゥスプリングの蹴り返しも調節でき，製作時間も短く適合の調整も行いやすいことである．SHBのようにプラスチックの踵部を抜くこともでき，テニスやジョギングなどのスポーツも可能で高齢切断者のリハビリテーションには使いやすい義足である．

（石倉祐二）

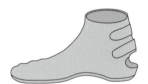

図112　装飾用足部（革製）

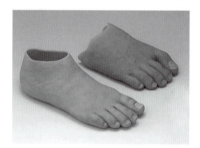

図113　装飾用足部（塩化ビニール）

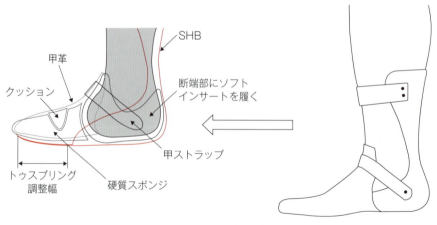

図114　SHB型足部義足

必須事項
76 義足の処方ができますか

　義足処方にあたっては**図115**に示したように種々の因子を十分に考慮しなければならないが，ここで最も大切なことは"どこまで切断者のニーズに応えられるか"であり，切断者も含めチーム全体で十分に討議したうえで決定されることが望ましい．

　義足のタイプは機能的切断高位により決定されるのが一般的である．

(細田多穂)

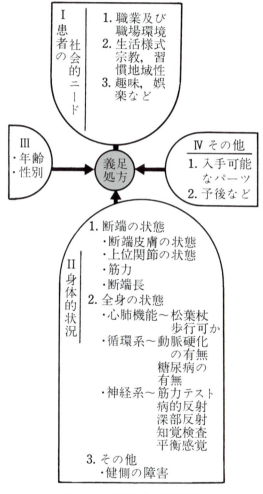

図115　義足処方の選択因子

CAD/CAM について知っていますか

　近年の人間工学，機械工学，材料工学などの発達により，優れた義肢部品の提供を可能にし，義肢自体の能力は大きな可能性をもつようになった．優れた義肢がもつ能力を最大限に引き出すためには，人と機械との接点であるソケットの快適な装着感と，断端の力を十分に発揮できる適合性が重要となる．しかしながら，「真に適合したソケットとは何か」に関して，客観的な情報をもとにした十分な調査はなされていない．ここではソケットの評価製作のひとつ

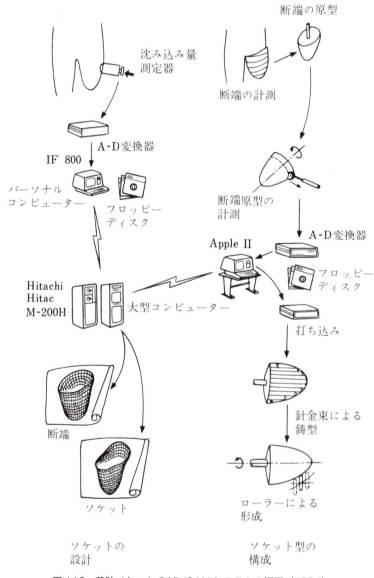

図 116　義肢ソケット CAD/CAM システムの概要（1984）

の方法である CAD/CAM（Computer Aided Design/Computer Aided Manufacturing）システムについて述べる．

　CAD/CAM システムの基本的な構成は，形状計測装置，データ・形状処理装置（ソフトウェア），切削装置（ミリングマシン）からなる（**図117**）．このシステムを用いることにより断端とソケットの客観的評価が可能となり，形状比較・体積値などの比較が画面上で可能となる．これらの臨床データを蓄積し断端とソケットの適合を明確に表現することは，ソケットの評価・製作における技術改良の基礎となり，切断者に対してより良いサービスが提供できると思われる（**表18**）．

（細田多穂）

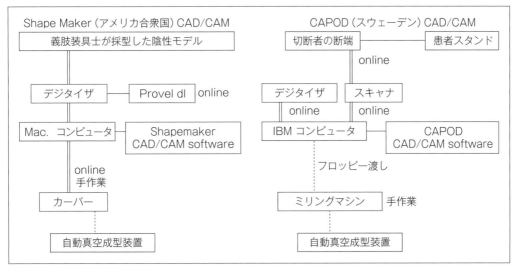

図117　CAD/CAMシステムの構成

表18　各社CAD/CAMシステムの特徴

Shape Maker（Seattle Limb Systems, アメリカ合衆国） 　最も導入例が多いシステムであり，接触式デジタイザ，ソフトウェア，ミリングマシン，成型機にて構成される．陰性モデルを用いモデルの内面形状を再現する．
CAPOD（CAPOD Systems, スウェーデン） 　レーザースキャナにより身体各部を直接計測する．スキャナは義肢用と装具用の2種類があり，解像度が高くコンピュータ上に三次元映像をよりリアルに再現できる．ハンディスキャナも完成し，携帯型も製品化されている．
ipos（Bralach, ドイツ） 　採寸値を入力しモデル形状を生成するシステム．ソフトウェアは製品ごとにコンポーネント化され，必要な部分だけを購入し利用できる．
CANFIT-PLUS（VORUM, カナダ） 　デジタイザが光学式である以外は，Shape Maker とほぼ同じ構造．
Delta Systems（Clynch Technolies Inc, カナダ） 　レーザースキャナにより計測され，精度や陽性モデルの仕上がりは各システム中最高レベルである．
Bio Syulptor（Finnieston, アメリカ合衆国） 　光学式デジタイザ，ソフトウェア，ミリングマシン，携帯式採型装置により構成される．デジタイザは陰性モデル，陽性モデルを問わず再生でき，断端末までの計測が可能である．

必須事項 78 坐骨レベルでのソケットパターンの設計ができますか

ソケットの採型を行うにあたっては，坐骨レベルにおけるソケットパターンがほぼソケットの形状を決定しているといっても良い．坐骨レベルでのソケットパターンの設計は断端周径より計算式を用いて行われるのが一般的であるが，これらの方法においては完成したソケットの周径は一致するものの，ソケットの左右径が断端の実測値より大きくなる傾向がある．図119-1に示した例のように，同一周径においても一辺の長さが異なればその面積も変化し，体積においてはさらに大きな差を生じる（図118）．これを断端とソケットとの関係にあてはめて考えると，左右径の長いソケットではその体積も断端の体積とは異なり，結果としてソケットの適合は良いとはいえないことになる．そこで著者らは，坐骨レベルでの面積を重視したソケットパターンの設計を行うようにしている（図119-1）．

四辺形では採型時に手技でギブスの型とを四辺形に整え作図と比べモデルの修正を行うが，坐骨支持に適した形状は製作するPOの考え方により図119-1のように異なっても坐骨支持の基本は変わらない．IRCは坐骨がソケット内に入るTSB支持ソケットすべてが含まれるが，四辺形のように手技で形を大きく変えることは行わず自然な形に採型し作図により筋腹や骨の位置を正して安定を増す自然な形状を決めている．MASソケットは坐骨をソケットのなかには入れないが坐骨レベルの作図はIRCと大きくは変わらず，異なるのは坐骨を遊動にするため坐骨レベル周径を坐骨より1横指下を計測しているため断端周径は小さくなるが周径以外はIRCの基本と大きな違いはなく，MASの大殿筋チャンネルを下げる量は作図に含まない（図119-2）．

四辺形を含むいずれのソケットも生体力学に基づき開発された優れたソケットだが機能的には大きく異なり，その選択は切断者の活動を左右すると考えて慎重に行わなければならない．選択の要素のひとつとして，POの製作経験がある．最新のソケット形状を理解できず明らかに四辺形をほかの形状に似せたソケットを見ることが多い．このようなソケットは見た目だけでなくソケットの機能性は四辺形に劣ることも多く，初めから無難な四辺形の選択が訓練の負担が少なく切断者のためにも望ましい．

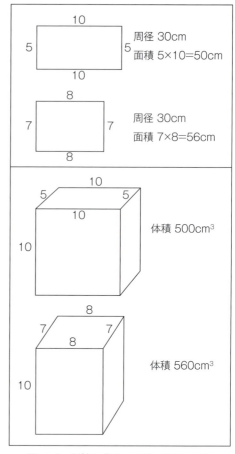

図118 断端の長さ・面積・体積の関係

NYU式

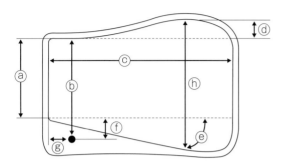

ⓐ ソケットの内壁の長さ
　（長内転筋腱～坐骨結節）－1.2 cm
ⓑ ソケットの前後径
　（長内転筋腱～坐骨結節中央）
ⓒ ソケットの内外径
　$\dfrac{断端の周径}{3} - 0.5\,cm$
　または（長内転筋～大転子）－1 cm
ⓓ 大腿直筋溝の深さ：1～3 cm
ⓔ 殿筋群，筋組織の状況：7～12°
ⓕ 後壁の内側～坐骨結節まで：1.2 cm
ⓖ 内壁の内側～坐骨結節まで：2～2.5 cm

医歯大式

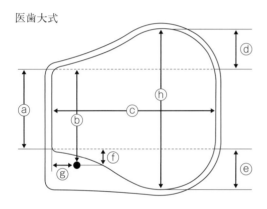

ⓒ ソケットの内外径
　実測値－0.5 cm前後
ⓗ ソケットの最大前後径
　実測値－0.5 cm前後
ⓓ＝ⓔ
大腿直筋，大殿筋の最大膨隆部は内外径ⓒの外⅓と¼の間にくるようにする．

NYUの方式に加えコンプレッションを考慮してⓒⓗを参考にとり入れ，さらに周径を参考にしている．

図 119-1　大腿義足ソケットの坐骨レベルでの作図

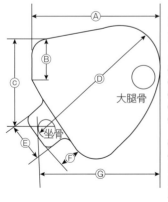

IRCとMASのソケットの形状は異なって見えるが，坐骨レベルから上のデザインが異なるだけで，支持の理論はともにTSBであり，坐骨一横指下ではIRCと断端の作図ではMASの坐骨レベルと同じ位置で見れば形状（ボリューム）は同じとなる．
Ⓐ M-L，採寸はⓖ＋6 mm（長内転筋の除圧の量）
Ⓑ 長内転筋の除圧の幅（5～6 cm）
Ⓒ 内側 A-P（坐骨～長内転筋）
Ⓓ ダイアゴナル M-L（坐骨～大腿四頭筋の頂点）
Ⓔ 坐骨部にL型の3～3.5 cmの立ち上がり壁をもつ
　坐骨安定棚（坐骨中心より前後各 2.5～3.0 cm）
Ⓕ 坐骨安定棚の幅（2.0 cm～2.5 cm）
Ⓖ 骨 M-L（坐骨～大腿骨の幅）
※IRCではⒺとⒻの部分を消去した図となる．
※外側 A-Pの寸法は大殿筋部の硬さや年齢などにより大きく異なるため，周径の型紙に合わすと適合が得やすくなる（p215～223，付録Ⅰ-4参照）

図 119-2　IRCとMASの採寸と作図

1　四辺形ソケット

坐骨で荷重を支持するためソケットの形状に断端を変形させるため無理があり安定性や装着感が IRC や MAS と比べ劣っているが，1950 年頃より作られて実績も多く PO もつくりなれた形で無難なソケットである．

2　IRC ソケット

ソケットの全面で荷重を分散支持する型で坐骨をソケットのなかに納め大殿筋も覆うことで支持面を大きくし，利点となるソケットの内転角を増やすことで外側壁の圧を高め大腿骨の安定を得ている．欠点として，坐骨の収納と大殿筋を覆うことで骨盤の動きが制限され股関節の伸展をさまたげ座位の感触を悪くしている．

長中断端・高活動に適している．

3　MAS ソケット

断端レベルでみると全面で支持する IRC に似ているが理念が異なることでソケットのデザインが大きく変更されている．利点は坐骨を浮かせ遊動にしたことで股関節の可動域が広がり，義足を装着したことで生じる行動の制限がすくなく，ターンティブルを付けなくてもあぐらが可能で車の後部座席にも座れる自由度があり，ソケットの前面上縁を低くし後壁を下げて大殿筋を外に出すトリミングは支持面は小さくなるが座位の感触も良く適合性がますことで安定性は IRC に劣らない．欠点は製作法が難しく日本に紹介されて 10 年近くなるが普及率が低く交付基準に達していない．

製作が可能であれば訓練用にはレベルアップに適したソケットとして，更生用にも高齢者からスポーツ用まで断端長を選ばず，今後の期待が大きいソケット．

（石倉祐二）

ソケット適合の考え方が分かりますか

1　義肢アプローチの要点

下肢切断者が義肢をうまく使いこなせるようになるまでには，切断者の身体条件と義肢の条件を調整・適合していくことがリハ遂行上の要点となる．ゆえに自ずと理学療法の対象は第 1 に切断者側の問題（荷重を受ける断端の皮膚状態，断端の痛みやソケットの装着状態，筋力，関節可動域など）と第 2 に義足側の問題（ソケット適合不良や，パーツ不良，義足アライメン

ト異常など）とを評価・治療していくことがアプローチの要点（**図120**）となる．通常，これらの二つの問題因子が複雑に絡んでいることが多く，常にこの二つの問題の客観的把握と，切断と義肢に対する，正しい評価（判断）とソケット修正，義足アライメント修正，歩行訓練などのさまざまな実践が求められる．

2 ソケットの役割

　ソケットは義足と切断者を結ぶインターフェースとなるため，断端とソケットの適合状態が悪い場合には種々の異常歩行を引き起こすことになる．切断者と義足を結びつけるインターフェースの役割をもつソケットとの良好な適合を得ることは，義肢装着訓練を行う際に第1に考慮されるべき事項である．このソケット適合技術の良否はリハの進行を大きく左右する因子となり，理学療法士にとってもこの適合のための知識と理解が求められる．

　快適な義足歩行を得るためには，義足といった道具との接触点であるソケットを介し，力を義足の遠位部まで効率よく伝えるためには機能的，生体力学的にうまく適合し，かつ断端をその内部に気持ちよく納めることが望まれる．そのためにはソケットには装着感が良く，荷重をかけやすく，かつ断端の力を義足の遠位部に効率良く伝えて義足と身体との一体感を得るような適合を得ることが必要とされる（**図121**）．

　また足の機能を復元するために使用される義足パーツについても，その機能や特性が，人体の機能解剖学的，生体力学的にどのように影響させるかを考慮する必要がある．

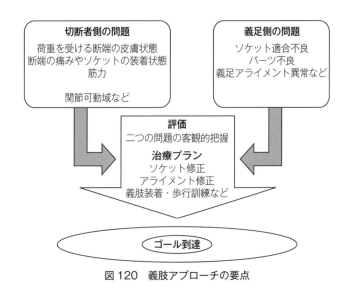

図120　義肢アプローチの要点

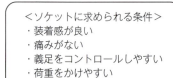
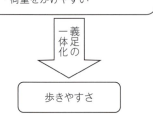

図121 ソケットに求められる条件と歩き易さとの関係

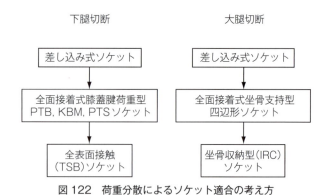

図122 荷重分散によるソケット適合の考え方

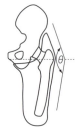
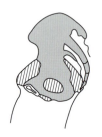

(a) 骨 ML と軟部組織 ML
ソケット内壁上部で骨性の固定力を得られるよう，坐骨枝と大転子下の距離をソケットに再現するために骨 ML, 軟部組織 ML を正確に計測する．

(b) ilio-femoral-angle
ソケットの外調を大腿骨にしっかり沿わせ，大腿骨を内転位に保持するために正確に計測する．

(c) 内側面の形状
坐骨枝をソケットの内側に入れて，恥骨枝をソケットから離す内調壁の三次元的形状を再現するために採型時に形状を決める．

図123 IRC ソケット

3　ソケット適合の条件

　近年のソケットは，従来の差し込み式のようにソケット上端の荷重圧の高いものから，より断端全体に圧分散を図る全面接着式へと，装着感を良くする傾向にある（**図122**）．大腿義足では，坐骨荷重型の全面装着式四辺形ソケットからソケット上端のトリミングラインが大殿筋部まで覆うような坐骨収納型の IRC ソケット（**図123**）へと，ソケット壁への単位あたりの荷重圧が低くなるように考案されて，装着感は良いという報告がなされている．また下腿義足では，断端の特定の箇所に荷重・圧迫・除圧などの構造をもつ膝蓋腱荷重型のソケットから，シリコン素材のソケットを導入して断端の全表面に荷重圧を受け止めることを可能にした TSB ソケットが開発され，装着感は一層良好になり，下腿切断者でも駆け足時などの大きな荷重に耐えることを可能にした．

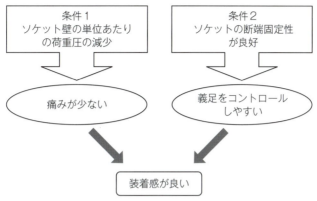

図124 ソケット適合の2つの条件

このように荷重時に痛みの生じないソケットは，適合の第1条件であり，第2に義足をコントロールしやすいことが求められる．これはソケットを介して断端筋力の力の伝達効率が良いソケットは立位安定性を得ることを意味し，断端の固定性の良いソケットを表している．この2つの条件（図124）は装着感や履き心地を良くして歩きやすいという切断者の主観評価を生み出すことになる．

このためソケットの適合には断端のソケットに対する荷重分圧を減じて装着感を良くしながら，かつ断端の接触面抵抗を多くして断端固定性を良くするような適合技術が望まれている．

（細田多穂）

必須事項 80 チェックソケットを使った適合調整を知っていますか

ソケットの製作前の仮合せ用として，透明なプラスチック（ポリスチレン）でできたソケットで，断端の状態，体重支持，疼痛の有無，関節の可動域などを目で見ながら適合を確認し，発赤，疼痛などがあればその場で，熱を加え広げたりし，また可動域に問題があればカットなどで修正し適合調整をし，その後本ソケットを製作する．

ただ，耐久性に問題があるので，長期の使用は無理である目安としては約1か月である．

（山中章二）

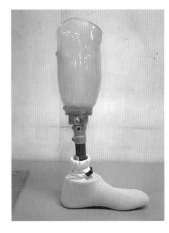
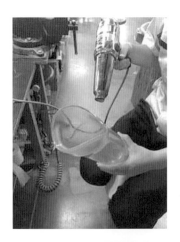
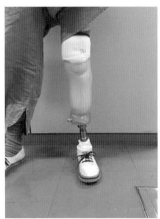
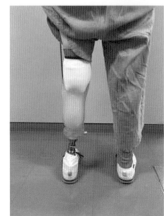
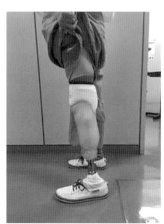

図125　チェックソケットにて仮合せチェック（写真提供：川村義肢株式会社）

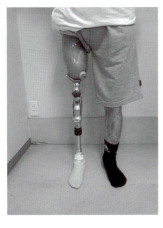
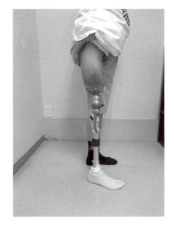
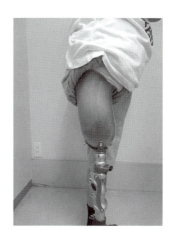
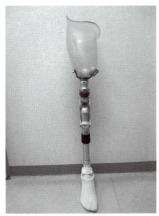
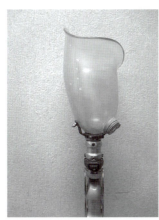
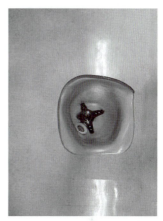

図126 チェックソケットの外観

必須事項 81 仮義足と本義足の違いが分かりますか

①仮義足：切断後に初めて医師の処方のもと製作する義足であり，断端の安定までの治療目的と訓練を目的する義足である．

　給付方法：治療とのことで，療養費の支給対象になり医療保険の対象となる（一時全額立替後，保険適用分が還付される）（**表19**）．

②本義足：仮義足でのリハビリテーションなどの医学的治療が終わり，症状固定後の日常生活向上を目的とした義足である．

　給付方法：更生となり，障害者総合支援法により給付される（一時全額負担はなく，原則1割負担である）．

訓練用（練習用）仮義足の目的，製作方法などについては，巻末付録Ⅰのp188〜231 参照．

（山中章二）

表 19　医療保険による仮義足の費用の給付

医療保険別の負担率

支払基金	負担率
協会けんぽ	30%
国民健康保険	30%
組合保険	30%
共済保険	30%
船員保険	30%
退職者国保	30%
労災保険	0%

年齢による負担率

年齢	負担率
小学校就学前	20%
小学校就学後〜70歳未満	30%
70歳以上 75歳未満	20%
75歳以上	10%

ただし，現役並に所得があれば，30%の負担率（70歳以上）
（参照：厚生労働省保険局保険課資料）

必須事項 82　仮義足の給付制度を知っていますか

仮義足は各種医療保険より療養費払いという形式をとって給付される．療養費払いとは患者が治療に要した代金を一時支払い，その後，患者自身がその代金を保険者に請求する方法である．この過程をみる（表20，21）．

1　生活保護法による仮義肢支給手順

① 仮義肢が必要と処方されたら，居住地の市区町村の福祉課に申請する
② 福祉課から給付要否意見書を受け取る
③ 医師に給付要否意見書を記入してもらう
④ 製作業者が医師の処方義肢の見積書と給付要否意見書を福祉課へ提出する
⑤ 福祉課より治療材料券が製作業者に交付される
⑥ PO は処方に従い義肢の採型，製作をする
⑦ 医師のチェックを受け，PT が訓練を開始する
⑧ 医師の完成適合チェックを受け，納品をする
⑨ 製作業者は治療材料券に請求書を付けて，福祉課に請求する
⑩ 福祉課より製作業者に製作費用が支払われる

2　医療保険の仮義肢支給手順（図127）

① 患者が病院で診察を受ける
② 医師より患者と製作業者に仮義肢の処方が出る

表20 治療用義足の支給制度

制度の種類	対象者	窓口	手続き・その他
医療保険	保険加入者	保険者	手続き:医師の意見書と領収書を添付して保険者へ請求 その他:還付割合は,保険と年齢により異なる
生活保護	生活保護受給者	福祉課	手続き:福祉課に申請 その他:立替不要,自己負担金なし
損害保険	保険加入者	損害保険会社	手続き:損害保険会社に請求 その他:全額還付
労働者災害補償法（労災保険）	被災労働者（治療中）	労働基準監督署	手続き:医師の意見書と領収書を添付して労働基準監督署へ請求 その他:全額還付
公務員災害補償法	被災公務員（治療中）	災害補償基金	手続き:医師の意見書と領収書を添付して所属の担当部署へ請求 その他:全額還付
船員保険	保険加入者	全国健康保険協会	手続き:医師の意見書と領収書を添付して保険者へ請求 その他:還付割合は,年齢により異なる
日本体育・学校健康センター	学校管理化で負傷した生徒	学校担当者	手続き:医師の意見書と所定の申請書と領収書を添付して学校へ請求 その他:健康保険の自己負担分と10%（お見舞い）を還付

③ POは処方に従い義肢の採型,製作をする
④ 医師のチェックを受け,PTが訓練を開始する
⑤ 医師の完成適合チェックを受け,納品をする
⑥ 医師に完成適合の意見書を記入してもらう
⑦ 患者から義肢代金を頂き,医師の意見書と領収書を渡す
⑧ 患者は医療保険に仮義肢代を療養費として還付請求する
⑨ 医療保険より,請求者に保険適用分が還付される

表21 各種医療保険制度

保険種類	返金率	請求先 (保険の窓口)	保険請求に必要な書類
国民健康保険	9割, 8割, 7割 (所得, 年齢により)	市区町村の国民保険課	・医師の意見書 ・領収書, 銀行口座, 印鑑 ・健康保険証, マイナンバー
後期高齢者医療制度(75歳以上, 65歳から74歳の認定の方)	9割, 7割 (所得により)	市区町村の後期高齢者医療課	・医師の意見書 ・領収書, 銀行口座, 印鑑 ・健康保険証, マイナンバー
全国健康保険協会(協会けんぽ)	9割, 8割, 7割 (所得, 年齢により)	全国健康保険協会 または 勤務先の保険の担当	・医師の意見書 ・領収書, 銀行口座, 印鑑 ・健康保険証, マイナンバー ・療養費支給申請書
組合健康保険 共済保険組合	9割, 8割, 7割 (所得, 年齢により)	保険組合 または 勤務先の保険の担当	・医師の意見書 ・領収書, 銀行口座, 印鑑 ・健康保険証, マイナンバー ・療養費支給申請書
労災保険	10割	所轄の労働監督署 または 勤務先の労務係	・医師の意見書 ・領収書, 銀行口座, 印鑑 ・療養費支給申請書
退職者医療 (65歳まで)	7割, 8割 (所得, 年齢により)	市区町村の国民保険課 退職者医療係	・医師の意見書 ・領収書, 銀行口座, 印鑑 ・健康保険証, マイナンバー
老人医療(65歳以上の認定の方)	健康保険還付残金 (所得制限あり)	市区町村の老人医療係	・領収書(コピー可) ・支払い決定通知書 ・銀行口座, 印鑑 ・健康保険証, マイナンバー ・医療証
乳幼児・こども医療	健康保険還付残金	市区町村の乳幼児・こども医療係	
障害者医療	健康保険還付残金	市区町村の障害医療係	
ひとり親家庭医療	健康保険還付残金	市区町村のひとり親家庭医療係	
自立支援医療 (育成医療) (18歳未満)	返金額＝装具費総額－健康保険負担額－自己負担額 (1割or負担上限額)	市区町村の保健所 または 市区町村の障害福祉課	・領収書(コピー可), 見積書 ・支払い決定通知書 ・銀行口座, 印鑑, 医師の意見書 ・健康保険証, マイナンバー ・医療証

(2018年1月25日現在)

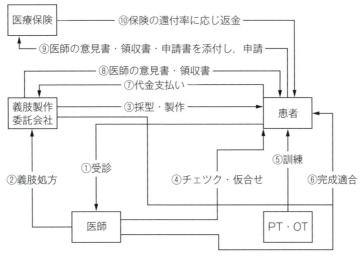

図 127　医療保険の仮義肢支給手続き

3　療養費払い

　医療保険において，保険医が疾病または負傷の治療上必要であると認めて患者に義肢装具を装着させた場合に，患者が支払った義肢装具購入に要した費用について，保険者はその費用の限度内で療養費の支給を行うことになっている．そのため，治療用義足の給付は療養費払いである．

4　高額療養費制度（表 22）

　長期入院など治療が長引くときや，高額な義肢装具を購入したとき，同一月にかかった医療費の自己負担額が高額になった場合，一定の金額（自己負担限度額）を超えた分が，後で払い戻される制度である．

　例：医療保険にて，入院中に訓練用（練習用）仮義足を購入した
　　年齢：55才，月収：45万円，入院費：30万円，義足代金：100万円
　　総額医療費：1,300,000　自己負担金（30%）：390,000

　　自己負担限度額：80,100＋(1,300,000－267,000)×1%＝90,430
　　払い戻し額：390,000－90,430＝299,570

（山中章二）

表22 高額療養費制度：自己負担限度額（1か月）

【70歳以上の場合】　　　　　　　　　　　　　　　　　　　　　　　　　　　（平成29年8月から）

所得区分	自己負担限度額（1か月）		多数該当
	外来（個人ごと）	外来・入院（世帯）	
現役並み所得者（月収28万以上，負担が3割の方）	57,600円	80,100円＋（医療費－267,000円）×1％	44,400円
一般所得者（月収26万円以下）	14,000円	57,600円	－
低所得者Ⅱ（住民税が非課税の方など）（年金収入80～160万円）	8,000円	24,600円	－
低所得者Ⅱ（住民税が非課税の方など）（年金収入80万円以下）		15,000円	－

【70歳未満の場合】

所得区分	自己負担限度額（1か月）	多数該当
年収1,160万以上の方（月収83万以上）	252,600円＋（医療費－842,000円）×1％	140,100円
年収770万～1,160万の方（月収53万～79万）	167,400円＋（医療費－558,000円）×1％	93,000円
年収370万～770万の方（月収28万～50万の方）	80,100円＋（医療費－267,000円）×1％	44,400円
年収370万以下の方（月収26万以下の方）	57,600円	44,400円
低所得者（住民税が非課税の方など）	35,400円	24,600円

＊多数該当：高額療養費の支給を受けた月が，年3回以上のときは，4回目から自己負担限度額が軽減される

（参照：厚生労働省保険局保険課資料／2017年11月現在）

必須事項 83　アライメントとは何か知っていますか

1　アライメント設定の目的

　アライメントとは，ソケットと継手および足部の位置関係を示す．この位置関係を適切に整えることは，切断者の残存機能を最大限に活かすために最も重要な因子のひとつである．具体的に立脚期では，ソケットへの荷重が足部や継手の安定性につながるアライメントに設定する．また，同時に遊脚期では，断端を介して伝える下肢の振り出し力を義足にロスなく伝達できるアライメントに設定する．

2 アライメント設定の必要性

　切断者の立位保持や歩行能力の獲得状況に応じて，適宜，アライメント設定を調整する必要性がある．例えば，大腿切断者において立脚期の膝継手の随意的制御力が低い者の場合，まずは，立脚期に荷重線よりも膝継手軸の位置が後方を通るような膝折れしにくいアライメントに設定する．これにより，切断者自身の膝継手の随意的制御能力をアライメント設定で補うことができる．また，その後，この切断者において立脚期の膝継手の随意的制御力が向上した場合には，立脚期に荷重線よりも膝継手軸の位置が前方を通るような膝折れしやすいアライメントに設定する．これにより，素早い遊脚期への移行（素早い振り出し力）を得ることができ，ケイデンスが高い歩行においても対応できる．

　また，アライメント調整の結果は，即時的に確認できる．切断者の残存機能を最大限に活かすようなアライメント設定ではない場合には，即時的に修正もできることを意味する．つまり，アライメント設定は効果的な治療手段となるため，適宜，その設定は行われるべきである．

3 アライメント設定の種類

⑴ベンチ・アライメント（Bench Alignment）
　水平な作業台の上で各パーツを組み上げる工程のことである．矢状面，前額面，水平面におけるソケット・継手・足部の位置を初期設定として整える．義足歩行での屋外移動レベルが期待できる場合には，日常生活で使用する靴を履かせた状態で設定する．

⑵スタティック・アライメント（Static Alignment）
　ベンチ・アライメントで組み上げた義足を装着させ，立位または座位など静的な姿勢を観察評価し，その姿勢異常から各パーツの位置関係を整える工程のことである．ただし，ソケット適合が良好な状態であることが前提条件となる．

⑶ダイナミック・アライメント（Dynamic Alignment）
　スタティック・アライメントで調整された後に歩行を行わせ，異常歩行の出現から各パーツの位置関係を整える工程のことである．ここで出現する異常歩行は，歩行周期ごとに分類することができる．また，異常歩行の原因は，ソケット不適合，各パーツの位置関係異常，切断者側の問題に分けられるが，スタティック・アライメント同様にソケット適合が良好な状態であることを前提として，各パーツの位置関係を整えながら切断者側の問題に対処する．その他，義足歩行が獲得されていない場合には，平行棒内での義足歩行訓練に先立ち，義肢装着時訓練（必須事項87参照）を十分に施行した上でダイナミック・アライメントの調整を行うべきである．

〔豊田　輝〕

必須事項 84 ベンチ・アライメントのチェックができますか

　上述したように水平な作業台の上で矢状面，前額面，水平面におけるソケット・継手・足部の位置を初期設定（参考例：**表23**）として組み上げる工程のことである．

　ベンチ・アライメントのチェックにあたっての手順は特に定められてはいないが，足部よりソケットまで順を追ってチェックしていくと，見落としを最小限にとどめることができる．**表23**は，従来の殻構造義足と近年の骨格構造義足におけるベンチ・アライメントのチェック例であるが，骨格（モジュラー）構造を有する義足の場合，各パーツによって推奨されるアライメント設定が異なっていることもあるため，十分注意をしなければならない．

（原　和彦，豊田　輝）

表23　ベンチ・アライメントのチェックポイント

(1) ベンチアライメント（hip）

一般的なチェックポイント	一般的な例
1．股継手の位置は適切か？	・水平でソケットの底から約 3.5 cm 上方． 　正常股関節軸より 45° 前下方　① 　その軸は 5° 外旋．
2．正常股関節軸よりの垂線は適切か？	・踵後縁とトゥブレークの中央におちる．②
3．膝継手の位置は適切か？	・正常股関節軸より下ろした線より 1.2 cm 後方におちる．③
4．股継手と膝継手を通る線は適切か？	・踵の後方約 2.5 cm のところにおちる．④
5．坐骨結節よりの垂線は適切か？	・踵の中央部におちる．
6．股屈曲制限バンドの取り付け位置は適切か？	・上端：股継手とほぼ同じ高さで 4〜5 cm 後方． ・下端：膝継手の下約 7 cm 前方 2〜2.5 cm．⑤
7．膝伸展補助バンドの取り付け位置は適切か？	・上端：股継手の前 5〜6 cm． ・下端：下腿上前面．⑥

大腿義足の初期屈曲角・初期内転角について

1．大腿義足における初期屈曲角の目的
　1）腰椎の過前弯の防止：初期屈曲角を屈曲拘縮プラス 5°に設定することにより，義足の伸展角は逆に 5°獲得されることにより，腰椎の過前弯は防止される．
　2）断端後面の軟部組織の多いところで体重を受ける．
　3）大殿筋の筋効率を上げ，立脚期の膝の安定性に関与する．
　4）歩幅の調整
2．大腿義足における初期内転角の目的
　1）中殿筋の筋効率を上げ義足立脚期における体幹の安定性に関与する．
　2）大腿骨を内転位に保持し中殿筋の筋効率をよくする．
　3）初期内転角度を設定することによりヒトの FTA に相当する角度をつけ歩幅の調整を行う．

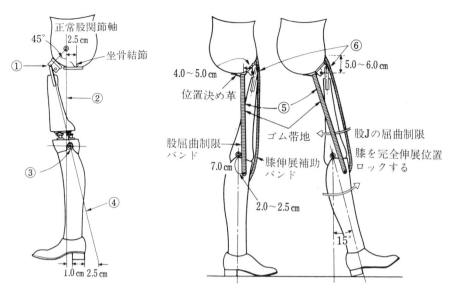

殻構造式カナディアン股義足のベンチ・アライメント*

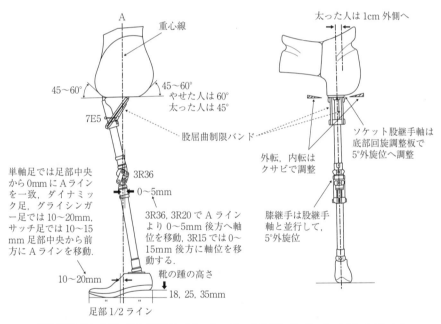

骨格構造式カナディアン股義足（オットーボック社製）のベンチ・アライメント*

---

*殻構造式と骨格構造式カナディアン股義足のベンチアライメント

近年，股義足において骨格構造式股義足が多く処方されるようになり，股屈曲制限バンドの方式や膝継手自体に伸展補助バンドなどの機構が組み込まれている場合が多い．また，膝継手には4軸膝などの立脚相の膝の機械的な安定制御機構をもつ部品を選択することが多く，アライメントには若干の相違がみられる．いずれにせよ殻構造式，骨格構造式においての共通点は，坐骨からの重心線の落下点が足部MPと踵のほぼ中間位になるようにアライメントが設定されている．

(2) ベンチ・アライメント（A／K）

一般的なチェックポイント	一般的な例
1．トゥブレークの位置は適切か？	・第1中足骨頭 0.5 cm 後方で進行方向に対し直角（澤村による）
2．足部を床におくと安定しているか？	・足底と床面に間隙がない．｝①
3．トゥアウトが適度についているか？	・足先角 7〜8°ただし足継手は進行方向に対し直角．｝②
4．下腿軸は床面に対し直角か？	常に使用する靴を履く．｝①
5．膝継手の位置は適切か？	・進行方向に対し直角． 　床面に対し水平．｝②
6．カップリングの位置は？	上面が床面と水平
7．ソケット内壁の向きは適切か？	・進行方向と平行．
8．ソケット内外径の二等分線は適切か？	・坐骨支持点より外方 2.5 cm から下ろした垂線またはソケット内側より 4〜5 cm 外方からの垂線は膝継手，踵の中央を通る．（長断端の場合はやや外方，短断端の場合はやや内方におとす）｝③
9．ソケット前後径の二等分線は適切か？	・前後径の二等分線よりおとした垂線は膝軸または膝軸前方 1 cm を通り踵後縁とトゥブレークの中央におちる．｝④
10．ソケットの初期屈曲角は適切か？	・短断端 15〜30°． 標準断端 5〜15°． 長断端 0〜5°． および屈曲拘縮プラス 5°なども考慮する．
11．ソケットの初期内転角は適切か？	・設定角度 2〜5°
12．TKA 線	・大転子と足継手を結ぶ線に対する膝の位置が 0〜1 cm 後方．｝②

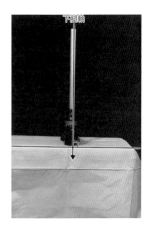 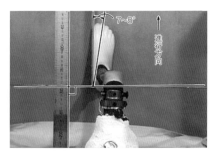 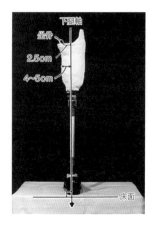

2. Question & Answer　145

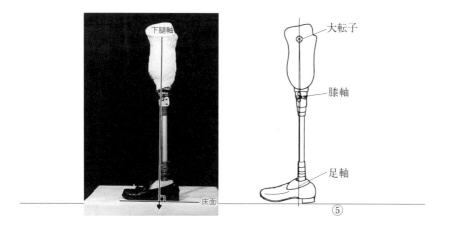

(3) ベンチ・アライメント（B/K）

一般的なチェックポイント	一般的な例
1〜4. 大腿義足に同じ	
5. ソケット後壁の中点からの垂線は適切か？	・踵の中央を通る．①
6. ソケット外壁で膝蓋腱の高さにおける中点からの垂線は適切か？	・踵後縁とトゥブレークの中央におちる．②
7. ソケット前壁の中央と後壁の中央を結ぶ線は適切か？	・進行方向と平行．③
8. ソケットの初期屈曲角は適切か？	・短断端 25〜35°． 　標準断端 10〜25°．④ 　長断端 5〜10°．
9. ソケットの初期内転角は適切か？	・2〜5°．⑤

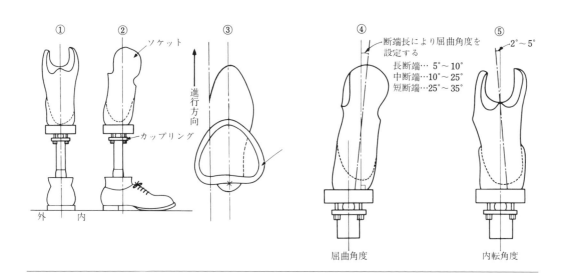

必須事項 85　義足装着方法の指導ができますか

　一般に大腿義足の Total contact suction socket にはコンプレッションがつけてあり，実際の断端周径よりソケット周径の値が小さくなっている．したがって Plug fit type と異なり，ただ差し込むだけではソケット内に十分に断端を挿入することは困難である．いかに良い義足でも，それを正確に装着することができなければその機能を十分発揮することができないばかりか，異常歩行の原因ともなりうる．そこで正確に義足を装着するための指導が重要となってくる．

　断端誘導帯（洋服の裏地に用いる軽くて滑りの良い生地）を用いる方法が一般的であり，慣れてくると図 128 のように 1 枚の誘導帯で正確に断端を誘導することができる．しかし義足装着初期の切断者においては 1 枚の誘導帯で正確に断端を誘導することが困難な場合が多いので，誘導帯を前後 2 枚に切ったり各壁ごとに 4 枚に切って使用すると断端をより均等に誘導させやすい．このほか，図 129 のように弾性包帯を用いる方法もあり，切断者の状態に応じた工夫も必要である．

（細田多穂）

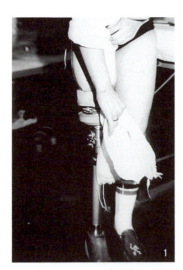 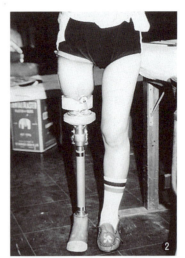

図 128　誘導帯による義足装着法

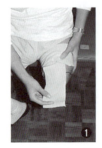 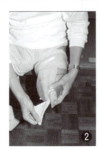 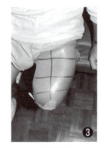

図 129　弾性包帯による（TC ソケット）義足装着法

必須事項 86 スタティック・アライメントのチェックができますか

　義足を装着し，立位または座位など静的な状態でチェックされるのがスタティック・アライメントである．一般的には義足が装着されるとただちにスタティック・アライメントのチェックが行われるが，断端がソケット内に正しく誘導されていない場合には，そのままの状態でチェックしても，その信頼度は低いものとなる．そこでまず義足が正しく装着されているか否かの確認を行っておく必要がある．たとえば1つの方法として義足を装着して閉眼させ，両足をそろえるように指示したときの義足足部の位置をチェックする．この方法では切断者自身はまっすぐにそろえたつもりであっても，断端前面が引き込まれすぎているときには義足は前へ踏み出され，外側が引き込まれすぎているときには義足は外へ踏み出された状態となる．また，ギプスソケット製作時（**必須事項76**）と同様のマーキングを行い，ソケットを数分間装着させた後にソケット内に転写されたマークにて断端の入り具合を観察するなど，現象を通じて断端の入り具合を容易に推測することもできる．

　表24に一般的なスタティック・アライメントのチェック例を示した．

（細田多穂）

表24　スタティック・アライメントのチェックポイント

(1) スタティック・アライメント (hip)

一般的なチェックポイント	一般的な例
1．ソケットの懸垂は良いか？	・ソケットの固定懸垂は主として両側腸骨稜の上部，下部の坐骨結節，大殿筋部の3点で行う． ・ソケット内での断端のピストン運動は6 mm以下．
2．義足の長さは適切か？	・原則として立位で脚長差0 cmが望ましいが，患者の状態により義足側を1 cm短かくする（義足のふり出しを容易にするため）．
3．坐骨結節が適切な位置にのっているか？	・皮膚鉛筆にて断端にマーキングを行い，装着後ソケットにうつった箇所を確認する．
4．ソケットと断端のすきまはないか？	・原則として断端での義足制御効果を高めるため全面接着型ソケットにする．
5．hip bumperの厚さは適切か？	・パーツの種類によりバンパの部位は異なるが，立位での骨盤の傾きや，膝安定性を考慮する．

(2) スタティック・アライメント（A / K）

一般的なチェックポイント	一般的な例
1．坐骨結節が適切な位置にのっているか？	・内壁内縁より 2.5 cm，後壁前面より 1〜1.2 cm の部，体幹を前屈し，坐骨棚に PT が指をおいて体幹を戻す． ①
2．長内転筋の位置は適切か？	・長内転筋チャネルにおさまっている． ②
3．TKA 線は適切か？	・長断端：膝継手は TKA 線上． 標準断端：膝継手は TKA 線よりやや後方． ③ 短断端：膝継手は TKA 線より後方．
4．坐骨結節より 2.5 cm 外方から下ろした線は適切か？	・踵の中央を通る． ④
5．義足の長さは適切か？	・両側踵中央部の間が 10 cm になるよう立位をとらせたとき脚長差がない． ⑤
6．踵バンパの固さは適切か？	・conventional foot：義足を一歩前に出し（股関節 20°屈曲位）体重をかけたとき，つま先が床に対して 1 cm まで沈み込む． SACH foot：同様にして体重をかけたときヒールの沈み込みが 1 cm 前後ある．
7．ソケットの初期屈曲角は適切か？	・両足をそろえて立ったとき，腰椎前弯が増強しない． ⑥

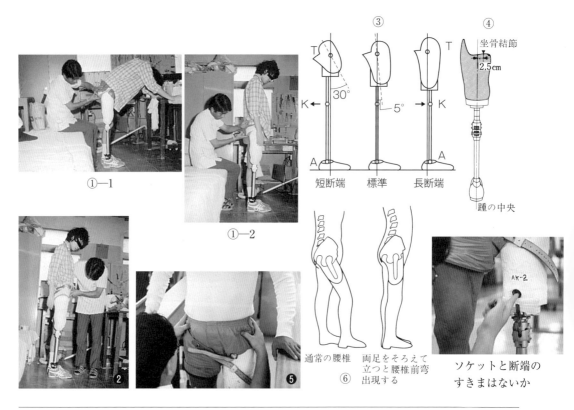

（3） スタティック・アライメント（B／K）

一般的なチェックポイント	一般的な例
1．断端は適切な位置に入っているか？	・PTB：膝蓋骨の1/2 　PTES：膝蓋骨の上，大腿骨内外顆上縁 　KBM：膝蓋骨の下縁，大腿骨内外顆上縁　①
2．義足の長さは適切か？	・両側踵中央部の間が10 cmとなるよう立位をとらせたとき，脚長差がない．　②
3．断端とソケットの間にすき間がないか？	・外側にすき間：断端末外側に痛み． 　内側にすき間：断端末内側に痛み．　③
4．ソケットの初期屈曲角は適切か？	・過多：膝不安定． 　過少：反張膝．　④
5．ソケットの初期内転角は適切か？	・過多：下腿軸が内側に傾斜． 　過少：下腿軸が外側に傾斜．　⑤

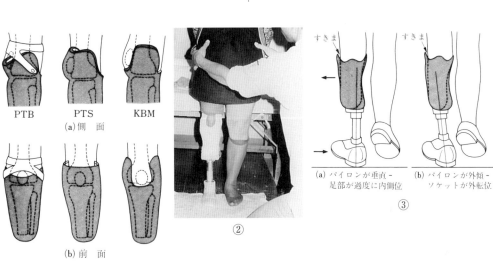

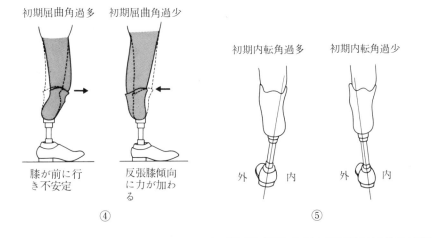

（澤村より，一部改変）

必須事項 87　義肢装着時訓練の目的を知っていますか

　はじめて義足を装着したときに断端から伝わってくる感覚はこれまでに経験したことのないものであり，義足に荷重することに対し不安や恐怖感が生じ，異常歩行をひき起こす原因となりやすい．また1つの道具としての義足を自分の身体の一部として使いこなしていくためには，断端の深部感覚を通して義足のコントロール方法を十分に体得させておくことが必要となる．そこで歩行訓練を開始する前に義肢装着時訓練を行っておくことが必要となる（表25）．

（細田多穂，井上和久）

表25　義肢装着時の訓練項目と目的
（ブルンストロームの21手技）

訓練項目	目的
1. 体重の側方移動 2. 体重の前後移動（体幹をまっすぐにして） 3. 体重の前後移動（股関節屈曲―伸展） 4. 膝の交互屈曲 5. 非義足側を"1歩前"にしての体重の前後移動 6. 義足を"1歩前"にしての体重の前後移動	正しい体重移動とその感覚の習得
7. 非義足側への体重移動と義足の踏みだし 8. 義足での前方バランス回復 9. 義足への体重移動と非義足側の踏みだし 10. 非義足側での前方バランス回復 11. 足踏み	義足の振り出し方
12. 義足での片足立ちバランス 13. 足先でのピボット 14. 踵でのピボット 15. 90°前方にピボットしてのバランス回復 16. 45°後方にピボットしてのバランス回復 17. 後方へのバランス回復	バランスの習得 転倒の不安を 取り除く
18. 支助しての膝屈曲 19. 足を台に乗せてのhip-kiking 20. 義足からの横歩き 21. 非義足側からの横歩き	膝のコントロール

必須事項 88　左右（側方）への重心移動の指導ができますか

　表25の項目1に該当する．肩幅の広さに足を開いて立ち，体幹の側屈を伴わずに（肩，骨盤は床に水平），顎が踵中心の延長線上にくるように十分に義足へ重心を移動する（図130，131）．数秒保持した後，非義足側の足へ重心を移す．初期には2つのヘルスメーターなどを用いて義足への荷重量を計測する．これは，ヘルスメーターなどに示される数値による視覚的

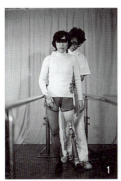 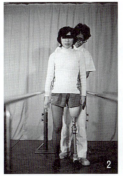 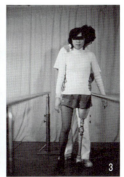 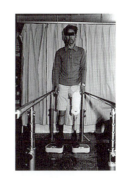

図130　左右への重心移動(1)　　　　　　　　　図131　左右への重心移動(2)

なフィードバックも得られるという点で有用である．また，重心移動時のリズム，スピード調整のためメトロノームを用いるのも良い．その他，鏡を見ながら体幹の側屈防止を行わせる方法も有用である．

(細田多穂，井上和久)

必須事項 89　前後への重心移動の指導ができますか

　p150 **表25** の項目2〜4に該当する．平行棒内などで肩幅の広さに開いた両足部に均等に体重をかけて立位をとる．徐々に前足部に重心を移動させ，踵が完全に浮くまで重心を移していく．次に踵に徐々に重心を移動させ，前足部を浮かす．このとき体幹を屈曲しない方法と，屈曲する方法の2種類がある（**図132, 133**）．前後の重心移動が十分できるようになれば膝の交互屈曲の練習を行う．最初は非義足側の足の踵を床より少し浮かし，膝を屈曲伸展し，次に義足の膝継手を屈曲伸展し非義足側の足と同様に行う．

(細田多穂，井上和久)

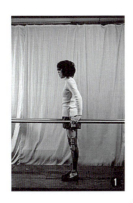 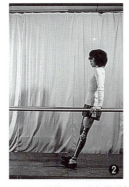 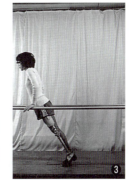

図132　前後への重心移動(1)

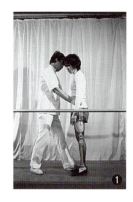 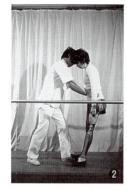 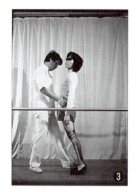

図133　前後への重心移動(2)

必須事項 90　非義足側の足を「1歩前」にしての重心移動の指導ができますか

　p150 **表25** の項目5に該当する．非義足側の足を1歩前に出して立位をとる．徐々に非義足側の足へ重心を移動させながら義足の膝を屈曲させ，数秒間保持する．次に義足へ重心を戻す（**図134**）．義足に重心を戻す際，義足の膝継手を伸展させる．義足の膝継手が屈曲位の状態のまま重心を義足に移動すると膝折れが生じ転倒の危険性があるため十分注意する．

（細田多穂，井上和久）

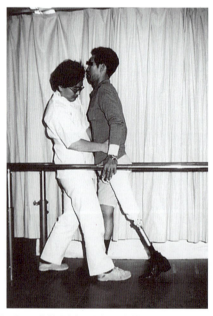

図134　非義足側の足を1歩前にしての重心移動

義足を「1歩前」にしての重心移動の指導ができますか

　p150の**表25**の項目6に該当する．義足を1歩前に出して立位をとる．徐々に義足へ重心を移動させながら非義足側の足の膝を屈曲させ，数秒間保持する．次に非義足側の足へ重心を戻す（**図135**）．非義足側の足に重心を戻す際，非義足側の足の膝伸展筋力が十分であれば大丈夫だが，十分でない場合は膝折れが生じ転倒の危険性がないよう十分注意する．

（細田多穂，井上和久）

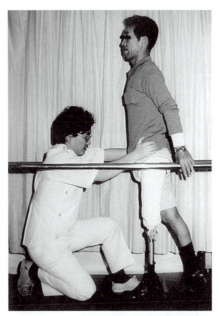

図135　義足を1歩前にしての重心移動

義足での片脚立ちの指導ができますか

　p150 **表25**の項目11，12に該当する．義足に十分に重心を移してから（体幹が側屈しないように），ゆっくりと非義足側の足を挙げさせる．体幹の側屈を伴う場合（初期に多い），PTが前方より骨盤を固定してこれを防止する（**図136**）．なお，義足に体重をかける際荷重線が膝継手（単軸の場合）より後方に落ちると膝折れを生じる危険性があるため十分注意しなければならない．また，平行棒内で実施する場合は両手で支える荷重が平行棒にかかりすぎないよう徐々に義足に荷重をかけていくよう練習を行う．その際，ヘルスメーターを使用するとどの程度義足に荷重がかけられているかを確認することができ両手で平行棒にどのくらい支えているか把握しやすい．

　義足での片脚立ちが十分できるようになると，次にその場で足踏みの練習を行う．足踏みは

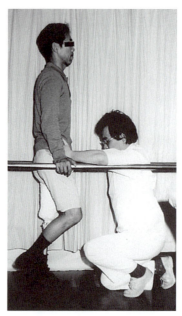

図 136　義足での片足立ち

義足，非義足側の足へ交互に体重移動が必要となるため，練習の際膝折れが生じないよう最初は骨盤を介助しながらゆっくりと行う．

（細田多穂，井上和久）

必須事項 93　義足の踏みきり期から立脚中期における義足の振り出しを指導できますか

　p150 表25 の項目 7，8 に該当する．非義足側の足を 1 歩前に出して立ち，徐々に非義足側の足へ重心を移動させながら義足を前に踏み出す（図137）．このとき義足への荷重が不十分な場合には，図138 のように骨盤を前下方へ押し込むことにより，義足への荷重量を増すこ

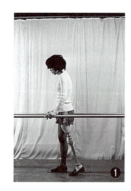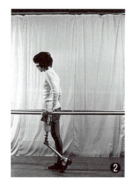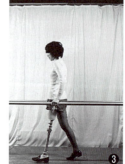

図 137　義足の振り出し(1)

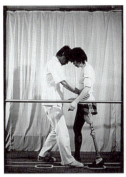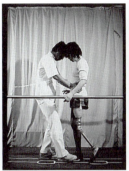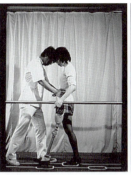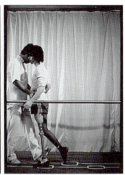

図138 義足の振り出し(2)

とができる．なお，義足での前方バランス回復の方法として，義足にかかった荷重を非義足側の足に徐々に移動させた後に振り出した義足を元の位置に戻す．その際，義足があまり外側内側方向にならないよう骨盤を補助しながらまっすぐ元の位置に接地するよう誘導する．

（細田多穂，井上和久）

必須事項 94 義足の接踵期から踏みきり期における非義足側の足の振り出しを指導できますか

　p150 **表25** の項目9，10に該当する．義足への重心移動が円滑に行えるようになったら，義足を1歩前に出して立ち，徐々に義足へ重心を移動させながら非義足側の足を前に踏み出させる（**図139**）．このとき義足への荷重が不十分な場合には，**図140** のようにPTが前方より体幹の前屈を防止しながら，非義足側の足をゆっくり，より大きく前へ踏み出させることにより，義足への荷重量を増すことができる．また初期には義足の立脚中期から踏みきり期にかけて膝折れを起こすこともあるので，義足を十分に伸展するよう指導する．なお，非義足側の足での前方バランス回復の方法として，非義足側の足にかかった荷重を義足に徐々に移動させた後に振り出した非義足側の足を元の位置に戻す．その際，義足の膝折れが生じないよう骨盤を補助しながらまっすぐ元の位置に接地するよう誘導する．

（細田多穂，井上和久）

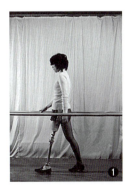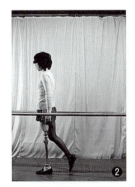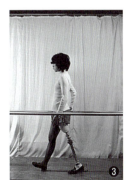

図139 非義足側の足の振り出し(1)

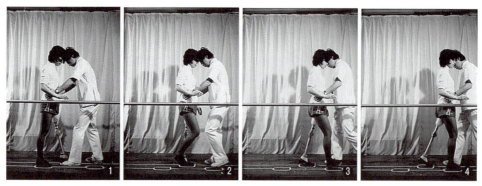

図140 非義足側の足の振り出し(2)

必須事項 95　バランス訓練の指導ができますか

p150 表25 の項目 13～17 に該当する．非義足側の足でのバランス回復を習得させ，転倒に対する不安を取り除く目的で行われる．

1　基本的ピボット

両足を 10 cm 程度の幅に開いて立ち，踵を軸として両側の足先を床から少し挙げ外へ開き逆"ハの字"をつくり（図141 ①），再びもとに戻す（図141 ②）．次に両側の足先を軸として両側の踵を床から少し挙げ外へ開いて"ハの字"をつくり（図141 ③），再びもとに戻す（図141 ②）．

2　前方，後方へのバランス回復

平行棒内で肩幅の広さに足を開いて立ち，できる限り前方へ重心を移動させる．こらえきれなくなったところで非義足側の足を1歩前へ踏み出し，バランスを回復する（図142）．非義足側の足を前方に1歩前へ踏み出しやすいよう切断者の前から骨盤を介助しながら行う．同様

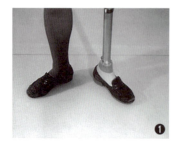
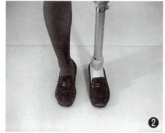
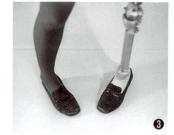

図141　基本的ピボット

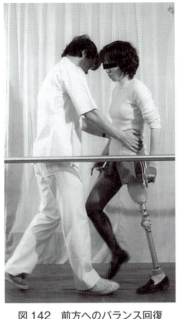
図142 前方へのバランス回復

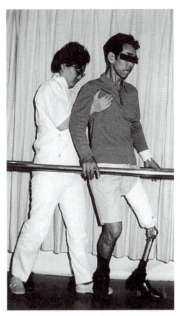
図143 後方へのバランス回復

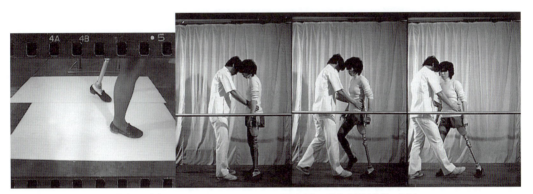

図144 前方90°ピボット(1)　　　　　図145 前方90°ピボット(2)

に後方へ重心を移動させ，こらえきれなくなったところで非義足側の足を1歩後方へ踏み出す（図143）．非義足側の足を後方に1歩後方へ踏み出しやすいよう後ろから切断者の両脇を支え介助しながら行う．前方および後方へのバランス回復の練習を行う際，切断者の非義足側の足を踏み出す位置にPTの脚が邪魔にならないよう予め脚の位置を決めてから介助を行う．

3　前方90°，後方45°へのピボット

　義足側にバランスが崩れたときには義足で立ち直ることはできないので，非義足側の側で代償してバランスを回復することを習得させる．PTは切断者の前方に位置し，義足に重心を移動させながら体幹を義足側前方へ回旋し，バランスを崩す．このとき切断者は義足の足先を軸

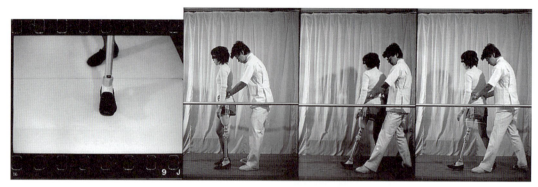

図 146　後方 45°ピボット(1)　　　　　図 147　後方 45°ピボット(2)

にし，非義足側の足を1歩前に踏み出してバランスを回復する（前方 90°ピボット）（**図 144，145**）．同様に体幹を義足側後方へ回旋し，バランスを崩す．このときには切断者は義足の踵を軸に非義足側の足を1歩後方に引いてバランスを回復する（後方 45°ピボット）（**図 146，147**）．なお，前方 90°ピボットを行う際，切断者の非義足側の足を踏み出す位置に PT の脚が邪魔にならないよう切断者の非義足側の足が1歩前に踏み出すと同時に PT の脚を後方へ移動し PT および切断者がバランスを崩さないよう十分注意しながら行う．同様に後方 45°ピボットを行う際も切断者の非義足側の足が1歩後方に引くと同時に PT の脚を後方へ移動しバランスを崩さないよう十分注意する．

　バランスを崩すにあたって PT は肩から操作することが多いが，この方法では急激に体幹を回旋させることになり，腰痛をひき起こすこともある．したがって初期あるいは高齢者，骨粗鬆症などの問題のある患者には骨盤から操作する方が良い．

（細田多穂，井上和久）

必須事項 96　歩行訓練の指導ができますか

　p150 **表 25** の項目 18 に該当する．義足への重心移動が円滑に行えるようになると，前述の義肢装着時訓練と並行して歩行訓練が開始される．しかしこの時点ではなお不安感や恐怖感などが強く残存し，義足に十分体重をかけられない状態でいきなり独立歩行を行わせると異常歩行の原因ともなる．また杖歩行を行わせると全面的に杖に頼ることを覚えてしまい，独立歩行の習得は遅れる可能性もある．したがってより早く独立歩行へ移行するため，訓練時には PT の手掌を杖の代わりとして支持させ，荷重量，歩行リズムなどの指導を行っていくと良い（**図 148**）．なお，指導の際には義足の振り出しがスムーズに行えるよう義足側遊脚相初期に義足膝継手が屈曲できるように誘導し，義足側遊脚相後期では振り出した義足の膝継手がしっかり伸展し義足足部の踵が接地できるように行う．

　歩行介助を行う際，切断者が非義足側の足および義足への荷重移動がスムーズに行えるため

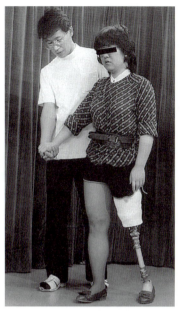

図148　歩行訓練(1)

には，PTが介助している手掌をうまく誘導（前方，前方下方，前方外方など）し，タイミングよく行う．

（細田多穂，井上和久）

必須事項 97　歩幅のコントロール指導ができますか

　p150 表25 の項目19〜21 に該当する．歩幅の左右不均等がみられるときは，床に足型や線を描き，その上を歩行させることにより歩幅のコントロールを行う．また図149，150 のように足型の代わりに一定の間隔で台を置き，その上を歩行させるのも良い．また大腿切断では

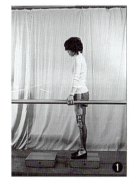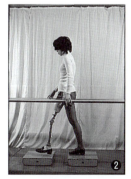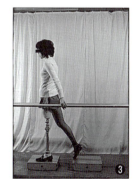

図149　歩幅のコントロール(1)

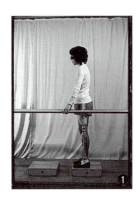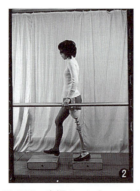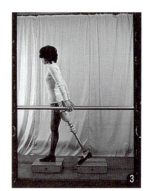

図 150　歩幅のコントロール(2)

初期屈曲角の不足，膝継手のフリクションの不適当などによっても歩幅の不均等が起こるので，アライメントなども再度チェックしておく必要がある．

　平行棒内で歩幅のコントロールを行う際，hip-kiking も同時に練習を行う．図 150 ③の状態のときに股関節伸展位で足先をついたまま kiking を行う．

　また，平行棒内で横歩きの練習も行う．最初は義足からの横歩き方法として，平行棒内で体幹を横向きの位置（義足側が進行方向側）で立位となり，非義足側の足に体重を移動してから義足を進行方向へ1歩横に振り出し，義足足部が接地したら義足に体重移動し，非義足側の足を肩幅の広さ程度の位置まで1歩横に振り出し足部を接地する．この動作を繰り返し平行棒内で行う．同様に次に非義足側の足からの横歩き方法として，平行棒内で義足に荷重をかけ膝折れが生じないよう気をつけながら義足に体重を移動してから非義足側の足を進行方向へ1歩横に振り出し，非義足側の足部が接地したら非義足側の足に体重移動し，義足を肩幅の広さ程度の位置まで1歩横に振り出し義足足部を接地する．

（細田多穂，井上和久）

必須事項 98　切断側股関節屈筋群の伸張方法を知っていますか

　大腿切断においては残存する股関節屈筋群と伸筋群の筋力のアンバランスや，股関節屈曲位にて義足を装着するなどの理由により，股関節屈筋群の短縮を生じやすい．また一度短縮を生じると，レバーアームの短い断端ではその矯正はなかなか容易ではない．そこで，可能な限り毎日股関節屈筋群の伸張を行うと良い．図 151 のように義足装着後肋木の前で非義足側の足を1歩前にして立位となり，重心を前下方へ移動させることによって股関節屈筋群を伸張する．このとき非義足側の足股関節を屈曲すると，より容易に行うことができる．なお，短断端の場合初期屈曲角が大きくついているため，切断側の股関節が十分伸張されているか確認しながら行う必要がある．

（細田多穂，井上和久）

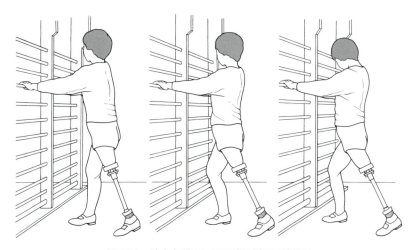

図 151　肋木を利用しての義足側股関節伸展

必須事項 99　歩行時義足への荷重不十分な場合の指導ができますか

　歩行時義足に十分荷重することができない場合における介助法は種々ある．例として義足側上肢に砂のうを持たせて歩行させることにより荷重量も増加し，バランスもよくなる場合があ

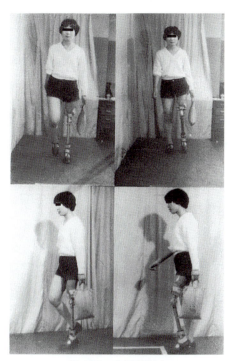

図 152　歩行訓練(2)

る．砂のうの重さは歩行を開始してからの期間，筋力，バランス能力などによっても異なるが，経験的には体重の1/10（体重60 kgの場合：6 kg）を目安にそれ以下の範囲で調節すると良いようである（図152）．

（細田多穂，井上和久）

必須事項 100　姿勢矯正しながら義足へ荷重する方法を指導できますか

　非義足側の足の遊脚相初期に体幹の側屈が生じる場合，切断者自身に鏡を見せながら重心の移動や非義足側の足の振り出しなどを行わせ，正しい姿勢で義足へ荷重する感覚を習得させる練習方法がある．最初は義足に荷重をかけた際，膝折れのリスクがあるためピックアップウォーカーなどを使用し行う（図153上段）．ある程度練習を行い膝折れのリスクがなくなってきたら，ピックアップウォーカーを使用しない方法で行うとさらに義足への荷重方法が上手になってくる（図153下段）．この際，PTが近位監視下のもとで切断者は両手で上手くバランスをとるようにしながら行うと良い．

（細田多穂，井上和久）

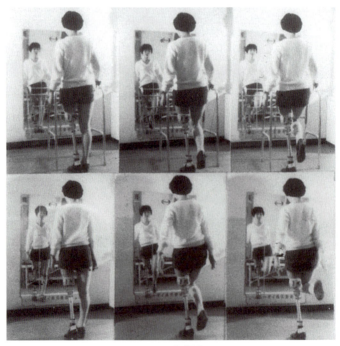

図153　姿勢矯正

必須事項 101 ダイナミック・アライメントのチェックができますか

　ダイナミック・アライメントは，義足歩行時に示された歩容を分析することによってチェックされる．このため，あらかじめ予想される異常歩行を各歩行周期に分類したうえで観察する必要がある．各歩行周期における特徴的な異常歩行を図 154 に示す．

　これら異常歩行の原因は，表 26 のように分類される．基本的にこれらの原因への対処における優先順位は，義肢上の原因であるソケット不適合への対処を行った上でアライメント異常

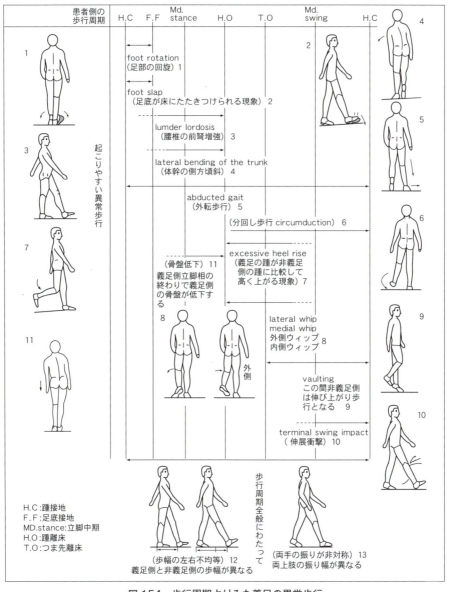

図 154　歩行周期よりみた義足の異常歩行

表26 異常歩行の原因

①身体的原因　：拘縮，筋力不足，全身状態の不良など
②義肢上の原因：ソケットの不適合，アライメントの不良，膝・足継手の不良
③訓練上の原因：適切な理学療法を受けずに悪い習慣が身についた．恐怖感・不安感
④その他　　　：心理・社会・経済面より社会復帰を望まない

への対処を行う．これら2つの原因への対処がなされた上で切断者側の原因への対処を行う．しかしながら，切断後初めて義足装着して歩行訓練を行う場合には，切断者の心的的な問題がかなりの割合を占めることが多い．このような歩行初期には，平行棒内での重心移動訓練（p150～154 必須事項88～92）や各歩行周期における歩行練習（p154～156 必須事項93～94）などを十分に行い，不安感や恐怖感を除去してから改めてダイナミック・アライメントの調整を行う．なお，ダイナミック・アライメントにおける原因とその対処方法の詳細については，巻末付録Ⅲ p254～257を参照されたい．

（豊田　輝）

必須事項 102　日常生活活動（ADL）訓練の意義を知っていますか

　身体（または精神）に何らかの障害を受けた者に対し，日常生活活動（ADL）の確立，職業復帰など，機能的にも社会的にも可能な限り受障以前の状態に戻すことがリハビリテーションの根本理念であるが，患者個人のニーズ，障害の程度によって当然そのゴールは異なる．

　合併症をもたない下肢切断者に関してみると，近年の工学技術の進歩に伴いほとんどの基本的ADL動作を獲得することが可能となり，復職，再就職など社会復帰の率も高いものとなった．しかしその質の面ではまだまだ多くの問題を残している．したがって下肢切断者のADL動作訓練においては，画一的に基本動作パターンを指導するのみにとどまらず，めまぐるしく変化する現代社会の各場面において，より自然で楽に対応できるような方法の指導と工夫がなされなければならない．

　さらには，趣味として各種スポーツへの参加など，積極的に社会生活を満喫できるような工夫と，それに十分対応できるようなパーツの開発も必要であろう．

（細田多穂）

必須事項 103　椅子からの立ち座りが指導できますか

　片側大腿切断の場合の椅子からの立ち座り動作は，おもに非切断肢側の下肢を使用して行う．切断者は義足側へ荷重した状態のまま立ち座り動作を行うと急激な膝折れが起きることにより動作が困難となる．このため，図155で示したように非切断肢側の下肢を十分に後方へ引いて立ち座ると容易に立ち座りが可能となる．しかし，生来のパターンに近い円滑な動作を獲得させるためには，初期より図156のような基本動作を指導し，膝継手のコントロールを習得させておくと良い．また，荷重ブレーキ膝を使用している場合には，立ち座り動作時に膝継手に荷重がかかると継手がロックされてしまうため，図156のような動作指導を行う．その他，ジオメトリック・ロック機構膝継手を使用しての座り動作時には，膝継手のロック機構を解除するために図157で示すような動作指導が必要となる．

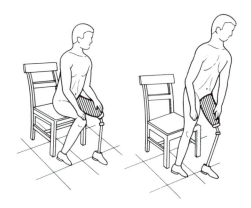

図155　椅子からの立ち座り(1)
重心を足底に移動しやすいように非切断肢の足部を十分後方に引いて立ち上がる．

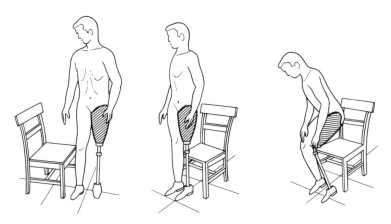

図156　椅子からの立ち座り(2)
できるだけ椅子に近づき非切断肢側に十分重心を移動してから膝継手を屈曲して座る．

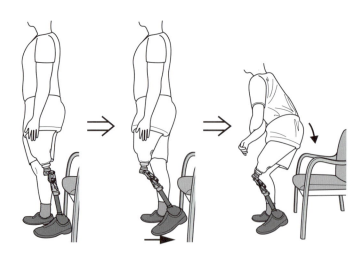

図157 椅子からの立ち座り(3)

座り動作前に義足足部を後方へ引き，義足前足部に荷重させることで膝継手が屈曲できるため，この動作を一度行った上で座るよう指導する．

　また，ソケット製作時のわずかな配慮によって，楽に座位を保持することが可能となる．たとえば，坐骨棚の後面は一般に内壁に対し直角に切り，座位時に義足が傾斜しないようになっているが，外側をほんのわずかに厚めにし，ソケット自体がやや内側へ傾斜するように形状を整えることによって，楽に膝をそろえて座ることが可能となる．このことは特に女性が公衆の場で座るときに非常に有用である．

　その他，座位時の断端のしびれ感や疼痛の原因として，一般的にはソケット前壁の形状不適合からくるスカルパ三角部での血管，神経などの圧迫によるものと考えられているが，坐骨棚部が厚すぎる場合にも坐骨部で強い圧迫を受け，同様の症状が出現することもある．したがって，ソケット前壁上部に緩やかなフレアーをつけることにより，股関節90°屈曲でも鼠径部の圧迫を軽減するとともに，坐骨棚の厚さにも十分な注意が払われなければならない．

（細田多穂，豊田　輝）

床での立ち座りが指導できますか

　従来からの大腿義足においては膝継手の屈曲角度も十分でなく，足部も固定されていたため，床上では長座位を余儀なくされていた．しかしターンテーブルの開発と膝継手，足部機構の改良によって和式生活に特有な正座，あぐら，しゃがみこみが可能となってきた（**図158, 159**）．

（細田多穂）

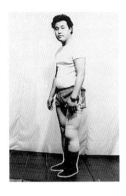 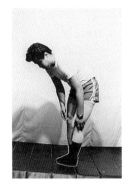 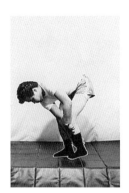
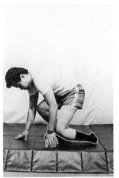 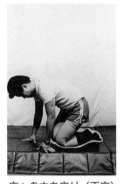 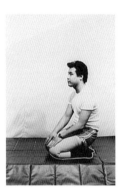

床への立ち座り（正座）

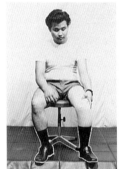 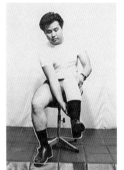 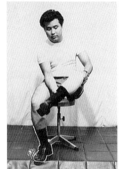 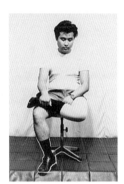

足組

図158　床での立ち座り(1)

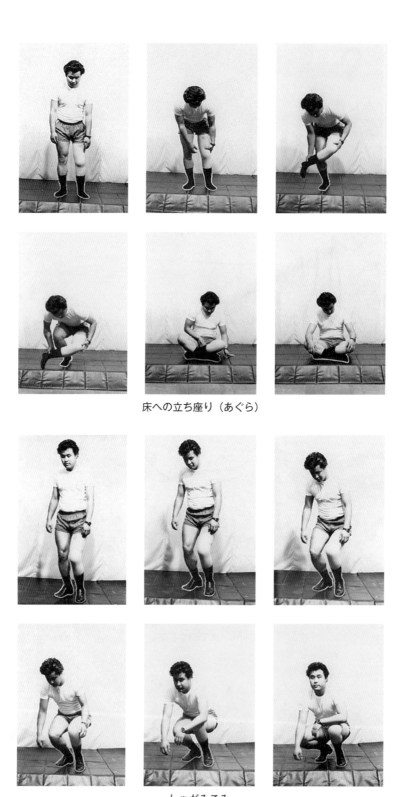

床への立ち座り（あぐら）

しゃがみこみ
図 159　床での立ち座り(2)

床から物を拾う動作の指導ができますか

(1) 非義足側下肢を1歩前に踏み出し，十分に体重をかける．
(2) 膝継手を屈曲しながら上体を前屈し，物を拾う（**図160**）．

(細田多穂)

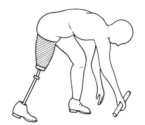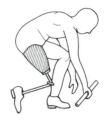

前に出した非義足側の足に重心をかけ屈曲する．義足はつま先で立つ
ように屈曲し，バランスを保ちながら物をひろう．

図160　床上の物をひろう

排泄動作の指導ができますか

排泄動作は，和式便器の利用に比べ洋式の利用により大幅に動作が容易となる．すなわち，洋式便器では，椅子への座り，立ち上がり動作を十分に訓練すれば良い．和式便器では，中腰

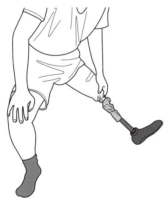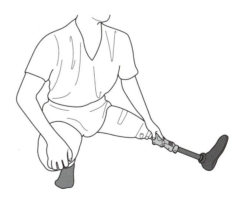

Ⓐ　中腰での動作
非切断肢側を十分に後方へ引いた
上，重心を非切断肢側へ移動させ
て中腰をとる．

Ⓑ　義足側を前方へ投げ出した動作
非切断肢側を十分に後方へ引いた上，
重心を非切断肢側へ移動させてしゃが
み込む．

図161　和式便器における排泄動作

をとるか，義足を前に投げ出すような姿勢をとる必要がある（図161）．和式での排泄動作は，いずれも非切断肢側の下肢筋力がかなり必要な動作となる．

（豊田　輝）

階段昇降の指導ができますか

階段の勾配や段の高さ，身体的能力などを考慮して，切断者のニーズに合ったものを指導す

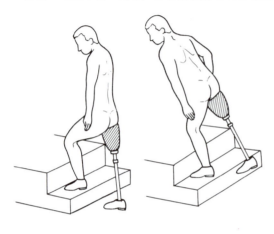

Ⓐ昇り：非義足側の足を1段上に踏み上げる．次いで非義足側の足の股・膝関節を伸ばしながら義足をひき上げてそろえる．スピードを増す目的で非義足側の足を2段上に踏み上げる方法もある．

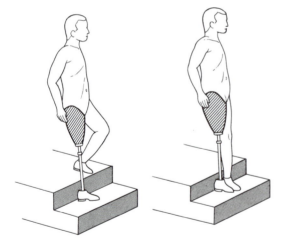

Ⓑ降り（2足1段）：非義足側の足で支持しながら義足を先に下ろす．次いで非義足側の足を下ろしてそろえる．

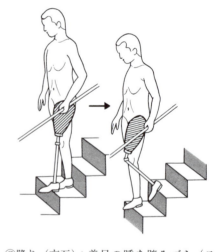

Ⓒ降り（交互）：義足の踵を踏みづら（ステップ）の前縁にかけておく．重心を前方に移動しながら義足の膝折れを起こし，この間に非義足側の足を一段下へ下ろす．

図162　階段昇降

る（図162）．イールディング機構をもつ膝継手の場合，交互降りが問題であるが，熟練するまでは十分な注意が必要である．

（細田多穂）

必須事項 108　斜面昇降の指導ができますか

斜面の傾斜度，滑りやすさなどに応じて，正面からの昇降と側方からの昇降が行われる（図163）．

（細田多穂）

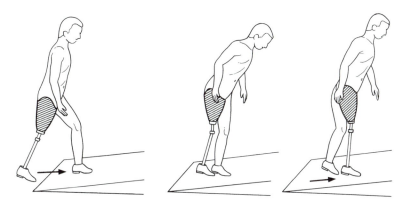

Ⓐ昇り：普通より長い歩幅で非義足側の足を踏み出す．義足側はその背屈制限を補うため普通より短く踏み出す．

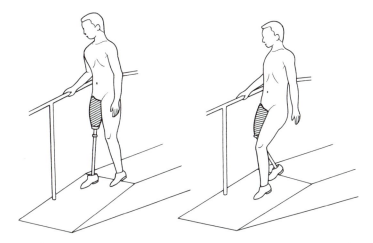

Ⓑ降り：義足を短い歩幅で踏み出す．非義足側の足を大きく前方へ踏み出し重心が移動したとき義足の膝を屈曲する．

図163　斜面昇降⑴

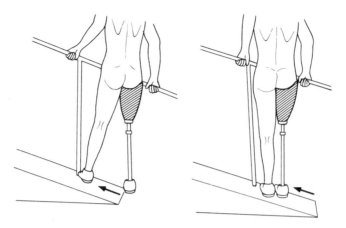

ⓒ昇り：非義足側の足が上方に位置し股関節を一歩外転させて踏み出す．義足はこれにそろえるようにひきよせる．

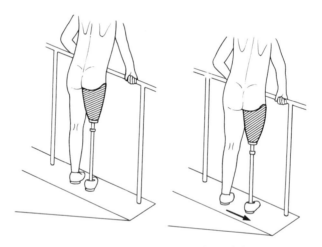

ⓓ降り：やはり非義足側の足が上方に位置し，昇りと逆の手順で行う．

図163つづき　斜面昇降(2)

障害物の乗り越えの指導ができますか

　乗り越えようとする障害物の高さ，幅に応じて，正面と側方からの方法が考えられる（**図164**）．いずれの方法においても，障害物を非切断肢が跨ぐときに義足足部が非切断肢足部よりも前方に位置するほど，荷重線よりも膝軸が前方に位置するため義足の膝折れ危険が高くなるので注意が必要である．

（豊田　輝）

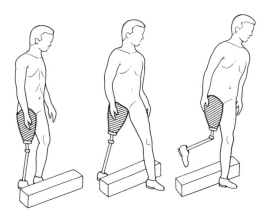

Ⓐ正面より：①両足を揃えるもしくは，義足側を少し後方へ引く．②非切断肢から前方へ踏み出して障害物を越える．③非切断肢側へ十分に体重を移動させてから義足側を前方へ踏み出し障害物を越える．障害物が高い場合には，図のように膝継手を屈曲させての跨ぎ動作は，義足足部が障害物に躓きやすいため膝継手を伸ばしたまま外側へ大きく振り上げて（分回して）跨ぐ．

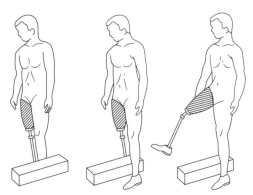

Ⓑ側方より：①両足を揃えるもしくは，義足側を少し後方へ引く．②非切断肢から側方へ踏み出して障害物を越える．③非切断肢側へ十分に体重を移動させてから義足側を前方へ踏み出し障害物を越える．

図164　障害物の乗り越え

必須事項 110　公共交通機関の利用に関する指導ができますか

　交通機関の利用は，前述した階段昇降や障害物の乗り越えを応用して行うことができる．しかし，バスのようにステップが高くなるものほど，重心の移動に対する非切断肢の支持力と平衡機能はより高度なものを要求される．また，バスや電車などでは，急な予測不能な揺れがあるため手すりやつり革を使用して安全性を確保しておく．その他，エスカレーター乗り降り動作は，義足膝折れをできる限り回避するため非切断肢から乗り込み，降りる際にも非切断肢側から降りるように指導する（図165）．なお，安定性を確保するために手すりを把持する場合には，把持するタイミングと乗り込むタイミングを合わせる訓練も必要である．

　これらの応用歩行動作は，非切断肢側の下肢筋力がかなり要求されるため，非切断肢側の下肢筋力増強訓練を十分に行う必要がある．

（豊田　輝）

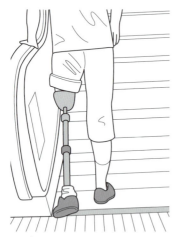
Ⓐ　非切断肢からエスカレーターへ乗り込む
　非切断肢で乗り込んだら即座に義足側を揃える．この動作時の安定性に不安がある場合には手すりを支持して行うが，手すり把持と非切断肢側の乗り込みのタイミングを合わせる訓練が必要である．

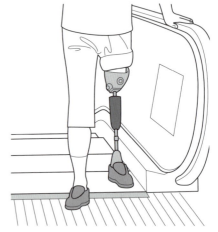
Ⓑ　非切断肢から降りる
　義足側から降りると振り出し時のつま先のひっかかりおよび初期接地後の膝折れの危険があるため非切断肢から降りる方が安全である．

図165　エスカレーター乗り込み動作
水平型エスカレーター：通称「動く歩道」も同様．

必須事項 111　和式生活に即した義足の組み立てができますか

　入院中特に問題の認められなかった下肢切断者においても，フォローアップ時に日常生活上の不便さを訴え，義足の改善を望む声が多く聞かれる．我が国におけるADLを考えた場合，室内が畳敷きであるという家屋構造と，玄関で靴を脱ぎ，畳の上に直接座り，正座が最も礼をわきまえた座り方とされるなど特有の生活様式を有している．切断者が改善を望む点も，畳の生活（裸足）と靴ばきの両立，正座，あぐら，横座り，しゃがみこむなど和式生活の特異性に起因するものであることが多い．

　過去において義足のパーツ選定時には歩行に主眼がおかれ，機械的に日本よりすぐれている欧米からの輸入品に頼るところが多かったが，欧米における義足の発達は，その土地の生活様式に合わせ必然的な要素のなかから生まれてきたものであり，生活様式を異にする我が国において不便さが生ずるのは当然のことといえる．

　これまでにも種々の方法が試みられ，また和洋折衷の生活様式を取り入れるなどの対応がなされているが，今後さらに検討を重ねていくべき課題の1つとなっている．

1　正座，あぐら，横座り

　①下腿義足：従来正座やしゃがみこみは断端とソケットを半脱状態にして行っていたが，十分満足のいくものではなかった．そこで筆者らはソケットを二重構造にし，内ソケットと外ソケットの膝窩部に蝶番継手を取りつけ（図166）蝶番継手を中心に内ソケットが回転できるよう外ソケットの前壁を切除（図167）これに下腿正座用ターンテーブルとFJ足部を使用した義足を試作している．

　この義足では立位にて足部先端を中心に回旋させていくと，自然にロックピンがターンテー

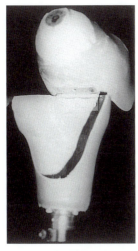
図166

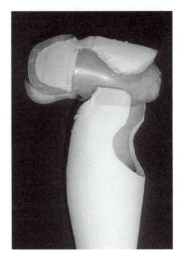
図167

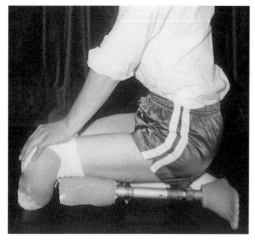

図168 装着例

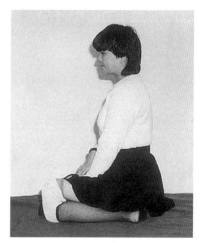

図169

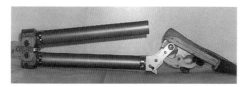

図170(a)

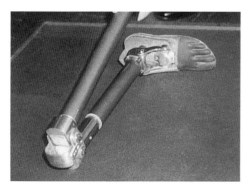

図170(b)

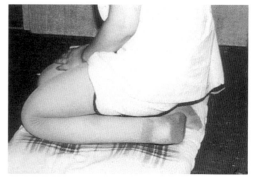

図171

ブル内に引きこまれロックピンが解除される．膝の屈曲は90°前後で止まるが，外ソケットは蝶番継手の作用によりさらに後方に屈曲していき正座が可能となる（**図168**，**169**）．しかしこの機構においては，重量の増大と短断端に適応が限定されるという問題を残している．

　②**大腿義足**：大腿義足で正座をするためには，膝継手が150°〜160°屈曲すること，足継手が90°底屈するか90°内外旋することが必要である．そこで著者らは180°屈曲可能な膝継手（**図170**）と下腿正座用ターンテーブル，FJ足部を組み合わせ正座を可能にしている．この機構では，つま先が外あるいは内を向くようにして体重をかけていくと下腿正座用ターンテーブルが回旋し，手動操作なしに正座をとることが可能となる（**図171**）．このターンテーブル

2. Question & Answer

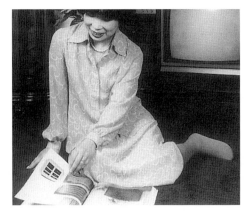

図172

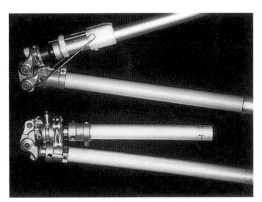

図173

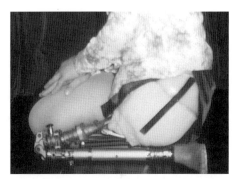

図174

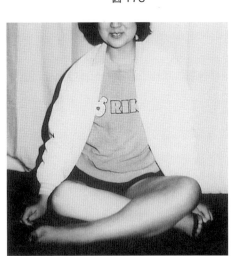

図175 (a)

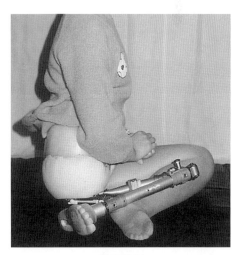

図175 (b)

には復元スプリングがあるため立ち上がるだけで自動的に足部が戻り，ただちに歩行ができる．またあぐらは大腿あぐら用ターンテーブル付安全膝を用いて行っている．

　③股義足：股義足に正座機構を取り付ける場合も，原則的には大腿義足と同様の方法を用いる．異なるのは股継手を有するため膝の屈曲が少ないと股義足のソケットが後傾してしまうことである．そこで膝継手の軸位をずらすなどして175°屈曲可能な Safety knee を試作し（図173），正座を可能としている（図174）．またあぐらや横座りはあぐら用ターンテーブルを用いるが，このターンテーブルはノブを押すことにより固定ピンが解除され，自由に回転し，元の位置に戻ると固定ピンがバネに押されロックする（図175）．

（細田多穂）

必須事項 112　義足装着後の断端の合併症について知っていますか

　切断後ひとたび義足を装着してしまうと，切断者の意識はまず"歩くこと"にのみ集中しやすいようである．しかし断端においては，循環状態などの生理機能は健康時に比べ低下しているという身体的条件に加えて，常にソケットによる物理的・化学的刺激が与えられている．このため断端管理の不行き届きおよびわずかの不注意により断端に種々の問題を生じ，最悪の場合には義足装着不能となることもある．入院中においてはわれわれPTが常にチェックすることも可能であり，その問題を最小限にとどめられるが，退院後においては切断者自身で自己管理できるように指導しておかなければならない．また，異常を発見したらただちに専門家の指導を受けるようにとのオリエンテーションも必要であろう．

1　接触性皮膚炎

　外界物質の刺激（ソケット材質の不適合）によってひき起こされる湿疹の一種で，紅斑，腫脹，水疱形成など，急性滲出性炎症を呈する．予防として，ソケット材質にはパッチテスト陰性のものを使用する．

2　摩擦性皮膚炎

　汗の貯留，うっ血，摩擦などにより比較的境界明瞭な発赤と浸軟，落屑などを示し，容易に湿疹化し，二次的感染をひき起こしやすい．大腿切断者の断端上縁および会陰部に好発する．
　アライメントおよびソケット適合のチェックを十分に行うとともに，ソケット内部および断端皮膚を常に清潔に保つ工夫が必要である．

3　毛嚢炎

　毛嚢に一致して浅在性膿疱を生じるもので，表皮ブドウ球菌によって起こる．
　予防としてソケット内部および断端皮膚の清潔に十分注意する．

4　白　癬

　皮膚に紅斑を生じ，辺縁に小水疱，丘疹が配列，鱗屑をみるもので，白癬菌と表皮菌，小胞子菌などの皮膚糸状菌によって起こる．
　予防法は毛嚢炎，摩擦性皮膚炎と同様，清潔に心がけることである．

5　胼胝，鶏眼

　慢性に持続する機械的刺激によって角質層その他の上皮細胞層が強く肥厚したもので，しばしば圧痛を訴えることがある．特にショパール，リスフラン離断などにおいては歩行時に大きな問題ともなるため，十分な管理・指導が必要である．
　ソケットの適合を十分に行い，局所的に圧迫，加重が加わらないように配慮し予防するとともに，局所温浴，スピール膏，ピック膏などの塗布，または胼胝腫切除により治療するが，再発しやすい．したがって，ショパール，リスフラン離断などのように足部の変形が原因となる場合には，腱移行術など観血的に変形を矯正し，局所的な圧迫を除去するような方法も行われている．

6　断端の浮腫

　健康成人においても下肢の周径は午前より午後に，低温時より高温時に増大する傾向があるが，評価の項でも述べたように，断端部においては循環効率が低下しており，さらに浮腫をひき起こしやすい状態におかれている．一般的には義足の装着により浮腫は改善されていくが，誤ったバンデージングおよびソケットの不適合は逆にこれを助長し，疼痛を生じることもある．特に吸着式ソケットで死腔が存在しているような場合は遊脚相において断端に作用する陰圧はさらに浮腫を強め，結合組織の肥厚や血管の異常増殖をひき起こす．児玉らはこれを断端浮腫症候群とよび，断端の腫脹，色素沈着，乾燥した皮膚がその3主徴であるとした．
　適切なバンデージングおよび適合したソケットの装着により，これを防止・改善する．

（細田多穂）

必須事項 113 本義足の給付制度について知っていますか

　仮義足は医療保険により給付されるが，切断者にとっては生涯義肢を欠くことができず，長期にわたって義肢の給付がなされる必要がある．このため現在では障害者総合支援法（平成18年10月施行の障害者自立支援法施行に伴い，身体障害者福祉法及び児童福祉法に基づく補装具給付制度を一元化し，平成25年4月から「障害者の日常生活及び社会生活を総合的に支援する法律」として名称変更）のほか各法によって，その給付が受けられることになっている．各法ともそれぞれ申請窓口，手続き方法などが異なっており（表27），以下の項においては対象者の最も多いと思われる支援法について述べていく．

（山中章二）

表27　本義足（補装具）の給付制度

	障害者総合支援法			労働者災害補償法	戦傷者特別援護法	損害保険
対象者	18歳以上	18歳未満	難病患者	労災保険法により障害（補償）給付を受けた者	戦傷者手帳所持者	交通事故等被害者
	身体障害者手帳所持者					
窓口	市区村町の福祉担当課			労働局	市区町村の福祉担当課	損害保険会社
判定機関	身体障害者更生相談所	育成医療機関療育指定保健所	身体障害者更生相談所	労災保険指定医療機関	身体障害者更生相談所	なし
製作者	市区町村契約製作所			指定業者なし	市区町村契約製作所	指定業者なし
自己負担金	所得に応じて負担あり（原則1割）			自己負担金なし	自己負担金なし	自己負担金なし

※平成30年4月より，補装具費支給制度における借受制度（レンタル）が導入される．

・補装具給付制度における，他方優先順位
　社会保障制度間における選択優先順
　　1. 損害賠償制度（自動車保険など）
　　2. 業務災害補償制度（労働者災害保険）
　　3. 社会保険制度（健康保険，介護保険）
　　4. 社会福祉制度（障害者総合支援法）
　　5. 公的扶助制度（生活保護）

補装具の給付制度は，優先順位の高い方から，選択していく

（参照：補装具費支給判定にかかる事務処理要領）
厚生労働省：平成17年　1-3

必須事項 114　障害者総合支援法による本義足給付申請に必要な書類を知っていますか

1　補装具交付（修理）申請書

本人（または保護者）が記入，印鑑，個人カード番号（マイナンバー）が必要
この用紙は市区町村の福祉課窓口に用意してある．

2　身体障害者手帳

身体障害者手帳を所持しない者は障害者総合支援法において本義足給付の対象とはならないので，本義足交付の申請を行う前に身体障害者手帳の有無を確認し，これを所持しない者については速やかに身体障害者手帳交付の申請を行わなければならない．

3　世帯の前年度の源泉徴収票，または課税証明書

本義足交付申請者は前年の収入に応じて定められた金額を自己負担することになる．自己負担分については，各区，市町村にて助成制度を設けているところもあり，これを利用することにより負担額が少なくなることもあるので，福祉課窓口で確認をしてみると良い．

（山中章二）

必須事項 115　障害者総合支援法における本義足給付までの過程を知っていますか

補装具給付には4つの方法がある．
① 来所判定：更生相談所などの判定機関に本人が来所して判定をする（図176）．
② 文書判定：指定医療機関の医師，身障判定医師の意見書で判定をする．18歳未満は来所判定ではなく，文書判定をする
③ 巡回相談判定：遠方や移動等が困難なため，判定機関が巡回し判定をする．
④ 同型交付：前回と同じ型式の補装具なら，見積書だけで判定をする．

障害者総合支援法における，来所判定の義肢の給付は以下のような過程を経て行われている（図176）．
① 本人が市区町村の福祉課窓口に義肢給付の申請を行う
② 福祉課は判定機関に判定依頼をする
③ 判定のため判定機関で受診する
④ 判定機関より本人に処方箋（判定書）を出す

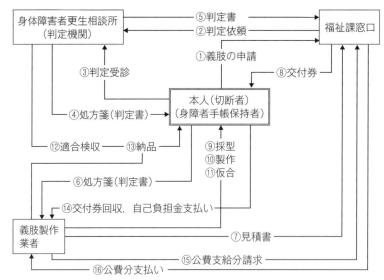

図 176　障害者総合支援法による本義足給付手順

⑤　判定機関より判定書を福祉課へ送る
⑥　本人が処方箋（判定書）を義肢製作業者へ渡す
⑦　義肢製作業者は処方箋を確認し見積書を製作し，福祉課へ提出する
⑧　福祉課より本人に交付券が発行される
⑨　義肢製作業者が義足の採型をする
⑩　義肢製作業者が義足の製作をする
⑪　義肢製作業者が義足の仮合せをする
⑫　判定機関にて義足の適合検収を受ける
⑬　義肢製作業者が本人に義足を納品する
⑭　交付券と自己負担金を回収する
⑮　義肢製作業者が公費負担分を福祉課に請求する
⑯　福祉課より義肢製作業者に公費分が支払われる

（山中章二）

必須事項 116　退院後のフォローアップができますか

　義足使用者に関係する施設や業者が変わった際にも，情報を切れ目なく伝達し，的確なフォローアップが可能になることを期待し，義足手帳を作成した．義足手帳の一例を下記に示す（図177）．

（森本貴之）

義足手帳

1. 『義足手帳』は，義足を使用されている方の，過去の義足作製日や作製内容，身体状況を確認できることを目的としています．

2. 義足に関して困ったときは，関係する方へ『義足手帳』を渡していただくことで，義足の修理を適切かつ円滑に行うことが出来ます．

3. 『義足手帳』には，義足や身体状況に関する大切な情報が記録されています．大切に管理して下さい．

【一般情報】

氏名：　　　　　　　　性別：男　女　　生年月日：Ｔ　Ｓ　Ｈ　　　年　　　月　　　日

切断部位：　　　　　　　切断原因：循環障害　　外傷　　その他（　　　　　　　　　　）

基礎疾患：糖尿病　　下肢閉塞性動脈硬化症　　バージャー病　　その他（　　　　　　　　　　）

切断した施設：

切断年月日：Ｔ　Ｓ　Ｈ　　　年　　　月　　　日

入院期間：Ｔ　Ｓ　Ｈ　　　年　　　月　　　日　～　　　年　　　月　　　日

義足完成年月日：Ｔ　Ｓ　Ｈ　　　年　　　月　　　日

義足作製施設：

義足作製業者：

図177　義足手帳(1)

【義足作製・修理履歴】

作製・修理日	施設	業者	作製・修理内容
年　月　日			
年　月　日			
年　月　日			
年　月　日			
年　月　日			
年　月　日			
年　月　日			
年　月　日			
年　月　日			

図 177 つづき　義足手帳(2)

【フォローアップシート】

平成　　年　　月　　日	切断部位：
義足パーツ：	補装具：□なし　□杖（　　　）　□車椅子

本日の予定：

断端：	体重：　　　kg（　□義足あり　□義足なし　）	
	周径：A/K	B/K
	坐骨 5 cm	裂隙 0 cm
	坐骨 10 cm	裂隙 5 cm
	坐骨 15 cm	裂隙 10 cm
	坐骨 20 cm	裂隙 15 cm
	坐骨 25 cm	
	断端末 4 cm	断端末 4 cm
筋力：	ROM：	
10 m 歩行（　　　）：　　　秒　　歩	その他：	
活動量：		

本日行ったこと：

次回の予定：

次回診察日：平成　　年　　月　　日

図 177 つづき　義足手帳(3)

下肢切断の理学療法

appendix
付　録

付録 I. 訓練用（練習用）仮義足

仮義足とは

　下肢切断のため失った歩行能力を少しでも早く復活させるために切断後，できるだけ早い時期に使用する仮の義足で本義足に近い機能を持ち下記の用件を満したものでなければならない．

使用目的

1）長時間にわたる義足の使用に耐えられる断端の形成
2）義足歩行に必要なバランスや体力を養成
3）関節拘縮の改善・予防
4）義足を装着した ADL 訓練
5）断端と義足に関する知識と管理法の習得

仮義足の条件

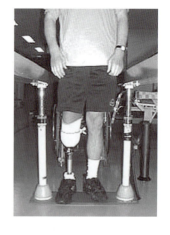

1）切断後の断端は浮腫により日々周径が変化するがこの変化に対応できるソケットを有するもの．
2）義足を使用中に断端に痛みや傷を発生しないこと．
3）ソケットは短時間で製作できるもの．できれば病院内で製作可能なもの．
4）切断直後は断端の変化が著しいためソケットの修正，再製作が容易でこのためのコストが患者の負担にならないもの．
5）訓練の進行に伴うアライメントの調整が随時できるもの．
6）訓練中に継手類（膝・足）は機能を変更することがあるため互換性があるもの．
7）訓練終了までに患者自身で装着が可能であること．

注意点

　断端の変化が激しい切断直後は製作業者に依頼した場合でも採型して1週間後にできた義足の適合が持続することはまれである．ソケットの調整を行っても適合が得られず再び採型・製作を繰り返し充分な歩行訓練が行えないまま退院の日を迎えることのないように Dr・PT・PO が連携して製作できる環境で行うこと．

TSB 式訓練用（練習用）仮義足

　シリコンライナーを用いた TSB 式義足は脱着式ソケットにすることで浮腫のある断端にも適合し，周径の変化に対応でき，病院内で短時間に製作できるため適合の良い義足を早期から使用できるが，シリコンライナーが高価なため使用中のサイズ変更が難しいのでライナーサイズの初期選択には留意すること．

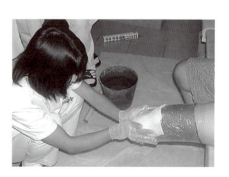

仮義足の製作

　製作時期の決定および処方は医師が行うが PO が常勤していない施設では訓練用義足の製作は患者の状態を最も把握している PT が主となり PO が協力して行うことが望ましい．

病院内でPTが義足を製作する？

POが常勤の施設が少ない現状では訓練しているPTが義足を理解できていないとソケットやアライメント不良により訓練の中断が多くなり，POが数分で直せる調整適合が担当PTにできなくて患者の信頼を得られなくなるケースが多い．義足を製作することが最短の理解方法でありプログラムの進行には最も重要なことである．

製作時期

訓練用のソケットでは断端末に適度な荷重を必要とするために荷重により縫合部が一部開いたり水疱ができやすいので縫合部が完全に閉じてからが安全である．より早期に製作したい場合には訓練初期の断端末荷重を分散させるため断端末にシリコンパッドを使用するが，訓練後断端の観察を充分に行うことが大切である．

製作データと部品の調達

術後の抜糸前に義足の製作に必要な採寸と断端および全身状態の観察を行いゴールの仮設定をする．このデータにより院内で製作するために義足の部品の選択を行い製作前に取り揃える．

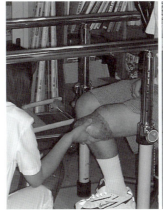 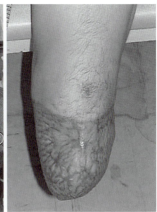

（細田多穂）

シリコンライナーを用いたソケット脱着式 TSB 訓練用（練習用）仮義足の製作法

1 TSB-P※製作法（用意するもの）

パーツ

シリコンライナー，キャッチピン，ライナーロックアダプター，スライド式クランプアダプター，チューブアダプター，足部（図I-1）

材料・工具など

サーモプラスチック，食品用ラップフィルム，水硬化性ポリウレタン樹脂のキャストテープ，六角レンチ，ハサミ，カッター，パイプカッター，ストッキング，タオル，タルク（図I-2）

※食品用ラップフィルムは，引裂き強さの高い（伸びのあるモノ）ポリエチレン／ポリプロピレン製多層ラップを用いる．

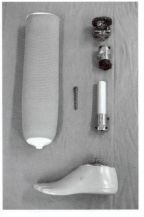

図I-1　パーツ

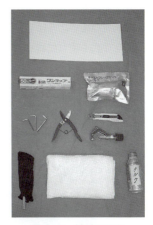

図I-2　材料と工具

＊TSB-P；total surface bearing socket with pressurized plastic-wrap

2　内ソケット製作の前処理

サーモプラスチックの切り取り（図Ⅰ-3）

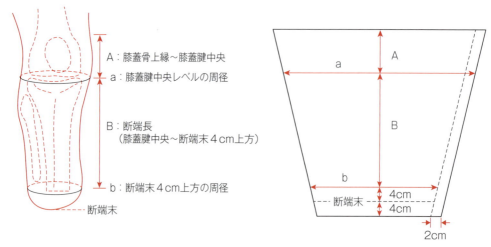

図Ⅰ-3　サーモプラスチックの切り取り

a．膝蓋腱中央レベルの周径，b．断端末4cm上方の周径にそれぞれ2cmののりしろ部を加え，ハサミ，カッターなどでサーモプラスチックを切り出す．

内ソケットのベースを製作

　切り出したサーモプラスチックの両端は，ソケットの重なり合う部分となり，段差が生じるため，あらかじめ温めて軟化させチューブなど（パイロン）を用いて潰しておく（**図Ⅰ-4**）．

　切り出したサーモプラスチックを温め軟化させ，モデルに巻きつけるようにし，両端を接合する．接合部をチューブなどを転がして圧着させ，サーモプラスチックを筒状にする（**図Ⅰ-5**）．

　モデルがない場合は，平行棒の端を利用し，サーモプラスチックの両端を接合させ筒状にする（**図Ⅰ-6**）．

　角をつまむようにしてソケット先端処理を行う．先端は完全に閉じず穴を開けておく（**図Ⅰ-7**）．

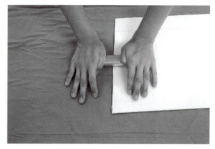

図Ⅰ-4　サーモプラスチック両端の処理

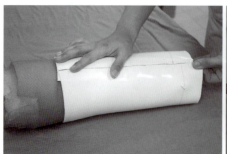
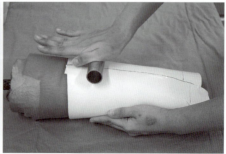

図Ⅰ-5　サーモプラスチックの巻きつけ

つまんでできた不要な部分をカットし，余った部分を折り返して圧着させ，先端部の強度を上げる（図Ⅰ-8）．

ピンを通すため，先端の穴を整形する（図Ⅰ-9）．

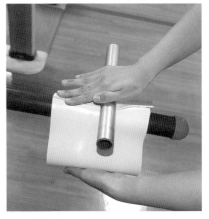

図Ⅰ-6　平行棒を利用する方法

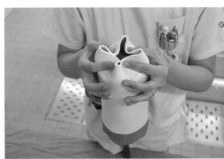 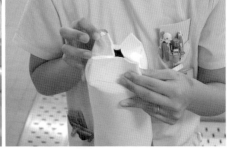

図Ⅰ-7　ソケット先端の処理

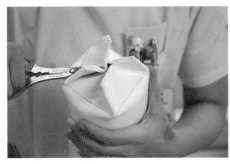 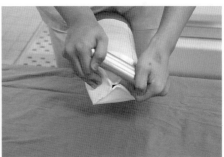

図Ⅰ-8　先端部の処理

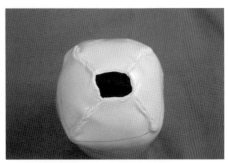

図Ⅰ-9　先端穴の整形

3　内ソケット製作

ラップを用いた断端の形成

　キャッチピンが断端末中心になるようにシリコンライナーを装着する（図Ⅰ-10）．ラップがずり落ちないように大腿骨顆部を強く巻止める．膝蓋骨レベルから遠位に向かってラップにテンションを掛けた状態で断端に圧力を掛けながら8の字形に巻いていき断端の形成を行う（図Ⅰ-11）．断端末外側後方からは膝内側向けて，断端末内側後方からは膝外側向けて，それぞれラップにテンションを掛けた状態で一定量の圧力を掛けながら巻いていく（図Ⅰ-12）．それを数回繰り返す（図Ⅰ-13）．
※伸びのあるラップの特性を生かし，一定量の圧力で断端の形成ができる．

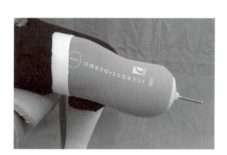

図Ⅰ-10　シリコンライナーの装着

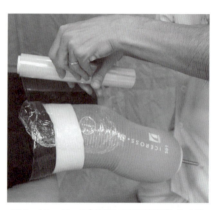

図Ⅰ-11　ラップを用いての断端形成（1）

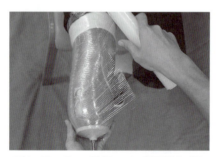

図Ⅰ-12　ラップを用いての断端形成（2）

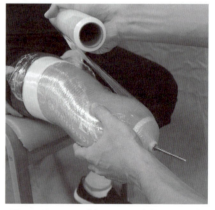

図Ⅰ-13　ラップを用いての断端形成（3）

採　型

　巻いたラップの上にストッキングを装着し（図Ⅰ-14），その上にサーモプラスチックとストッキングの接着防止と滑りをよくするためにタルク（ベビーパウダーでも可）をまんべんなくふりかける（図Ⅰ-15）．
　次いで，内ソケットのベースを温めて軟化させ，ストッキングを引きながら内ソケットのベースを断端に装着させる（図Ⅰ-16）．
　採型時に内ソケットが回旋しないように，内ソケット上縁を強く巻く．ラップを用いた断端の形成時と同様に，ラップにテンションを掛けた状態で一定量の圧力を掛けながら遠位方向に巻いていく（図Ⅰ-17）．サー

モプラスチックが温かい状態ではラップが切れやすいので慎重かつ素早く巻いていく．

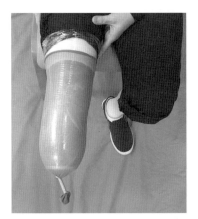

図Ⅰ-14　ストッキングの装着

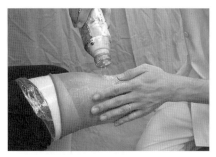

図Ⅰ-15　タルクの使用

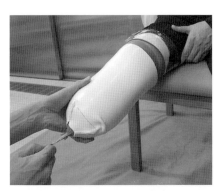

図Ⅰ-16　ベースの装着

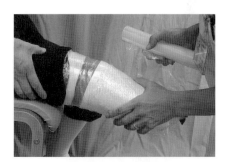

図Ⅰ-17　ラップを巻く

トリミング

　サーモプラスチックが冷えたら内ソケットを取り外しトリミングを行う（**図Ⅰ-18**）．取り外した直後は比較的トリミングしやすい．

　最初に巻いた断端のラップを取り払い内ソケットを装着し，膝の動きの確認を行い再トリミング，微調整など等を行う（**図Ⅰ-19**）．

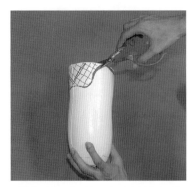

図Ⅰ-18　内ソケットのトリミング

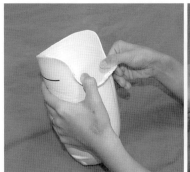

図Ⅰ-19　内ソケットの再トリミングと微調整

内ソケット中心線の設定

膝蓋腱中心の高さを基準とし,内ソケットの前後・左右の距離を測定.その中点をマーキングし線を引いていく(図Ⅰ-20).

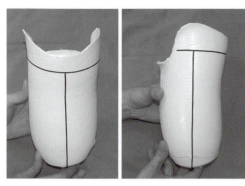

図Ⅰ-20　中心線のマーキング

4　装着チェック

装着チェックは,平行棒内にて,台・重錘を用いて非切断肢と脚長を揃えて行う(図Ⅰ-21).内ソケットの装着感,十分荷重できているか否か,荷重時の疼痛の有無,荷重時に局所的な圧迫・緩みはないか,非切断肢を前後させての荷重状態などの確認を行う(図Ⅰ-22).

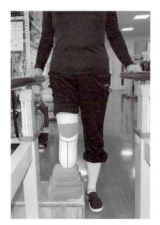
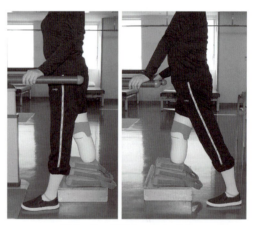

図Ⅰ-21　装着チェック(1)　　　図Ⅰ-22　装着チェック(2)

5　支持部製作

外ソケット製作(図Ⅰ-23)

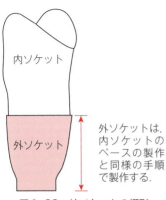

図Ⅰ-23 外ソケットの概形

外ソケットは，内ソケットのベースの製作と同様の手順で製作する．

外ソケット底部の補強

外ソケット底部はライナーロックアダプターとの接合部になるため負荷が大きく，サーモプラスチックでの補強を行う．ライナーロックアダプターの形状に合わせ，サーモプラスチックを切り出す（**図Ⅰ-24**）．

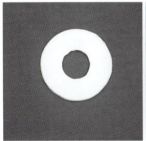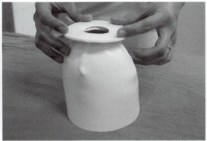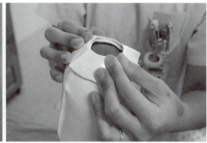

図Ⅰ-24 外ソケット底部のサーモプラスチックによる補強

外ソケットとライナーロックアダプターの接合

ライナーロックアダプターを分解し，外ソケットを下部の受け皿と上部の締め付け皿で挟み込みしっかり固定する（**図Ⅰ-25**）．固定後に外ソケットが回旋しないよう，アンカーネジを取り付ける（**図Ⅰ-26**）．

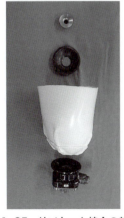 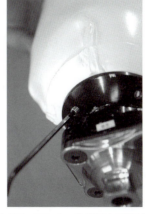

図Ⅰ-25 外ソケット接合の部品　　図Ⅰ-26 アンカーネジによる取り付け

外ソケットの採型

　内・外ソケットの接着を防ぐため，内ソケットにラップを巻き，その上にストッキングを装着する（図Ⅰ-27）．

　外ソケットを温め軟化させた後に，内ソケットを差し込み，内ソケットが回旋しないよう固定し，外ソケットにラップを巻いて形状を整える（図Ⅰ-28）．

　外ソケットが硬化するまでに，外ソケット部分である程度の初期屈曲角，初期内転角を設定する（図Ⅰ-29）．過度な初期屈曲角・初期内転角の設定を行うと，キャッチピンとライナーロックアダプターが連結できなくなるため注意する．

　水硬化性ポリウレタン樹脂のキャストテープを用いて外ソケットを補強し，支持部の強度を上げる（図Ⅰ-30）．

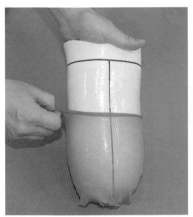
図Ⅰ-27　ラップとストッキングによる保護

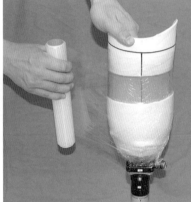
図Ⅰ-28　ラップによる固定

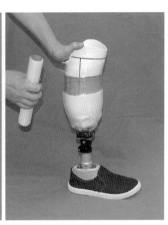

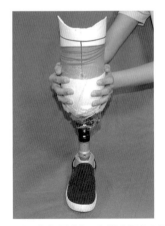
図Ⅰ-29　初期屈曲角・初期内転角の調整

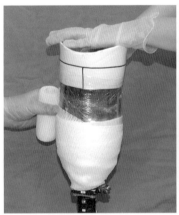

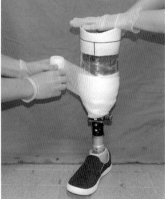
図Ⅰ-30　キャストテープによる補強

スタティックアライメントのチェック

　歩行を行う前段としてTSB-P訓練用下腿義足を使用し，座位・立位でのアライメントを確認する（図Ⅰ-31）．

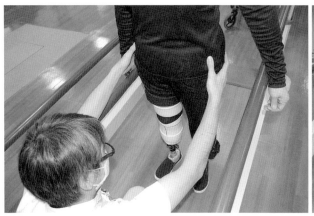
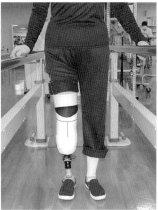

図Ⅰ-31　座位・立位でのアライメント確認

ダイナミックアライメントのチェック（図Ⅰ-32）

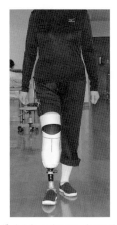

図Ⅰ-32　ダイナミックアライメントのチェック

（寺村誠治，原　和彦，石倉祐二）

付録 I-2　ギプスソケットによる訓練用（練習用）カナダ式股義足の製作法

1　用意するもの

伸縮性ギプス　3〜4巻，ギプス　2列　3〜4巻
ギプスシーネ　長さ約30 cm・5枚重ね×2本（2列ギプス使用），ひも（巾約5 cmのストッキネット使用），
木ブロック　45°×2コ（15 cm×15 cm），ギプス刀，はさみ，メジャー，スキンペンシル，
採型台（調節付），ギプスカッター，採型用下着　2枚（ストッキネット使用）

2　採型の準備

①採型用下着を2枚重ねて履かせ，肩ひもでつり上げておく．
②採型台*に断端側をあてがい，立たせる．採型台の断端と，健肢に均等に体重がかかるように台の高さを調節する（そのとき健肢の膝が伸びきらず，またあまり曲がらない高さにし，両側の腸骨稜を結ぶ線が床面に水平になるようにする（図Ⅰ-33）．
　＊採型台：テーブルの上面が平らで，5〜10 mm厚のPEライトをはってある高さの調節が可能な台．
③床面からテーブル上面までの高さ（下肢長），および非切断側下腿長，足部の大きさ，使用するはき物の踵の高さなどを計測する．

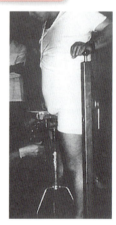

図Ⅰ-33　採型台の使用

3 ギプス採型 (図Ⅰ-34〜Ⅰ-44)

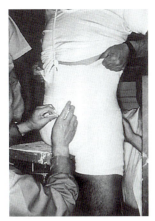

図Ⅰ-34 弾性ギプス包帯を巻く

弾性ギプス包帯を腸骨稜の10cm上から巻きはじめ，非切断側の大転子レベルまで被うようにする．

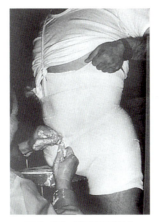

図Ⅰ-35 懸垂部の製作

ひもを腸骨稜の上に食い込むように巻き，体の前で結びさらに前下方へひき下ろしておく．そのとき腰椎前弯が起きるほど強く引っ張らないように注意する．

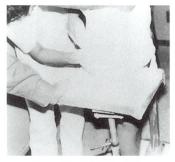

図Ⅰ-36 懸垂部の製作

ひもの上から2列のギプス包帯で巻いて，懸垂部を形づくる．

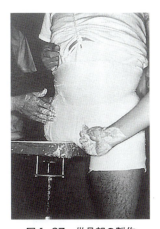

図Ⅰ-37 坐骨部の製作

先に作っておいたギプスシーネ2枚を断端下面より引き上げるようにあてがい，ソケットの坐骨部分をつくる．

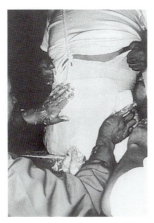

図Ⅰ-38 坐骨部の製作

その上を2列のギプス包帯で巻いて坐骨部を形づくる．

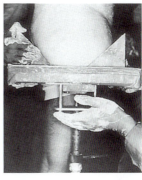

図Ⅰ-39 坐骨部での前後壁の製作

45°の木ブロック2コを用いて，前後方向から互いに向き合うようにして切断部位に押しつける．
このときブロックは進行方向に平行とする．
十分にギプスが硬化した後，木ブロックを外す．

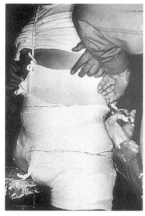 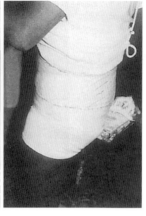

図Ⅰ-40 トリミングおよびカット

上縁はへその4〜5cm上,下縁は大転子のやや上で床面に水平にスキンペンシルでトリミングし,それに従ってギプス刀,ハサミなどでカットする.

カットされたギプスソケットに立位アライメントの線および矢状面と前額面に重りをもちいて垂線を引く.

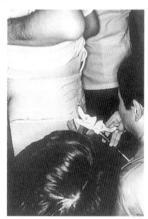

図Ⅰ-41 ソケットの取り外し

非切断側背面で縦切し,ソケットを取り外す.このとき先に縦切部に横線を数本入れておくと,取り外し後ずれがなく合わせられる.

ソケットを取り外すとき,2枚重ねてつけた採型用下着のうち1枚は患者が裸にならないようにするため,残したままにしておく.

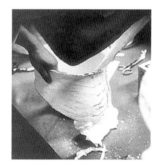

図Ⅰ-42 採型用下着をはぎ取る

取り外したソケットから採型用下着をはぎ取る.

取り外し後,ギプス包帯で巻き縦切部を再接合させる.

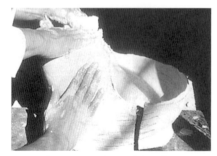

図Ⅰ-43 ソケット底部の修正

ソケットを逆さまにし,平らな机の上におく.ソケット底部の内側縁(会陰部にあたる部分)が進行方向に平行になるようカットし,また底面が床面に水平になるようギプスで修正する.

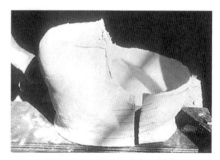

図Ⅰ-44 ソケット底部の補強

このときソケット底部がうすい場合,補強しておく.

4 股継手・ソケット取り付けプレート（7Z2）の取り付け（図Ⅰ-45〜Ⅰ-49）

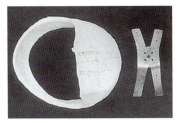

図Ⅰ-45 取り付けプレートの位置決定

ソケット底面に内壁の前後径の中線を引く．その線上で左右径の外側1/4の点から1cm外側の点が取り付けプレートの中心となる．

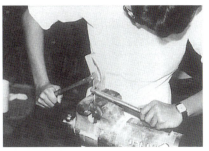

図Ⅰ-46 ソケット取り付けプレートの加工

取り付けプレートをハッカーなどでソケット底部の形にあわせて曲げ，また4本のはねに各2コずつ穴をあける．

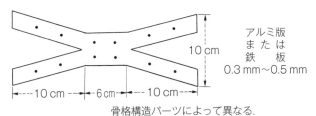

アルミ版または鉄板 0.3mm〜0.5mm

骨格構造パーツによって異なる．

図Ⅰ-47 調整ディスク（7Z16）の取り付け（アライメント調整およびソケット接続用）

取り付けプレートの中央に調整ディスクをねじ止めする．このときねじ山はソケット底部側にくるようにする．

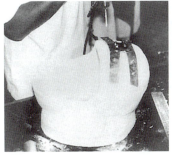
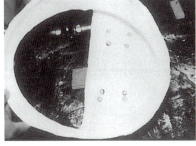
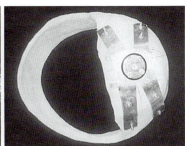

取り付けプレートの穴に合わせてソケットに穴をあける．

ソケットの内壁からビスで取り付けプレートを固定する．

図Ⅰ-48 ソケット取り付けプレートの固定

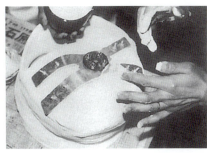
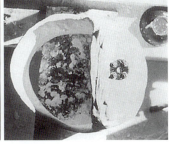

図Ⅰ-49 プレートの補強

さらにその上からギプス泥およびギプス包帯で補強する

5　ソケット内壁の修正（図Ⅰ-50）

ソケット内壁をギプス泥でなめらかにする．
ソケット乾燥後，切断研削網目ジスク（スーパーポリネット）を用いて仕上げる（ソケット乾燥には，ギプス乾燥機を使用して約半日必要）．

※坐骨部の保護
　ソケット内側の底面に5mm厚のPEライトをはる．

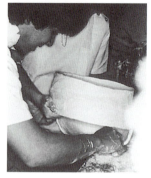

図Ⅰ-50　ソケット内壁の修正

6　カナダ式股義足パーツ——オットーボック社製（図Ⅰ-51）

足部：サッチ足
チューブクランプアダプタ　　4R21×2
ロングチューブアダプタ　　2R3
安全膝　　3R15
膝伸展補助装置　　21B30
股継手　　7E4

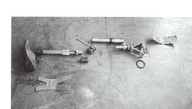
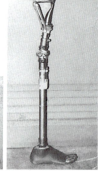

図Ⅰ-51　カナダ式股義足

7　ベンチアライメント

足部〜膝のアライメント
① 非切断側の膝の高さ（膝関節裂隙から足底まで）に合わせて義足の長さを決める．
② 矢状面：膝軸の1cm前方を通る垂線が足部の足長の1/3後方におちるようにする（図Ⅰ-52）．
③ 前額面：膝軸の中央を通る垂線が踵の中央におちるように，また膝軸は床面に水平になるようにする（図Ⅰ-53）．
④ 水平面：膝軸は進行方向に垂直になるようにする．

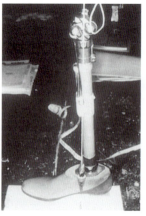
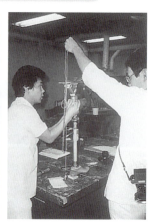

図Ⅰ-52　足部〜膝のアライメント（1）　　図Ⅰ-53　足部〜膝のアライメント（2）

膝～ソケットのアライメント

⑤非切断側下肢長にあわせて大腿部の長さを決める（ソケット底部の厚みを計算に入れる）．
⑥矢状面：股継手の軸と膝軸を結んだ線が，踵の後方 2.5 cm～5 cm のところにおちるようにする．また，ソケット前後径の中央から下ろした垂線が足長の後ろ 1/3 におちるようにする（**図Ⅰ-54**）．
⑦前額面：股継手の中心から下ろした垂線が踵の中央におちるようにする（**図Ⅰ-55**）．
⑧水平面：股継手にソケットを取りつける（7Z17 蝶番金具と 7Z16 調整ディスクをねじ止めする）．
　股継手およびソケット坐骨部の底面が床面に水平になっていることを確認する．
　ソケット底部の内側縁が進行方向に平行であることを確認する（**図Ⅰ-56**）．

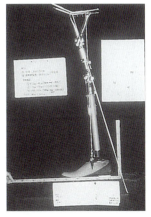

図Ⅰ-54　膝～ソケットのアライメント（1）

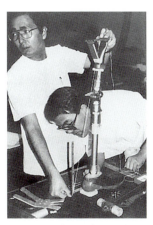

図Ⅰ-55　膝～ソケットのアライメント（2）

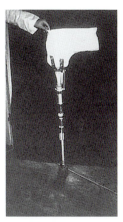

図Ⅰ-56　膝～ソケットのアライメント（3）

8　訓練義足の装着

①ソケット縦切部をギプス刀もしくはギプス用ハサミで再び切りはなす．
②縦切部を横におし広げ，患者に義足を装着させる．
③ソケットのまわりを，ひもでしばりさらにその上からギプス包帯を巻いて縦切部が離開しないようにしっかり固定する．あるいは，幅 5 cm のベルクロバンド 2 本を使用しても良い（平行棒内での訓練では十分使用可能，破損がでてきたらギプス包帯で補強）．

9　スタティックアライメント

立　位

①義肢の装着感はどうか．
②断端がソケットにゆるみなく入っているか．
③懸垂は十分であるか．
④義足の長さは正しいか．
⑤体重負荷時に股と膝が安定しているか．

座　位（図 I-57）

⑥ソケットの下縁が非義足側の大腿部にあたっていないか．
⑦ソケット上縁の高さは適当か．

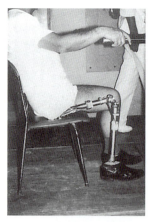

図 I-57　座位のスタティックアライメント

10　ダイナミックアライメント

①ソケットのピストン運動は少ないか．
②股・膝の安定性はどうか．
③異常歩行のチェック

　　　外転歩行　　　　　踵接地時の回旋
　　　体幹側屈　　　　　伸び上がり歩行
　　　分回し歩行　　　　フットスラップ
　　　内側・外側ホイップ

（細田多穂）

ギプスソケットによる訓練用（練習用）大腿吸着式義足の製作法

1 断端評価

　断端は人の顔が十人十色であるように切断患者によりさまざまな長さや形状を有する．したがってソケットの形状も断端の特長に十分似合ったものでなければならないと考えられる．

　断端の評価はソケットの製作，適合修正に必要不可欠なものであり，その客観的データが多いほど断端の特長をより反映したソケットが製作されると考えられる．われわれは下記の項目を評価し，ソケット製作のための資料としている（図Ⅰ-58）．

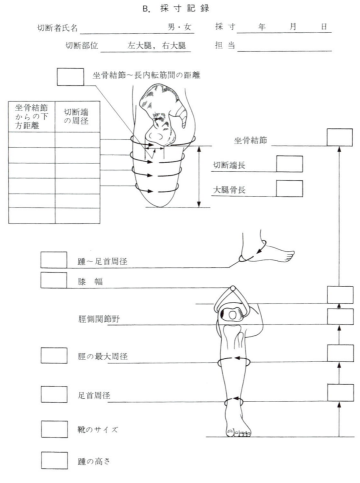

図Ⅰ-58　義肢情報カード——大腿義足
（飯田卯之吉：義肢装具製作教程．第4巻，医歯薬出版，1973）

(1) 周径：周径は一般的に断端の浮腫，成熟などを検査する目的で計測する．われわれは下記の3種類の測定法により断端の柔軟度を評価し，吸着式ソケットにおける圧迫値（Tension Value）を推定する．

測定時の誤差をできるだけ少なくするため常に同一周径上を測定できるように，皮膚ペンで坐骨レベルより5cmごとに各周径をマーキングする．この周径上をメジャーで計測するが，われわれは，このとき3種類の測定を行う．なお周径の測定誤差は非常に多いので皮膚ペンでマーキングした線上に紙絆創膏を貼り付け，その長さを読むのもひとつの良い方法である（図Ⅰ-59）．

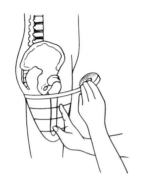
図Ⅰ-59　絆創膏による周径測定

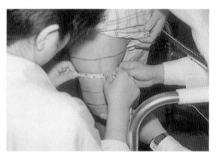
図Ⅰ-60　周径スタティック

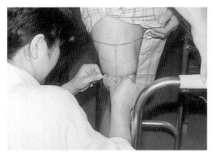
図Ⅰ-61　周径コンプレッション

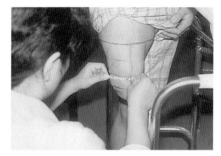
図Ⅰ-62　周径コントラクション

① スタティック（static）値：力を抜いた状態での周径値で，通常われわれが周径を測定する方法（図Ⅰ-60）．
② コンプレッション（compression）値：メジャーで強くしぼり込んだときの周径値で，このとき患者が痛みを訴えない程度にしぼり込む（図Ⅰ-61）．
③ コントラクション（contraction）値：図Ⅰ-61の状態から一定の強さでしぼり込んだまま，断端に等尺性の収縮を起こしたときの周径値で，このとき患者には股関節伸展方向に力を入れてもらう（図Ⅰ-62）．

スタティック値からコンプレッション値の周径差は断端軟部組織の柔軟度を表し，その差が大きければ軟部組織の多い柔らかい断端，また小さければ軟部組織の少ない硬い断端であると考えられる．

また，これらと関係してソケットの圧迫値を考えるとき，スタティック値より大きい周径のソケットではおそらくうまく吸着できず，歩こうとすればソケットは抜けてしまい，また坐骨棚に坐骨がのらないため，断端末や内転筋部に痛みを引き起こすなどの障害が生じてしまうだろう．

コンプレッション値よりも小さい周径のソケットでは断端を収めることは無理だろうし，仮に装着できたとしても患者は痛みやしびれを訴えることになると考えられる．つまりソケットの圧迫値はスタティック値からコンプレッション値のあいだにあると考えられる．われわれが製作した本義足のソケットの周径を測定したと

ころ，多くのソケットがコントラクション値に近似していた．そこでわれわれはソケット製作時の圧迫値はコントラクション値を目安としている．

圧迫値を加えたソケットは，その分ソケットの体積は減ってしまうため断端を収めるだけの体積が足りなくなる．そして断端は坐骨レベルまで十分挿入することが困難になる．そこで断端長よりソケット長をやや長目に製作するなど，足りなくなった分の体積を考慮し，これを補うようにすることも必要になってくる．またソケット装着時には断端誘導帯にて，断端の坐骨レベルにある軟部組織をソケット下部まで十分引き込むことが良い適合を得るための必要条件となる．

(2) 坐骨から長内転筋までの距離：測定方法は患者に硬い座面の平らな椅子に腰掛けた状態で検者が抵抗を与えながら断端を内転してもらい坐骨レベルで長内転筋腱を触診する．そして定規を座面にあて長内転筋腱までの距離を測定する（図Ⅰ-63）．この距離より1～1.2 cm引いた値が後述する最小前後径（min. AP径）に相当する．

(3) 内外径（ML径）：断端周径より計算式にて内外径を算出する方法では断端の実測内外径よりも大きな値となることが多い．そこで直接断端より内外径を実測する方法を用いる．この測定方法は立位にて坐骨レベルで大腿内側面から外側面までの距離を測定器（ノギス）を用いて測定する（図Ⅰ-64，Ⅰ-65）．

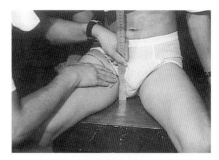

図Ⅰ-63　長内転筋腱～坐骨の測定

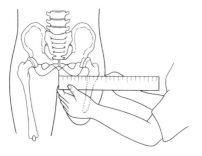

図Ⅰ-64　内外径測定法（1）

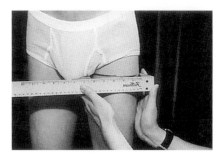

図Ⅰ-65　内外径測定法（2）

(4) 最大前後径（max. AP径）：通常ソケットの大腿直筋，大殿筋チャネルの深さは筋の発達度，筋力などで決定するが，われわれは最大前後径を測定し，その値をソケットに反映させている．測定方法は上記の内外径と同様に立位で前面から後面までの距離を水平にノギスにて測定する（図Ⅰ-66，Ⅰ-67）．

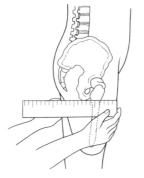

図Ⅰ-66　最大前後径の測定法（1）

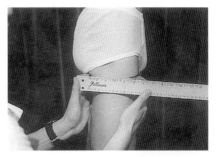

図Ⅰ-67　最大前後径の測定法（2）

最大前後径では前後にチャネルを持ち軟部組織が多い．そこでソケット周径に対してある程度の圧迫値を加えたいとき，臨床的には軟部組織の多い最大前後径を短かくして，圧迫値を得ることが多い．この前後径の測定は断端に等尺性収縮を行わせながら少しノギスを押し込んだときの値を読む．

(5) **断端長**：ソケットの長さは有効長にて決定される．したがって大腿切断の場合坐骨より断端末の長さをノギスを用いて測定する（図Ⅰ-68）．坐骨結節部は下方から押し上げるようにノギスをあて，断端末は先端を押し上げないように測定する．

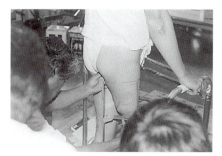

図Ⅰ-68　断端長の測定

2　作　図

作図は坐骨レベルのソケットの形状を描き，断端評価から得られた各パラメータよりソケットの作図を行う．この作図はギプス採型時の修正に欠かせないほか，圧迫値の確認や適合修正時の資料となるために必要なものである．

(1) **最小前後径（min. AP径）**：長内転筋腱から坐骨までの距離に対して1〜1.2 cm 減じた数値を縦軸にとる．この最小前後径は内壁の長さに相当し，ソケット後壁にある坐骨棚に坐骨がのる位置である1〜1.2 cm を引いている．

たとえば長内転筋腱から坐骨までが8.2 cm とすれば1.2 cm 引いて，最小前後径は7 cm となる．

(2) **内外径（ML径）**：測定した内外径の値から0.5 cm 減じた数値を横軸に引いて長方形を描く．仮に長い内外径のソケットの場合，断端を吸着させるためには最大前後径が短い横長の形状をもつソケットになる．この形状のソケットでは最大前後径が短いため，歩行時におもに働く大殿筋，大腿直筋などの活動を阻害する．また内外径が長ければ，大腿骨はソケット内でしっかり固定されないため，中殿筋の働きも阻害され，断端の内外側方向の安定性を得るための外壁の機能が十分生かされなくなる．

そこで内外径や最大前後径は実測値より0.5 cm 短くするか，作図したソケットの周径がコントラクション値より大きい値を示すようであれば，この内外径，最大前後径も断端周径の測定と同様にスタティック値，コンプレッション値，コントラクション値の3種類の測定を行い，コントラクション値を用いて，ソケットの作図を行う．

(3) **最大前後径（max. AP径）**：通常大腿直筋チャネル，大殿筋チャネルの深さの決定はおのおのの筋の発達度合により決定される．しかしこの両チャネルの深さが均等でないと断端をソケットに装着するとき，チャネルの一方が広いと，その広い所が挿入しやすくなり，断端が回旋して装着してしまうことが多く経験される．原則的には，計測した最大前後径から最小前後径を引いた値を2等分し，この値を両チャネルの深さとして決定している．

これらの基準点から筋収縮時（コントラクション値）の周径を目安として形状を描く（図Ⅰ-69）．

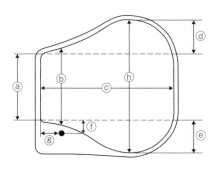

ⓐ ソケットの内壁の長さ
（長内転筋腱～坐骨結節）－1.2 cm
ⓑ ソケットの前後径
（長内転筋腱～坐骨結節中央）
ⓒ ソケットの内外径
実測値－0.5 cm 前後
ⓗ ソケットの最大前後径
実測値－0.5 cm 前後
ⓓ＝ⓔ
大腿直筋，大殿筋の最大膨隆部は内外径ⓒの外1/3と1/4の間にくるようにする．
ⓕ 後壁の内側～坐骨結節まで：1.2 cm
ⓖ 内壁の内側～坐骨結節まで：2～2.5 cm

図Ⅰ-69　作図方法

3　採型

準備するもの：弾性包帯2～3巻，ギプス刀，皮膚ペン，石鹸，お湯．

(1) **マーキング**：ギプス採型前に断端に皮膚ペンでソケット形状決定に必要なポイントをマークしておく．断端からの情報すなわち，マーキングがギプスに転写されることにより，その位置関係より修正する箇所が判りやすくなる．

しかしギプス採型時に断端を中間位にしてギプスを巻くことは困難であり，多くの場合外転位でとってしまう．また各壁の交わる線や坐骨結節部，断端内側部では軟部組織が多く，採型時にマークした線がズレて転写されやすく，採型時や後述する修正時に注意を要する．

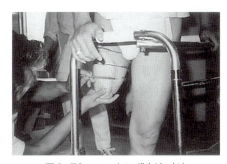

図Ⅰ-70　マーキング方法（1）

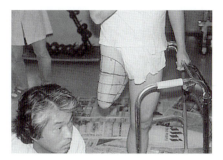

図Ⅰ-71　マーキング方法（2）

① 断端円周：坐骨レベルより下方5 cm きざみにマークする（**図Ⅰ-70**）．
② ソケット上縁部の高さ：内壁，後壁では坐骨レベルと同じ高さにする．前壁は股関節を90°屈曲位にしたとき，鼠径部に沿った線を引き，外壁は坐骨レベルより6 cmの高さで大転子を1～2横指上で包むように線を引き高さを決定する．
③ 各壁の交わる線：内壁と前壁の交点は長内転筋腱チャネルの位置であり，作図したソケットの基準点として最も重要で信頼できるポイントである．この長内転筋腱に沿って下方に向かって線を引く（**図Ⅰ-71**）．ほかの交線は各壁に対してノギスなどで平面的に圧迫を加えたときに形成される線上にマーキングを行う（**図Ⅰ-72**）．
④ その他のマーキング：ソケットの形状決定や断端との位置関係をより正

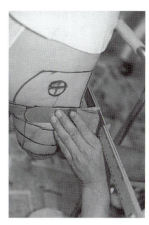

図Ⅰ-72　マーキング方法（3）

確に知るために，坐骨結節，大転子，骨端末（断端末）などにもマークする．

(2) **ギプス巻**：弾性ギプス包帯を巻く前に，ギプスが硬化して断端から抜きやすくするために断端に石鹸をつける．このとき手につけた石鹸をこすり込んでしまうとマーキングした線が消えてしまうので，こすらずに手で押すように石鹸を断端につける（図Ⅰ-73）．

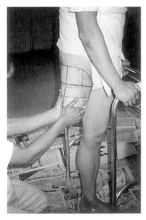
図Ⅰ-73 断端に石鹸をつける

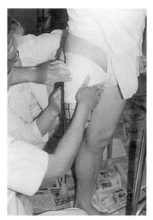
図Ⅰ-74 ギプス巻きの方法—上部

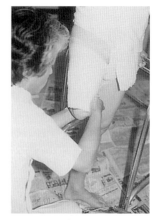
図Ⅰ-75 ギプス巻きの方法—下部

(3) **ギプス巻の注意点**：
a) $CaSO_4 \cdot 1/2 H_2O + H_2O \rightleftarrows CaSO_4 \cdot 2H_2O$ の化学反応を起こして硬化する．したがって弾性ギプス包帯を水につけるとき温度が高ければはやく硬化するのでおよそ40℃ぐらいの湯を使う．
b) 弾性ギプス包帯を巻くときには，できるだけ断端を中間位に保ち，坐骨レベルより巻きはじめ，外・前壁の高さよりやや高めに巻き，さらに断端末に向かって巻く．弾性ギプス包帯は通常2巻使用する（図Ⅰ-74，Ⅰ-75）．
c) 弾性ギプス包帯を断端につけ強く引っ張りながら巻くと，断端皮膚の位置がズレてしまうため，ギプス包帯に一定の張力を与えて包帯を置くようにして巻いてゆく．
d) ギプスの強度を得るために空気を押し出すようによくこすりこむ．

(4) **型押し**：型押しが正確か否かでソケットの修正が容易に行えるかどうかが決まる．このためギプスを巻く前に一度型押しのデモンストレーションを行い，このとき患者に坐骨の押しの感覚を覚えてもらうと良い．

断端に弾性ギプス包帯を巻き終え，少しギプスが硬化してきたのちに，坐骨棚とスカルパ隆起をつくる．このとき前もって測定した坐骨から長内転筋腱の長さを，母指から示指までの長さで合わせて押さえ込む．また坐骨を押した際，正確に坐骨に乗っているかどうかを患者に確認させる．

型押しをすると断端に巻いたギプスが歪み，断端とギプスには空間が生じやすい．また採型時に断端が外転屈曲位になりやすく，これを外側より片方の手で断端とギプス間の空間をなくすように型押しする．一度型押しをしたら，ある程度硬化するまで力を抜いたりしない（図Ⅰ-76）．

ギプスを断端から抜き出すとき，ギプスは完全に硬化していないため変形しないように注意する．抜き出すとき外側の皮膚を引きだして空気を入れると抜きやすくなる．さらに抜けないときは股関節を屈伸してもらうと簡単に抜ける．この作業はギプス硬化が生じる約7～8分の間に行うようにする．

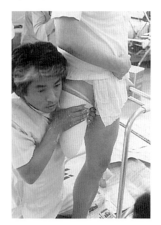
図Ⅰ-76 型押し

4 修　正

断端に皮膚ペンでマークした線は陰性モデル内に転写されるので，この線を元に修正していく．採型時に断端は外転位になりやすく，マークのズレが生じやすくなるため注意する（**図Ⅰ-77**）．われわれの経験では坐骨レベルでの長内転筋腱付着部での線が最も正確である．

まずソケットの深さは坐骨レベルでの長内転筋部を起点としてソケット底部までの長さを測定し，断端長と同じ長さにする．ついで内壁の上縁を水平に整える（**図Ⅰ-78**）．内壁上縁と同じ高さに後壁外方をギプス刀にて切り込み坐骨棚および後壁の高さを整える．後壁も内壁と同様に水平に作らないと坐骨部や大殿筋部に痛みを生じることがあるので水平につくる．

前壁は鼠径部に沿って坐骨棚より最高部で6cmの高さにする．前壁内側にはスカルパ隆起をつくり，その部にフレアーをつくる必要があるため，不要部のカットは多少余裕をもっておく．

外壁は坐骨棚より6cmの高さで少なくとも大転子を被うようにし，断端が短かければ短かいほど安定性を得るため外壁を高くする．

次にギプスソケットを作図した形状に合うように最大前後径，最小前後径，左右径の長さを修正する．このとき，あまり修正を繰り返しすぎるとギプスの固さが弱くなるので注意する．

修正ができたら，ソケット内の各レベルでの周径を絆創膏などで測定しておくと後述するソケット内面の修正の際に便利である．

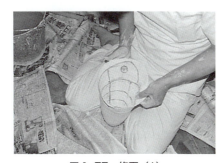
図Ⅰ-77　修正（1）

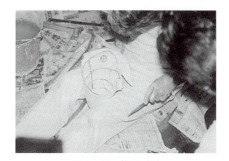
図Ⅰ-78　修正（2）

5 バルブの取り付け

バルブの取り付けはしっかりと固定されなくてはならない．これは断端をソケットに挿入するとき，断端誘導帯をこのバルブ孔より引き抜くため，この部には強い力がかかりやすく，破損の原因となる．また空気漏のないように隙間を作らないことにも注意する．

バルブの取り付け位置は，バルブ孔がソケットの底部にあれば，断端誘導体を用いて断端をまっすぐ下方に挿入できる（T-Cソケット）．しかしギプスソケットではソケットの下に木台を取り付けるためソケットの真下にはバルブ孔を取り付けることはできない．このため木台のハネが邪魔にならない位置で，できるだけ下端に，ソケット前面の中央よりやや内側に取り付ける．バルブ孔を中央よりやや内側に取り付けることにより，断端誘導帯を引き抜くとき，患者自身で装着が行いやすくなる．

バルブの取り付け位置が決定したらバルブの外枠を皮膚ペンなどでトレーシングし，ギプス刀を斜めにあてがい，バルブ外枠とギプス孔がぴったりと合うように孔を開ける（**図Ⅰ-79**）．このとき孔を大きく開け過ぎるとバルブの外枠とギプスの孔との間に隙間が生じ，バルブの取り付け部が弱くなり空気漏が起こりやすくな

るので注意を要する．バルブの取り付けはギプス包帯を 2〜3 cm に切り，ループ状にして隙間を作らないようにギプス包帯を引っ張りながらしっかりと固定する（図 I-80）．このときバルブのネジやまにギプスが詰まらないようにガーゼを詰めておく．

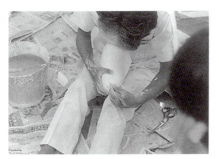

図 I-79　バルブの取り付け（1）

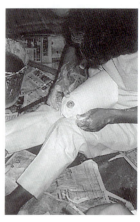

図 I-80　バルブの取り付け（2）

6　補強

　弾性ギプス包帯で採型したソケットをより強固にするためにギプス包帯にソケット上部を補強する（図 I-81）．またソケットの上部以外の部はバルブの取り付け時や木台にソケットを固定する際に補強する．ソケット上部の坐骨棚やスカルパ隆起部には体重による力や強い内圧がかかるためしっかりと補強する必要がある．これらの部ではギプス包帯を折り重ね厚くし，ソケット上部全周にギプス包帯を強く巻き，気泡を押しだすように十分にこすり込む．またこのとき陰性モデルを変形させないように注意して行う．この作業が不十分であるとギプス包帯をどんなに多く，厚く巻いても十分な強度は得られない．また弾性ギプス包帯のソケットが乾燥しているときギプス包帯の水分を陰性モデルが吸ってしまうため，水分量をやや多目にしておくと良い．補強の厚さは内壁で 1 cm 以内におさえる．

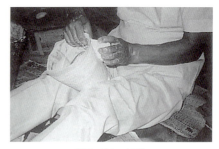

図 I-81　補強

7　ソケット内面の修正

　坐骨レベルでの断端評価から得られた作図上の数値，形状に合うようにソケットの修正を行う．このあと陰性モデルの内面にギプス泥を塗り，内面を滑かに整える．
　吸着式ソケットは直接断端を挿入するため，ソケット内面の小さな不整に対して断端の痛みを生じやすい．このためソケット内面の凸凹をギプス泥で整え，乾燥させた後にもヤスリをかけてソケット内面を滑かにする（図 I-82）．
　ギプス泥で塗った後のソケット内面は，白くなり形状の確認がしづらいので皮膚ペンで坐骨レベルをマーキングし，作図したソ

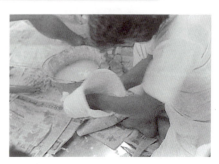

図 I-82　ソケットの内面の修正

ケット形状と比較すると良い．また内壁内面は坐骨レベルから下 10 cm は垂直な平面にする．

8 木台の取り付け

　ソケットを木台に取り付ける際，初期屈曲角，初期内転角を設定する必要があるので最初に次の作業を行う．

　初期屈曲角，初期内転角を設定するために，まずソケットの中心線を求める．しかしソケットの中心線を正確にみつけることはきわめて難しい．そこで作図したソケットの形状を考えるとソケットには最小前後径と左右径からなる長方形が存在する．したがって，まずおのおのの辺の中央を求める．

(1) **初期屈曲角の設定方法**：内壁中点からの垂線（ソケットの中心線）と，内壁中点から股関節伸展方向に設定した角度で直線をソケット内壁外部に描く．このソケットの中心線と重錘線とがなす角度を初期屈曲角として設定する（図Ⅰ-83，Ⅰ-84）．

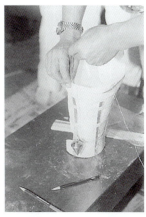
図Ⅰ-83　木台の取り付け―初期屈曲角の設定方法

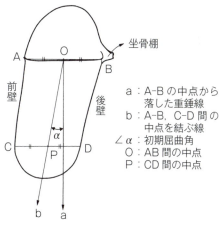
図Ⅰ-84　初期屈曲角の設定

(2) **初期内転角の設定方法**：前壁中点からの垂線（ソケットの中心線）と，前壁中点から股関節外転方向に設定した角度で直線をソケット外壁外部に描く．このソケットの中心線と重錘線とがなす角度を初期内転角として設定する（図Ⅰ-85，Ⅰ-86）．

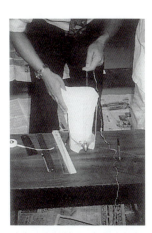
図Ⅰ-85　木台の取り付け―初期内転角の設定方法

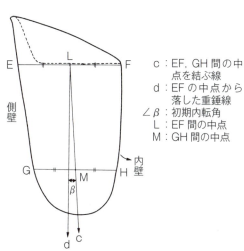
図Ⅰ-86　初期内転角の設定

(3) ソケットと木台の取り付け：次にそれぞれの壁の中点から重錘をたらし，先に描いた重錘線と一致するように木台にソケットを置き，初期屈曲角，初期内転角を設定したあと，紙テープなどで簡単に木台にソケットを固定する．さらにソケットと木台についているハネとの隙間をなくすようにハネを折り曲げる．

　固定はギプス包帯で行う．このときソケットが乾燥しているとギプス包帯の水分がソケットに吸収されてしまうので，ギプスの水分を多目にする．またギプス包帯を巻く際，隙間ができないように注意し，隙間はギプス刀などで割を入れてよくなすり込み，強度を得るようにする（図Ⅰ-87）．

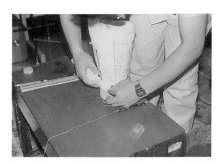

図Ⅰ-87　木台の取り付け—ソケットの固定

　以上の作業によりギプスソケットの製作は終了する．このあとベンチ・アライメントに従って仮義足を製作する．

　なおベンチ・アライメント，スタティック・アライメント，その他については本文参照とする．

（細田多穂）

訓練用（練習用）IRC式仮義足

1　MAST-Pについて

MAS（Marlo anatomical socket）は理想的な大腿義足ソケットとして世界的に使用されている．しかし製作においては適合が難しく完成までの時間がかかるため，断端の形状変化が著しい急性期での練習用義足として用いられることはない．

ラップ加圧採型式MASタイプIRCソケット（以下，MAST-P）は，MASの最大の特徴である適合の良さと大きな可動域を備えながら，製作設備が整わない臨床現場で短時間かつ，正確な適合を可能としたソケットである（図I-88）．MAST-Pの特徴として，次の2点があげられる．

① MASにおいて最も適合が難しい坐骨結節下のソケット上縁形状を，ワイヤーリングでHV採型し製作した型紙を用いて成型することで，陽性モデルを用いずにソケットを製作できる．

② TSB-Pを開発した経験を基に，サーモプラスチックを用

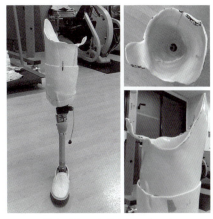

図I-88　MAST-Pソケット

い食品用ラップで加圧して製作するため，何度でも修正が可能である（付録I-1参照）．

以上により，急性期の断端の形状変化が著しい時期において，ソケット製作経験が少ない理学療法士が練習用義足を製作し，自ら修正を行いながら義足練習に用いることを可能にしている．

以下に製作手順と適合の確認方法を述べる．

2　製作にあたって準備するもの

ソケット材加工時：スプリント用サーモプラスチック板，シンナー
サーモプラスチック加温時：投げ込み式ヒーターと温水容器，ヒートガン
採寸時：断端幅計測器，テープメジャー，分度器，カラーペン
周径リング材およびダンボール型製作時：ビニール被覆ワイヤーリング，周径デザイン作図用方眼紙，加工用ラジオペンチ，ダンボール
ソケット採型時：食品包装用ラップ，トング，ストッキング，カッターナイフ，工作用ハサミ，食器用洗剤，タオル，布端切れ
その他：義足部品（支柱・足部・カップリング），義足組み立て工具一式，二重ソケットの固定用ベルクロとDカン

3　作業手順

採　寸

患者肢位：シリコンライナーを装着し，平行棒内立位．

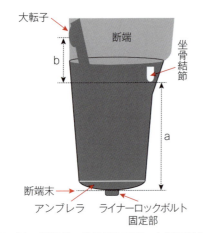

図Ⅰ-89　断端長，坐骨結節下端～大転子頂点距離の計測部位

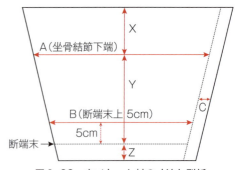

図Ⅰ-90　内ソケット材の寸法と型紙

X（15 cm）＋ Y（断端長）＋ Z（つまみしろ 5 cm）＝全高
A（坐骨結節下端部の周径）
B（断端末上 5 cm 高位の周径）
C（貼りしろ 2 cm）

作　業：シリコンライナーを装着した状態で計測する．
・断端長：坐骨結節下端～断端末（**図Ⅰ-89 a**）
・坐骨結節下端～大転子頂点（**図Ⅰ-89 b**）
・周径：坐骨結節下端高位，断端末上 5 cm 高位
・ダイヤゴナル M-L，骨 M-L，軟部組織 A-P と M-L
・非切断側下肢機能長：坐骨結節下縁～床

内ソケット材の型紙製作と裁断，円筒の製作

作　業
① 採寸結果を元に型紙を製作する．（**図Ⅰ-90**）
② 型紙外寸をサーモプラスチック板に転写しカッターで切り出す．
③ 切り出したサーモプラスチック板を p190～191「内ソケットのベースを製作」の手順に従い加工する．

ワイヤーリングへのソケット上縁部ランドマークのマーキング

患者肢位：シリコンライナーを装着し，平行棒内立位．
作　業
① ワイヤーリングの設置：断端の坐骨結節下端下 1 横指の高位にワイヤーリングを食い込まない程度に巻きつけ，落ちないようにビニールテープで数か所止める（**図Ⅰ-91 A**）．
② ランドマーク位置のマーキング：以下のランドマークの位置をワイヤーリング上にマジックインキでマークする．

円筒上部のカッティング

作　業
① 円筒の坐骨結節下端の高位（**図Ⅰ-90 A**）に外周線を引く（**図Ⅰ-92**）．
② マーキングしたワイヤーリングを利用し，①の外周線上に大転子頂点，坐骨結節下端，大腿直筋膨隆部の位置をマークする（**図Ⅰ-92**）．
③ **図Ⅰ-92**のように，b～c は①の円周線から上方 8 cm 程度残し，a の上方は，a を中心にして大転子幅＋ 4 cm の円周上の幅で上方 15 cm 残す．d-1 ～ b'と d-2 ～ c'はなめらかなカーブを描く．
④ 描いた線をカットする．

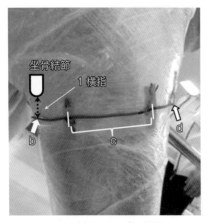
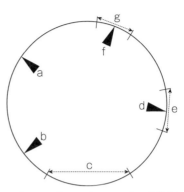

A：ワイヤーリングの設置　　　　　　B：ランドマークのマーキング位置
図Ⅰ-91　ワイヤーリングの設置とランドマークのマーキング位置
a：長内転筋膨隆部，b：坐骨結節下端部，c：大殿筋幅，d：大転子頂点，e：大転子幅，f：大腿直筋膨隆部，g：大腿直筋幅

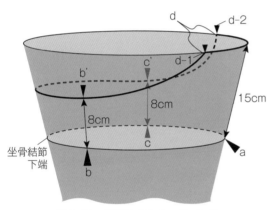
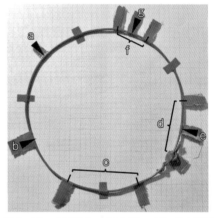

図Ⅰ-92　円筒上部のカッティング
a：大転子頂点，b：坐骨結節下端位置，c：大腿直筋膨隆点，d：大転子頂点を中心にして大転子幅＋4cmの（円周上の）長さ

図Ⅰ-93　方眼紙上へのワイヤーリングの設置
a：長内転筋膨隆点，b：坐骨結節下端，c：大殿筋幅，d：大転子頂点，e：大転子幅，f：大腿直筋膨隆点，g：大腿直筋幅

（※この作業によりソケット成型前の準備が完了）

ワイヤーリング成型によるソケット上縁形状の決定，ダンボール型の製作
作　業
【ワイヤーリングの転写】(図Ⅰ-93)
① 方眼紙上にマーキングしたワイヤーリングを設置し，テープでずれないよう数カ所固定する．リングの向きは，大殿筋幅の中央が正中後方（時計の6時の位置）へ向くようにする．
② ワイヤーリングの内周とランドマーク位置を黒線で転写する．

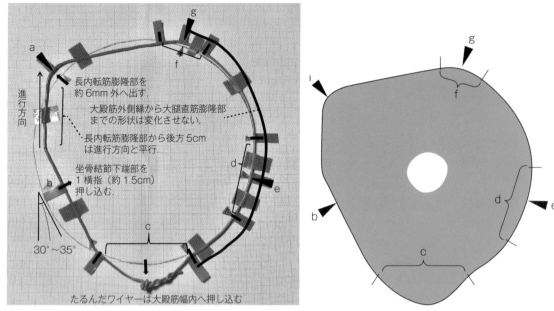

図Ⅰ-94 ソケット上縁形状の決定とダンボール型製作
a：長内転筋膨隆部，b：坐骨結節下端，c：大殿筋幅，d：大転子頂点，e：大転子幅，f：大腿直筋膨隆部，g：大腿直筋幅

【ソケット上縁形状の決定】
　ワイヤーリングを以下の方法で成形していく（図Ⅰ-94 A）．
① 大殿筋外側縁から大腿直筋膨隆部までの形状は変化させない．
② 大腿直筋膨隆部から長内転筋膨隆部をほぼ直線に成型．
③ 長内転筋膨隆部を約6mm外側へ出す．
④ 内壁は，長内転筋膨隆部から後方約5cmを進行方向と平行にする．
⑤ 坐骨結節下端部を坐骨枝の角度（30°～35°）で1横指（1.5cm程度）押し込む．
⑥ たるんだワイヤーは大殿筋幅内へ押し込む．
⑦ 再度方眼紙上へ成型したワイヤーリング内周と各マーキング点を赤線で転写する（方眼紙は記録として保存する）．
⑧ 採寸した骨 M-L，軟部組織 M-L と A-P，ダイヤゴナル M-L と大きなずれがないか確認する．

【ダンボール型の製作】（図Ⅰ-94 B）
　ダンボールへ成型後のワイヤーリング内周と各ランドマークを転写し切り抜く．またダンボール型中央に指入れ穴をあける．

断端のラッピング加圧（製作者は2人で実施）

患者肢位：シリコンライナーを装着し，股関節外転位で平行棒内立位．
作　業
① 腰部に3周程度ラップを巻きつける．
② 断端を外転位にして，腰部背面→大転子→坐骨結節→断端近位後面→前面→坐骨結節→殿部→大転子→腹部前面の順に8の字形にラップが動かないように強く巻く．これを2回繰り返す（図Ⅰ-95）．

付録Ⅰ．訓練用（練習用）仮義足　**219**

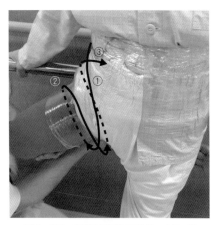

図Ⅰ-95　断端外転位でのラッピング
腰部背面→大転子→坐骨結節→断端近位後面→前面→坐骨結節→殿部→大転子→腹部前面の順に 8 の字形に巻く．これを 2 回繰り返す．

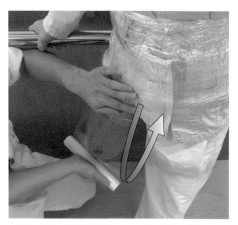

図Ⅰ-96　断端長軸方向への U 字形の伸び止め
断端前面→断端末→後面へ向かって U 字に長軸方向への伸び止めを 1 往復行う．

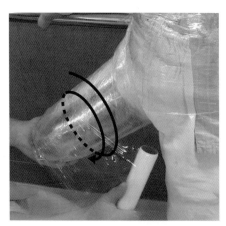

図Ⅰ-97　断端体部の加圧
断端の硬さを確かめながら 4〜5 回巻き重ねる．

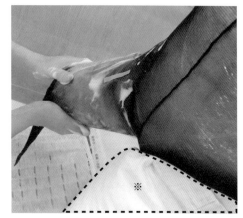

図Ⅰ-98　ストッキングの装着と洗剤の塗布
ストッキングを装着（※点線内の非切断側のレッグ部分は切除）し洗剤を塗布する．

③　続いて断端が長軸方向に伸びないように断端前面→断端末→断端後面へと U 字に伸び止めを往復で行い，伸び止めが緩まないよう②の 8 の字巻きを 1 周行い固定する（**図Ⅰ-96**）．
④　最後に断端体部の硬さを確かめながら全体に 4〜5 周巻き重ねる（**図Ⅰ-97**）．
⑤　ラッピング後，ストッキングを装着する（非切断側のレッグ部分は切除する）（**図Ⅰ-98**）．
⑥　ストッキングの上に食器用洗剤を塗布する（**図Ⅰ-98**）．※暖められて柔らかくなったサーモプラスチック材が断端に接着しないために行う．

留意事項
・断端外転位でラッピングすると軟部組織の多い大腿内側に圧を加えやすい．

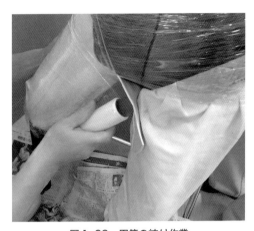

図Ⅰ-99　円筒の絞り作業

作業は，断端のラッピング加圧（図Ⅰ-95〜98）と同じ手順で行う．

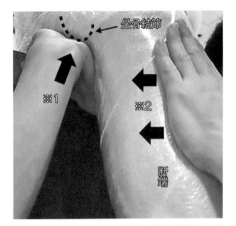

図Ⅰ-100　内転位での外側壁と坐骨結節部の成型
※1：坐骨結節を下方から掌底で圧迫．
※2：断端を内転位方向に押し込んでいる．

- ラッピングは，ラップが切れる限界の強度で巻く．
- 断端近位部だけを強く巻くと，断端が伸びてしまう．断端の伸び率は断端長の10％以内に抑える．
- 断端表面に凹凸が無く，水平断面上真円に近い砲弾型形状になっているか確認する．

円筒のラッピング加圧（製作者は2人で実施）

患者肢位：平行棒内立位．

作　業

【サーモプラスチックの加温】

① 円筒を85℃程度お湯で温め，サーモプラスチックを軟化させる．
　※円筒の頭尾を半分ずつ温める．熱くて円筒を持てなくなる程度まで加温する．
　※80℃を超えるとサーモプラスチック同士が接着しやすくなるため注意．

【円筒のラッピング加圧】（図Ⅰ-99）

① 軟化した円筒を筒状のまま伸ばさず左右に回旋しながら断端末まで被せ，ストッキング末を円筒末の穴から引き出す．
② 製作者の1人が断端を外転位に保持し，もう1人がラッピング加圧する．加圧方法は断端のラッピング加圧と同じ．
③ 加圧後サーモプラスチックが硬化する前にすばやく断端を内転位に矯正保持．このとき外壁上部が浮き上がらないよう十分に押え，坐骨結節部を下方から掌底で押えながら成型する（図Ⅰ-100）．
④ ③の状態を保持しサーモプラスチックが十分に硬化したらラップを外す．
⑤ ラップを外したら坐骨結節下端部と大転子頂点マーキングし円筒を外す．

ソケット上縁部のカッティング，ソケット上縁部（水平断面坐骨結節下レベル）と底部の成型

作　業

【上縁部のカッティング】（図Ⅰ-101）

① 外壁：大転子幅を十分に覆い（幅15 cm程度），外壁上端は大転子頂点から上方へ2横指（3〜4 cm程度）延長した長さとする．
② 前壁：坐骨結節下端下1横指の高位で床と平行とする．外壁からの移行部は大腿直筋を圧迫しないように

付録Ⅰ．訓練用（練習用）仮義足　221

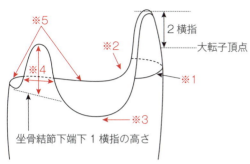

図Ⅰ-101　上縁部のカッティング（後方からの図）
※1：外壁幅は15 cm程度．※2：大腿直筋を圧迫しない．※3：大殿筋形状に合わせて坐骨結節下端下1横指の高位より切り下げ．※4：坐骨安定板は幅，高さとも3横指（5～6 cm）．※5：前壁～長内転筋膨隆部は坐骨結節下端下1横指の高位．

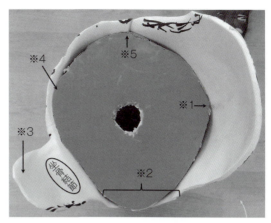

図Ⅰ-102　上縁部の成型
※1：大転子頂点位置，※2：大殿筋幅，※3：坐骨安定板，※4：長内転筋腱チャネル，※5：大腿直筋膨隆部

カットする．
③　後壁：大殿筋を覆わないように形状に合わせて壁を切り下げる．
④　内壁：坐骨安定板は坐骨結節下端下1横指の高位から高さ，幅とも3横指（約5～6 cm）程度残す．
⑤　長内転筋膨隆部：坐骨結節下端下1横指の高位までカットする．

【上縁部の成型】（図Ⅰ-102，Ⅰ-103）
　坐骨結節下端下1横指の高位にダンボール型を載せ，型の通りに成型する．なお大殿筋部はチャネルを切り下げるので型紙とは異なることになる．ヒートガンで部分的に温めて成型する．
①　外壁上縁の成型：腸骨－大腿骨角度に合わせて大転子を包み込むような形状に整える．

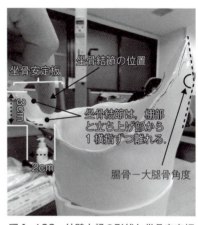

図Ⅰ-103　外壁上縁の形状と坐骨安定板

②　内壁上縁の成形：ダンボール型にあわせて壁を押し込む．直線をつくるときは机の平らな面に当てると簡単である．
③　坐骨安定板の成型：坐骨結節下端下1横指の高位で安定板をソケットの外側へ折り曲げて棚とし，さらに上方へ立ち上げる．棚部分は約2 cm，立ち上げ部分は3 cm程度とする．
④　長内転筋膨隆部：ダンボール型にあわせてチャネルをつくる．上縁は外側へ滑らかにカーブさせる．
⑤　後壁と前壁はそのままとする．

【底部の成型】
①　ソケット底部の穴の大きさを直径3 cm程度に調整する．

ソケット装着・荷重下での適合チェック（図Ⅰ-104）
　患者肢位：ソケットを座位で装着し，平行棒内で踏み台上に断端を載せて荷重する．踏み台の上に体重計と砂嚢を載せておく．

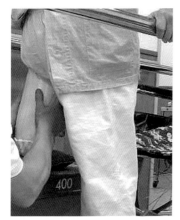

図Ⅰ-104 ソケット装着・荷重下での適合チェック
内ソケットのみを装着し，荷重下での適合をチェックする．

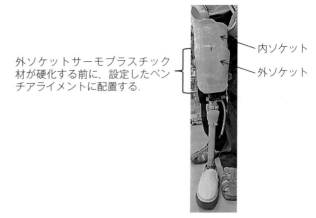

外ソケットサーモプラスチック材が硬化する前に，設定したベンチアライメントに配置する．

― 内ソケット
― 外ソケット

図Ⅰ-105 ベンチアライメントの決定

作　業

① 坐骨結節部の適合：荷重中に坐骨結節下端は坐骨安定板の棚部の上方1横指の位置で浮いていることを確認する．また安定板立ち上げ部の内側面と坐骨結節の間隔が1横指あるかを確認する（目安は指がわずかに挟まれる程度）．さらに安定板立ち上げ部の上縁が殿部の軟部組織にわずかに嵌入しているかを確認する．
② 長内転筋部の適合：荷重時でも指が入り，圧迫が強くないか確認する．
③ 外壁上部の適合：立脚中期を想定し断端を15°内転し，外壁上縁に大きな緩みがないか指を入れて確認する．
④ ソケット前後の適合：ソケット前壁に指を入れ，緩みが無いか確認する．緩みがある場合は後壁を押し込む．前壁は修正しない．
⑤ 前壁の高さ：断端を最大屈曲し，前壁上縁が鼠径部に当たらないか確認する．
⑥ 後壁の高さ：ソケット装着下で椅子に座り，大殿筋が直接座面と接触しているかを確認する．
⑦ その他のチェック：ソケットを外し，断端末や坐骨枝などに痛みや発赤がないか確認する．あれば該当部分を修正する．

外ソケットの製作とカップリングへの取り付け，ベンチアライメントの決定

作　業

【外ソケットと補強板の寸法】
・外ソケット寸法：内ソケット材の型紙（図Ⅰ-90）の下方1/2の部分を利用．
・補強板の寸法：直径15 cmの円形で，中心をマスターロックアダプターの形状に合わせてくり抜く．

【外ソケットと補強板の成型とカップリングへの取り付け】
　p194～197の「支持部製作」を参照．

【ベンチアライメントの決定】（図106）

① 患者の状態に合わせて初期屈曲角と内転角を決める．
　MASソケットの内転角はIRCソケットに準じ，本来断端の角度が床に対して13°～17°となるように設定するのだが，義足装着初期は荷重時に十分な内転位を取れないため，0°～5°程度としておく．練習が進み内転位が取れるようになれば，そのつど角度を修正する．

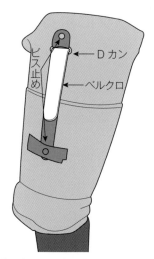

図Ⅰ-106　内外ソケット固定のためのDカンとベルクロの設置

② 外ソケットのサーモプラスチックが冷めない前に，設定したベンチアライメントに配置する．

【内外ソケット固定用Dカンとベルクロの設置】

図Ⅰ-106のようにベルクロとDカンを用いて内外ソケットの固定具を取り付ける．

スタティックアライメントと適合のチェック

患者肢位：平行棒内立位．歩隔は足部間が10 cm程度である．

作　業

① 義足を装着し立位で義足長を確認し調整する．十分に内転を伴いながら荷重し，荷重線を確認し調整する．
② 荷重した状態でのソケットの適合を確認する．
③ 義足を振り出して，懸垂機能を確認する．
④ 全体のフィッティングを再度チェックする．

ダイナミックアライメントと適合のチェック

患者肢位：はじめに平行棒内で歩行する．その後必要に応じて歩行器や杖を使用して確認．

作　業

① 歩行中の痛み，義足の回旋，義足下垂の有無の確認：ソケットが回旋するときはどこかに緩みがあるはずである．
② 荷重時の義足アライメントの確認：練習初期は義足荷重時に十分な内転位が取れないが，できるだけ内転位が取れるように練習を続ける．
③ 義足振り出しの確認：分回しとなることが多いため，内転位を保持した状態での振り出しの練習を続ける．
④ 義足アライメントの修正：内転位での荷重が可能となり，振り出し時の分回しが軽減してきたら，ソケットをより内転位に修正する．

（小関要作）

サーモプラスチックによる訓練用（練習用）下腿義足の製作法

1　訓練用（練習用）PTB義足

用意するもの

　　PTB義足部品一式，サーモプラスチック板，5 mmのフェルト，ストッキング，熱湯，ドライヤー，冷水，皮膚鉛筆，弾性包帯，テープ，ほか

断端計測

　　(1) 断端長　(2) 前後径　(3) 内外径　(4) 断端周径は，評価の頁を参考に計測する．

ソケットの型紙採り

　　断端に紙を被せてソケットの形をマーキングし，左右および下方を2 cm大きく切り取り，サーモプラスチック板にマーキングし切り取る（**図Ⅰ-107**）．

除圧フェルトの製作と貼り付け

① 除圧部位（脛骨粗面，脛骨稜，腓骨小頭，脛骨と腓骨の先端）を型紙にマーキングする．脛骨遠位部は，折り曲げて二重にする（**図Ⅰ-108**）．
② 断端先端は全体的に除圧し，1箇所をV字型にカットする（**図Ⅰ-109**）．
③ 型紙を用いて切り取ったフェルトを断端に貼り付ける（**図Ⅰ-110**）．

ソケット製作

① 熱傷防止のためにストッキネットを水で濡らして2枚装着し，サスペンダーで固定する（**図Ⅰ-111**）．
② 皮膚鉛筆で膝蓋骨の輪郭と中央部・膝蓋腱の中央部・ハムストリングス付着部および断端に貼り付けた除圧用フェルトの外形をマーキングする（**図Ⅰ-111**）．
③ 軟化させたサーモプラスチック板で断端前面を被い，膝蓋骨中央部から1 cm上方に合わせ，前面から側面さらに後面へと断端にフィットさせていき後面で接着させる．先端は，左右をつまんで中心部へ寄せ，十字型に接着させる（膝関節の初期屈曲角度を付けた肢位で行う）（**図Ⅰ-112**）．
④ 膝蓋腱部は，両側の母指を水平にあて圧迫し，膝窩部は第2指〜第5指で圧迫する（**図Ⅰ-113**）．ハムス

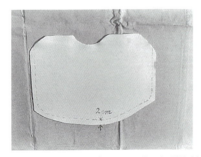
図Ⅰ-107　サーモプラスチックの切り取り

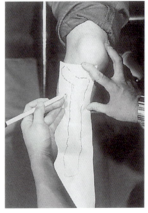
図Ⅰ-108　除圧部位のマーキング

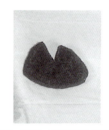
図Ⅰ-109　断端先端の除圧

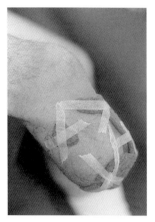
図Ⅰ-110 カットしたフェルトを断端に貼り付ける

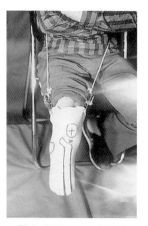
図Ⅰ-111 マーキング

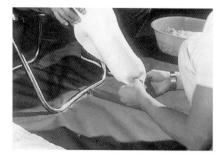
図Ⅰ-112 サーモプラスチック板の接着

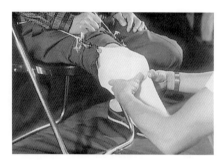
図Ⅰ-113 膝蓋腱部の圧迫

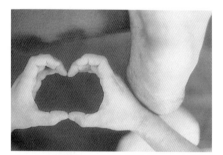
図Ⅰ-114 ハムストリングスのチャネルの形成

トリングスのチャネルは両側のDIPおよびPIP関節で形をつくる（**図Ⅰ-114**）．
⑤ 荷重部の前脛骨筋部，脛骨内顆下方（マークの部位）は，母指球で押す．斜線の部位も平らに押す（**図Ⅰ-115**）．
⑥ ソケット上縁のトリミングは，本書の下腿義足ソケットを参照して行う（**図Ⅰ-116**）．後壁に関しては，内側をやや低くて広くする（**図Ⅰ-117**）．
⑦ 接着部の修正：後壁および先端部の接着部位は凹凸になっているので，プライヤーで摘まみ指を使って平面にする（**図Ⅰ-118**）．
⑧ ソケット上部の補強：上縁から膝蓋腱棚のやや下方までサーモプラスチック板を貼り補強する（**図Ⅰ-119**）．

適合チェック

断端袋の上にストッキングを履かせソケットを装着し，立位で体重負荷し適合をチェックする．なお，全体的な適合調整はストッキネットの厚さや枚数で行う（**図Ⅰ-120**）．

カフベルトの取り付け

① 膝蓋腱中央の高さで進行方向に対して垂直，側壁の後ろ1/3〜1/4の部位に取り付ける（**図Ⅰ-121**）．
② 膝関節90°屈曲位でカフベルトが床に対して垂直になるように取り付ける（**図Ⅰ-122**）．カフベルトは，

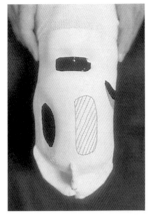

図Ⅰ-115 前脛骨筋部の圧迫

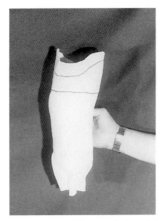

図Ⅰ-116 ソケット上縁のトリミング（側壁）

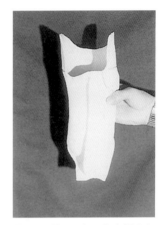

図Ⅰ-117 ソケット上縁のトリミング（後壁）

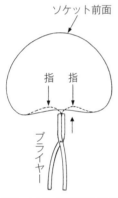

図Ⅰ-118 接着部の修正

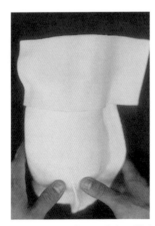

図Ⅰ-119 ソケット上部の補強

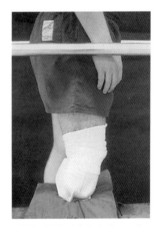

図Ⅰ-120 適合のチェック

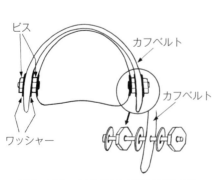

図Ⅰ-121 カフベルトの取り付け（1）

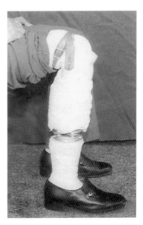

図Ⅰ-122 カフベルトの取り付け（2）

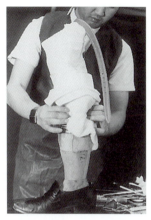
図Ⅰ-123 二重ソケット

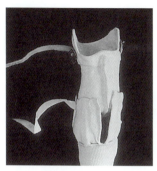
図Ⅰ-124 外ソケットの接着

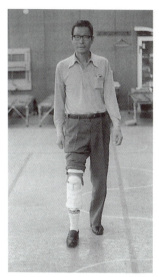
図Ⅰ-125 アライメントのチェック

座位から立位になるときに膝関節屈曲60°から緊張するように取り付ける．

ソケット取り付け

① ソケットを断端から取り外し，初期屈曲角5°～30°，初期内転角2°～5°，前壁と後壁の中心を通る線が足部の内縁と並行になるように，ベンチアライメントを設定する．
② ソケットにストッキングを被せ，①で設定したアライメントどおりに取り付ける．
③ ハネの外側からサーモプラスチック板でソケットを被い冷やしたタオルで硬化させ二重ソケットにする（**図Ⅰ-123**）．なお，外ソケットは着脱を容易にするために，**図Ⅰ-124**のように下端部2～3cmのみ接着させる．

アライメントのチェック

スタティックアライメントとダイナミックアライメントの頁を参照して調整を行う（**図Ⅰ-125**）．

2　訓練用（練習用）KBM義足

ギプスによるKBMソケットは，懸垂の部分にすぐにひび割れを起こし実用性がなかった．しかし本材料を使用することにより，破損がなく実用性の十分ある訓練用義足が製作可能となった．本材質は弾力性に富み，内側クサビは不要である．なお製作方法がPTBタイプとほぼ同様の場合は，PTBの項を参照とする．

使用材料および道具

断端計測および下腿シャンクの製作はPTBの項を参照．

ソケットの型紙採り（図Ⅰ-126）

側壁は大腿骨内側上顆・外側上顆の上端より2cm上でマーキングする．その他はPTBと同様．

サーモプラスチックの切取り

フェルトの製作と，断端への貼り付け，およびストッキネットの装着はPTBの項を参照．

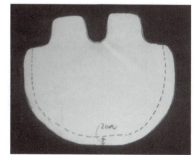
図Ⅰ-126　KBMソケットの型紙

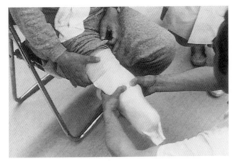
図Ⅰ-127 膝蓋骨周辺の処理

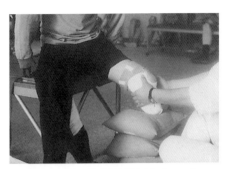
図Ⅰ-128 体重負荷下でのチェック

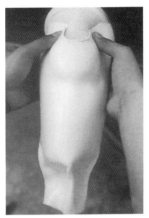
図Ⅰ-129 懸垂部の製作

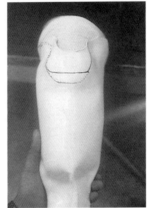

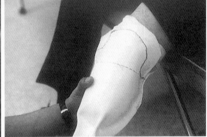
図Ⅰ-130 ソケット上縁のトリミング

ソケットの製作

① まずPTB義足と同じ方法で膝蓋腱棚から下をつくり，硬化させて抜き取る．このとき膝蓋骨の輪郭と側壁の形を大まかに出しておく（**図Ⅰ-127**）．

② 再度膝蓋腱棚より約1cm上部からソケット上縁までを軟化させ装着，体重を負荷し，膝蓋腱棚の体重支持状態やそのほかのフィットをチェックする（**図Ⅰ-128**）．このときに膝蓋腱棚と膝窩部が軟化しているとフィットが変化するので注意．

③ 両側の母指で膝蓋骨と大腿骨内側上顆・外側上顆の間のくぼみの上部を押し，残りの指で内側上顆・外側上顆の形をつくり，懸垂部を製作する（**図Ⅰ-129**）．外壁には腸脛靱帯のチャネルをつくる．同様に内壁にもチャネルをつくる．

④ ソケット上縁のトリミング（**図Ⅰ-130**）
　　前壁：膝蓋骨下縁より約1cm上部でマーキングする．
　　側壁：大腿骨内側上顆・外側上顆部上端より約1～2cm上方でマーキングする．
　　後壁：PTBの項を参照．

⑤ ソケット前後径の修正および全体的な修正：PTBの項を参照．

⑥ ソケット上部の補強（**図Ⅰ-131**）：KBMもPTBと同様にソケット上部の補強が必要である．PTBの項を参照．

⑦ 適合チェック（**図Ⅰ-132**）：ソケットの懸垂部をチェックするため，S環を使用し2～3kgの砂嚢を下げ，前後に振らせ抜けなければ良い（断端に力を入れた状態で行う）．

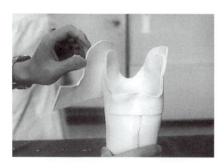
図Ⅰ-131　ソケット上部の補強

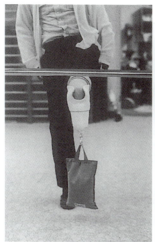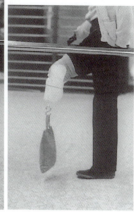
図Ⅰ-132　適合チェック

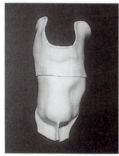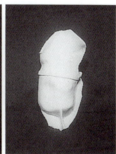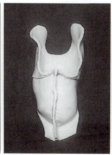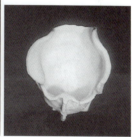
図Ⅰ-133　ソケットの型（完成）

⑧　完成したソケットの型（図Ⅰ-133）：前方，側方，後方，および上方からのソケットは写真のような形になる．
⑨　義足の長さの決定：PTBの項を参照．
⑩　その他：PTBの項を参照．

3　訓練用（練習用）PTES義足

ギプスでのPTSパイロンは非常に破損しやすく，KBM同様実用性はないが本材料を使用することによって十分な実用性を得られるようになった．ソケット製作までの方法はほとんどPTBタイプと同じなので異なる箇所だけを記載する．この義足の場合，極短断端が多く膝関節は屈曲30°〜40°にてソケットを製作する．

①　ソケットの型紙採り（図Ⅰ-134）：前壁は，膝蓋骨上縁より約2 cm上部で，側壁上縁は内側上顆・外側上顆の上端より約2 cm上部でマーキングする．後壁はPTBの項を参照．
②　ソケット製作

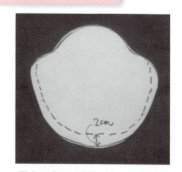
図Ⅰ-134　PTSソケットの型紙

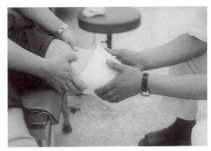
図Ⅰ-135　膝蓋骨周辺の処理

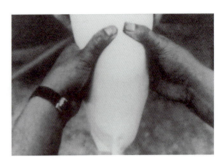
図Ⅰ-136　懸垂部の製作

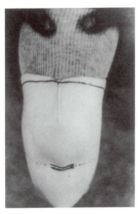
図Ⅰ-137　ソケット上縁のトリミング（前壁）

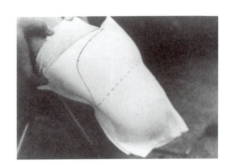
図Ⅰ-138　ソケット上縁のトリミング（側壁）

ア）PTBの項を参照し膝蓋腱棚から下をつくり硬化させる．このとき膝蓋腱棚より上方も大まかに形を出しておく（図Ⅰ-135）．

イ）膝蓋骨上縁をつまんで懸垂部をつくる（図Ⅰ-136）：両側の母指で側壁から前壁へフィットを合わせるように押していき，膝蓋骨上縁を包み込むような形で中央部でつまみ接着させる．

ウ）ソケット上縁のトリミング
　　前壁：膝蓋骨上縁より約2cm上で行う（図Ⅰ-137）．なお，膝蓋骨上縁より上の接着させた所はハサミでカットする．
　　側壁：大腿骨内側上顆・外側上顆の上縁より約2cm上で行う（図Ⅰ-138）．
　　後壁：PTBの項を参照．

③　ソケット上部の補強：KBMと同じようにソケットの上部を二重にすることによって体重負荷および懸垂を十分に行えるようになる．

④　適合チェック：懸垂部をKBMと同様の方法でチェックする．その他はPTBの項を参照．

4　訓練用（練習用）サイム義足

　サイム義足の場合は断端が長いため，フィットは比較的簡単であり最も製作しやすい．
　荷重は大部分を断端末で行うのが普通である．しかし切断初期には断端末に痛みあるいは恐怖心などを生じ，歩行訓練が消極的になりがちである．そこで初期の訓練での荷重は，膝蓋腱に8割程度行わせ，断端の成

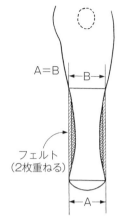 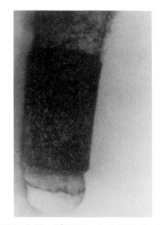

図Ⅰ-139　除圧フェルト　　図Ⅰ-140　除圧フェルトの巻きつけ

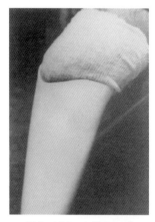 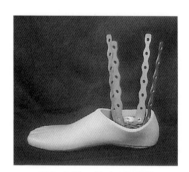

図Ⅰ-141　トリミング　　図Ⅰ-142　サイム用足部

熟に合わせて徐々に減少させる．それに伴い断端末に対する荷重は増加してくる．ソケットの底にはフェルトを入れて痛みを和らげる．

型紙採り

　　前壁上縁は膝蓋骨の下2/3で行う．側壁は前壁よりも約1cm高くする．その他はPTBタイプの項を参照．

除圧フェルトの製作

① 断端が細くなっている場所は**図Ⅰ-139**を参照し型紙を用いて作ったフェルトで断端末の膨隆部の周径と同じにする．

② 断端末のフェルト製作はPTBの項を参照．

③ その他の部位のフェルトによる除圧は必要無い．

ソケット製作

① 除圧フェルトの製作の①で製作したフェルトを断端に巻く（**図Ⅰ-140**）．これは断端の遠位部が細い状態でソケットを製作すれば先端部が入らないことを考慮するとともに全体的なフィットを良くする目的を持っている．

② ソケットのトリミング（**図Ⅰ-141**）

前壁：膝蓋腱棚より約 1 cm 上縁で行う．
　　側壁：前壁から徐々に上げていき，約 1 cm 高くする．
　　後壁：PTB の項を参照．（膝が十分屈曲できる高さでカットする）．

ソケット取り付け
① 初期屈曲角を 2°〜3°，初期内転角を約 5°でハネに取り付ける．前壁と後壁の中心を通る線は足部の内縁と平行になる．

足部はサイム用を使用する（図Ⅰ-142）

その他は PTB 義足の項を参照．

　　　（飯田卯之吉：義肢装具製作教程，第 1 巻．医歯薬出版，1973）

〔細田多穂，高田治実〕

付録 Ⅱ．骨格構造義足の部品

付録 Ⅱ-1　義足部品選択の考え方

1　実践の全体像

　市販の工業製品となる義肢部品は進化を続けている．それは利便性・多様性をもって切断者を補助するものである．多岐にわたる選択肢のなかでは，その判断もまた多角的な要素が求められるが，リハビリテーションスタッフが部品の利点を必ずしも活かしきれていないことが課題となっている（**表Ⅱ-1**）．実践に必要となる基礎知識を下記に整理する．

① 義足構成要素における費用の内訳では，膝継手や足部が最も多くの割合を占める．
② 部品は製作所・メーカー・ディストリビューター（流通業者）でレンタル可能である．
③ 新規切断者は義足装着初期とリハビリテーション中期以降で異なる部品を選択することが多い．

　①～③は現行医療制度の時間的制約のなかで，部品の進化というポジティブな要素がリハビリテーション成果の助けとなることを示すものであり，支給制度や費用の情報提供を前提とした試着と適宜変更の重要性を示している．

　訓練用仮義足の費用について，医療保険対象者の多くは3割負担だが，療養費扱いの義足は全額自己負担後に7割が還付される．この仕組みにより，数十万円の価格差が生じるイニシャルコストを考慮して安価な部品を選択することがある．しかし習熟課程での試着を通じて，切断者は価格優先ではなく「本人に好都合な部品」を選ぶこともまた事実である．医療スタッフや義肢製作所は価格の情報だけでなく，部品特性がもたらす変化についても説明する見識が求められる．

　その前段として，部品の比較検討ができるレベルまで動作習熟を促すことが肝要であるが，現在のように多様な進化を遂げているからこそ，効率的な身体機能改善にも義足部品が貢献することを改めて意識する必要がある．例えば高齢大腿切断者にとって固定膝継手は，リハビリテーション初期に「安心して義足に体重を預ける環境」の一端を担う．これにより効率的に残存機能向上を図った後，リハビリテーション中期以降に「より質の高い歩行獲得」を目的に遊動膝継手に変更することで更なるリハビリテーション効果が期待できることがある．

　部品選択による環境構築は，切断者の潜在能力を育む方向性と先行する切断者の能力を補完する方向性が存在し，身体機能への働きかけ・ソケット適合の精査・装着法選択・アライメント設定と同等に理学療法アプローチのひとつとして捉えるべき重要な手続きである．そのためにも，外部からの部品レンタルを積極的に行うべきである．候補となる選択肢や機能について分からないことは製作所，メーカー，ディストリビューターと連携することで解決できる．

表Ⅱ-1 部品選択で考慮すべき因子（太字は処方時に影響が大きい項目）

身体的因子

年齢
体重
身長　⎫
断端長　⎬ ソケット以下のクリアランスに影響
切断原因
両側 or 片側（両側AK／BK＋AK／両側BK）
断端筋力
断端可動域
断端痛
非切断肢の能力
リハビリテーションゴール

義足に関する因子

装着（懸垂）方法
重量
躯体の大きさ
多軸⇔単軸　　　　　　　　　　　　　　　　　　　⎫
遊脚期制御機構（定摩擦⇔空圧⇔油圧）　　　　　　⎬ 膝継手
立脚期制御機構（荷重ブレーキ⇔バウンシング⇔イールディング）⎭
エネルギー吸収効果（SACH・単軸）　⎫
エネルギー放出効果（エネルギー蓄積型）⎬ 足部
厚労省基準内か否か
価格

社会的因子

職業
生活環境（例：自宅付近に坂道が多い→立脚期油圧制御〈イールディング〉）
生活習慣（例：踵の高さの異なる靴を履きかえる→差高調整機能付足部）
家庭内の役割
支給制度
経済能力

2　部品選択の各論　－高活動ゴールと低活動ゴールの方向性－

　義足部品は実生活の趣向を満たす製品（例えば，差高調整機能付足部，指股付足部など）や，起居動作・靴の脱着を便利にするパーツ（例えば，ターンテーブルなど）が存在するが，これらは希望に即せば製品が特定される．したがって通常歩行を想定した膝継手と足部の選択を中心に後述する．これらは相似する多くの選択肢のなかで特性を掴む必要がある．若壮年者と高齢者では達成可能なゴールが異なり，部品特性を理解するとともに義足習熟を踏まえた選択の時期も重要である（**表Ⅱ-2**）．

膝継手
（1）ゴールに即した選択の方向性
　膝継手選択が身体機能や切断者ニーズとのマッチングで語られることは多いが，その実際はソケット下端か

表Ⅱ-2 切断者モデルに対するリハ初期と最終時の部品選択

切断者のモデルケース (ほかに阻害因子がないことを前提とする) 例：植皮術，残存肢の骨折，合併症の増悪，透析，抗がん剤治療の継続など		選択する部品	リハビリテーション初期	リハビリテーション最終時	
下腿切断	30代男性　外傷 短断端　労災保険　175 cm	足部	中等度のエネルギー蓄積型足部	高機能型エネルギー蓄積型足部	
	60代女性　循環障害 長断端　医療保険　158 cm	足部	単軸足部／サッチ足部のいずれか	単軸足部／サッチ足部のいずれか	➡図Ⅱ-1
大腿切断	30代男性　悪性腫瘍 中断端　医療保険　170 cm	膝継手	遊脚相流体制御膝継手（空圧制御）	遊脚相流体制御膝継手（油圧制御）	➡図Ⅱ-2
		足部	中等度のエネルギー蓄積型足部	エネルギー放出が大きく動きの多様性に長けた足部	
	60代男性　循環障害 長断端　生活保護　172 cm	膝継手	固定膝継手 or 多軸／遊脚相流体制御膝継手	固定膝継手 or 多軸／遊脚相流体制御膝継手	
		足部	単軸足部／サッチ足部	単軸足部／サッチ足部／安価なエネルギー蓄積型足部	

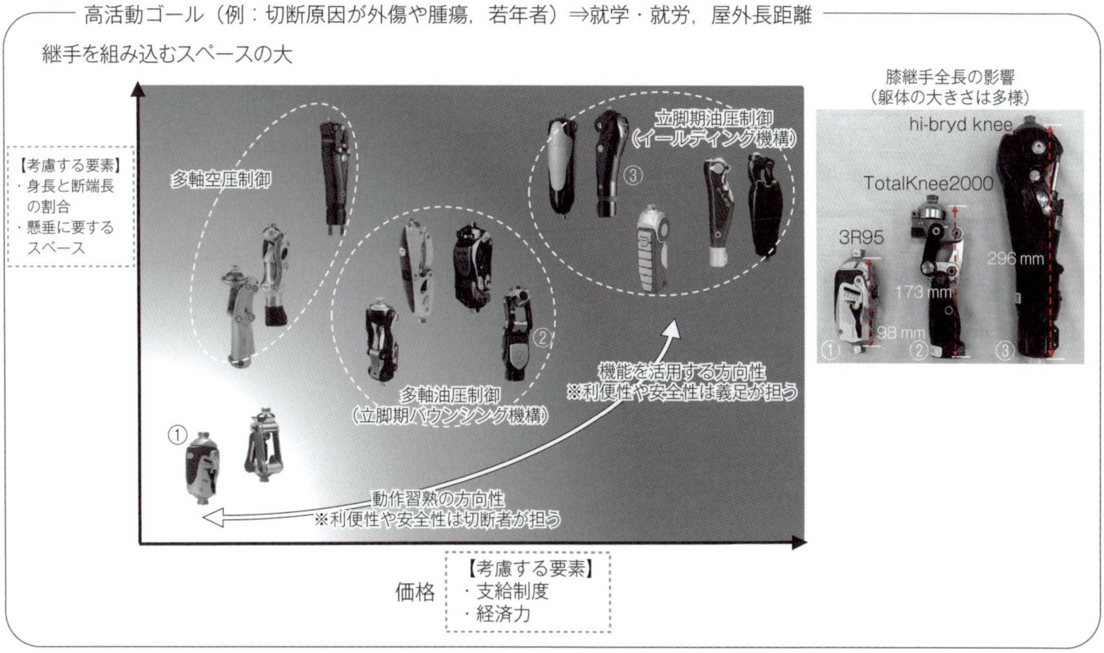

図Ⅱ-1　高活動ゴール

ら床のスペースに組み込める大きさ，かつ入手可能なコストの範囲内であることが前提となる．特にイールディング機構を備える製品は，大きな油圧シリンダーを必要とするため躯体が大きくなる．高活動ゴールを想定したこのような継手は，身長・断端長の制約を受ける（**図Ⅱ-1**）．一方，低活動者向けの製品はコンパクト・軽量・低価格なものが多く，習熟後の身体機能変化も若年者ほど大きくないため，組み込むスペースや費

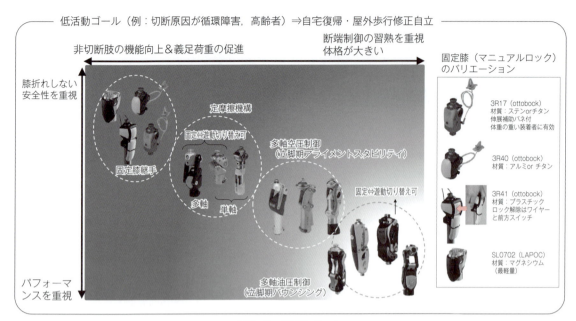

図Ⅱ-2 低活動ゴール

用よりも，実用歩行獲得に向けた安全性・簡便性を優先させる．

低活動者に向けた選択は，若年者と横並びにして考えると時間的制約の犠牲となって成果が出ない場合がある．たとえ歩行快適性や個別のニーズが長期ゴールであっても，歩ける前提で進めるのではなく，確実な義足荷重という「目先のゴール達成」に向けた環境を早期に整えて，義足で自由に動き回れる成功体験を積み上げることが，非切断肢を含めた全身体力の向上につながることが多い．このような点を考慮すれば，リハビリテーション初期で固定膝継手を選択することは有効である（**図Ⅱ-2**）．

(2) 段階的なニーズ

膝継手が切断者に影響を与えるのはおもに下記①〜④である．これらは装着者の関節機能，全身体力，断端制御能力，義足習熟度によって影響力の大きさも異なる．

①立脚期で膝折れしない安心感
②歩行時の疲労
　　→遊脚移行期の振りだしやすさ
　　→終末伸展時（ターミナルインパクト）の衝撃の大きさ
③歩行速度
　　→遊脚期の追随性能
④応用動作の可能性（階段交互降り，自転車に乗る）

リハビリテーションの成果には個人差があるが，義足装着初期に限っては誰しもが経験のないことを行うという共通項がある．この時期には影響が大きい①を考慮する．平行棒内歩行から屋内歩行の段階では②が課題となる．流体制御膝継手ならば可能な限りの調整（屈曲／伸展抵抗，伸展補助バネ，ダイナミックアライメント）を行い適正化する．それでも解決しない場合にはパーツ変更を視野に入れるべきである．③は屋内歩行自立が達成されて以降に課題となることが多い．例として，遊脚期空圧制御膝継手の伸展追随性が切断者の求める歩調に追いつかないとき，油圧制御の膝継手に変更することで問題解決することは多い（**図Ⅱ-3**）．義足歩行の実用性が担保された後に，求めるニーズに沿って④を考慮する．課題となるのは，すべての動作が都合よ

付録Ⅱ．骨格構造義足の部品　237

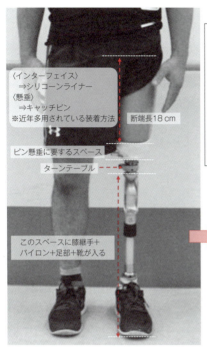

〈インターフェイス〉
　⇒シリコーンライナー
〈懸垂〉
　⇒キャッチピン
※近年多用されている装着方法

断端長18 cm

ピン懸垂に要するスペース

ターンテーブル

このスペースに膝継手＋パイロン＋足部＋靴が入る

〈膝継手特性の抜粋〉
・多軸構造は断端制御が未習熟でも膝折れが生じにくい
・空圧制御は義足立脚後期が不十分でも遊脚移行期に継手が屈曲しやすい
・遊脚期の空圧制御は義足の振り出しで断端にかかる負荷が軽い

〈足部特性の抜粋〉
・適度な剛性のカーボンプレートの利点
①義足荷重が不十分な状況でも広い接地面を形成して静的安定性を生み出す
②適度なエネルギー放出効果で生体のつくり出す足底面の機能を補完する
　⇒可及的自然なロールオーバー機能

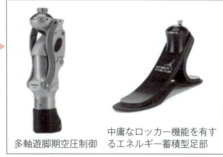

多軸遊脚期空圧制御　　中庸なロッカー機能を有するエネルギー蓄積型足部

選択例〈膝継手〉3R106（ottobock）〈足部〉Trias（ottobock）

リハ初期の例

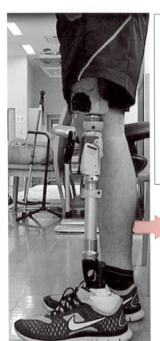

〈膝継手特性の抜粋〉
・断端制御能力が備われば，階段の交互降りなど意図的に継手を屈曲させる応用動作で都合が良い
・遊脚移行期での油圧粘性を調整することで，遊脚期の歩行追随性が高く歩調を上げた速歩が可能
・耐久性が高く軽い走行動作も可能

〈足部特性の抜粋〉
・剛性が高いカーボンプレートの利点
①充分な義足荷重が可能になれば，床からの反力が大きく歩行時の推進力が向上する
②生体のつくり出す足底面の機能を補完し，かつウェッジを加えることで詳細のフィーリングまで調整できる
③二枚に分かれたプレートが前額面の動きを可能にすることで，不整路面に適応しやすい

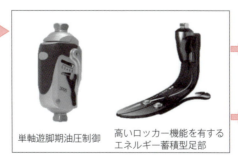

単軸遊脚期油圧制御　　高いロッカー機能を有するエネルギー蓄積型足部

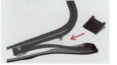

二枚に分かれたプレート（Split toe）

ウェッジによる調整例

選択例〈膝継手〉3R95（ottobock）〈足部〉Variflex Evo（ottobock）

リハ終了時の例

図Ⅱ-3　若壮年者のリハ進行に合わせた部品選択（大腿切断，身長170 cm，30代男性）

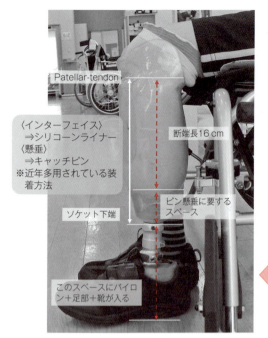
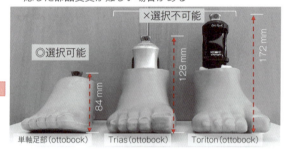

図Ⅱ-4　クリアランスに応じた足部選択（下腿切断，身長158 cm，60代女性）

く行える膝継手が存在しないことである．階段を交互に降りるためにイールディング機構は有効だが，自転車をこぐ際は油圧粘性が動作を妨げる．このような不都合を解消するには，立脚期安全機構を持たずシンプルな構造の製品を装着者の能力によって制御するしか方法がない．

足　部

　膝継手と同様に，足部もソケット以下のスペースに組み込めることが，部品選択の前提条件になる．およそ平均身長の日本人女性が下腿義足を装着する場合，断端長によっては部品の選択肢に制限が多い（**図Ⅱ-4**）．足部のバリエーションは歩行快適性や路面適応，ロッカー機能の優劣に関与し，これらの機能が高いほど高額な傾向にある．

　安価な従来型足部は静的安定性を有している．軽量かつ緩衝作用を発揮する特性は，ソリッドな使用感の固定膝と組み合わせることや高齢下腿切断者のリハビリテーション初期に有効であるが，床反力を得て能動的に推進するためには構造に限界がある．義足荷重が促進されて長い立脚時間からターミナルスタンスを形成できるようになると，ロッカー機能の高い足部の効果を感じられるようになる．このタイミングでカーボンプレートを用いた高機能群を利用すると，足部剛性によるフォアフットロッカー機能を活用して，トゥーオフ時に蓄積したエネルギーを解放する効率的な歩行が可能になる．

　また足部に関しては更生用の本義足判定を見据えた選択が必要である．大腿義足を例にすると，転倒の可能性や動作の可否にまで影響を及ぼす膝継手に比較して，足部は自立度を左右する因子になりにくい．そのため本義足の段階でスペックアップを求めても公費拠出が不可能な事例が散見される．これは練習用仮義足の費用を考慮して，敢えてスペックダウンの選択をした場合に起こりうる．足部に限らず義足部品は，厚生労働省が認可するものだけでも全体的に高額になっており，公費判定で許諾されないパーツも存在する．しかし進化する部品の特性を引き出せるレベルまで習熟が図れている場合は，費用と特性を情報提供したうえで部品を比較検討すべきである．

（梅澤慎吾）

付録 II-2 機能別部品の分類

1 股継手

カナディアン式

股継手軸の直下でソケットの伸展（荷重）を受ける型式.

特　徴：ソケットの底部が座位のときに非義足側の足との差が少ないが，荷重が継手取付部に集中し荷重面も小さいため，荷重によるソケット材の変形が生じないような十分な強度が必要である.

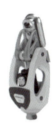

① ottobock 7E9
油圧シリンダー内蔵

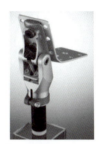

② LAPOC M0110
伸展補助バネ内蔵

2 膝継手

　膝継手は歩行時の安定性を第一に考え従来では固定膝が多く用いられていた．しかし膝伸展位のまま歩行することは歩容が悪いだけでなく，エネルギー消費量も増大することなどから，遊脚相での下腿の振り出しが注目されるようになった．今日では膝継手を遊動にしてもなお膝の安定性と遊脚相コントロールが得られるようにとの観点から開発が進められ，一部の症例を除いて固定膝は用いられなくなっている．

　膝の安定性を得る機構としては面摩擦膝，多軸膝，生理膝，流体制御膝がある．面摩擦膝は義足に荷重されたとき上下の摩擦面が接して安定する．多軸膝と生理膝は正常膝関節の屈伸時に起こる軸移動（Sliding と Gliding）を再現させようと開発されたもので，荷重により機械的摩擦が増加して安定性が得られる．

　遊脚相コントロールを有する機構としては定摩擦膝，可変摩擦膝，流体制御膝などがある．定摩擦膝は単軸膝継手に抵抗調整用の輪を取り付けネジで締めつけてあり，この輪の回転に対し常に一定の摩擦力が働いている．可変摩擦膝は，一定の摩擦機構に加え膝の伸展に伴って摩擦が増加する機構と膝の屈曲に伴って摩擦が増加する機構とを有している．したがって遊脚相の間中，膝の屈曲角度によって異なった大きさの摩擦力が作用している．流体制御膝には油圧制御と空圧制御とがある．いずれも膝継手の屈伸により下腿部に組み込まれたシリンダーにピストン運動が加わり，シリンダー内の油（空気）がほかのシリンダー内に流出することにより生ずる抵抗を利用して遊脚相のコントロールを行う．

　最近の義肢パーツは，隣接するさまざまな学問の発展の恩恵を受けいろいろな機能を有するものが開発実用化されている．膝継手においても膝折れしない膝継手（3R60・Total Knee）は，4軸膝継手をベースに軸を増やした多軸膝で立脚期での膝折れを防止する工夫がされており，軽度屈曲位で踵接地期をむかえても膝折れしない．このため仮義足の段階から使用すれば膝折れの心配がないので歩行獲得期間の短縮が可能となる．ま

表Ⅱ-3　膝継手の分類

遊脚相制御	立脚相制御
1．機械的制御膝 mechanical control knee 　　├─定摩擦膝 constant friction knee 　　└─可変摩擦膝 variable friction knee 2．流体制御膝 fluid control knee 　　├─油圧制御膝 hydraulic control knee 　　└─空圧制御膝 pneumatic knee 3．伸展補助装置 extension aids 　　├─油圧制御膝 hydraulic control knee 　　└─空圧制御膝 pneumatic knee	1．単軸膝 single axis knee 2．多軸膝 polycentic knee 3．固定膝 manual locking knee 4．荷重ブレーキ膝（安全膝） 　　load-activated friction knee, safety knee
	立脚相の膝安定性のメカニズム
	1．アライメント・スタビリティー 2．静的安定機構 static stabilizing 　　① positive locking　　　ロック 　　② non-positive locking　　摩擦ブレーキ 3．動的安定機構 dynamic stabilizing 　　① Buncing 機構 　　② Yieling 機構

た，歩行時遊脚相コントロールをする空気圧シリンダーのシリンダー弁をマイクロコンピュータで歩行速度に応じた圧力が働くように調節し，歩行速度が自由に円滑に変えられる膝継手（インテリジェント膝継手）などが実用化されている．

現在は，さらに発展した電子制御技術を組み込んだ C-Leg や電子制御技術と磁気粘性技術を組み合わせたリオニーなどの高機能膝継手が採用されている．また走行を目的とした膝継手 3R80 などがある．

膝継手の機能
（1）立脚相制御：立脚相，体重負荷時における膝折れ防止
① 摩擦（荷重）ブレーキ
② アライメント・リンク機構など：立脚相で制御装置を持たず，アライメントによって立位の安定性を高めて使用する継手
③ 固定式
④ バウンシング機構：立脚相で踵接地時，一定の角度にてロックがかかり，膝折れを防止する機構
⑤ イールディング機構：立脚相で体重を支持しながら，膝を徐々に屈曲していくことが可能な機構で，階段や坂道において交互歩行ができる
（2）遊脚相制御：下腿部スイング・コントロール方式で，歩行速度変化時に生じるターミナル・インパクトや蹴上がり歩行の調整を行う
① 定摩擦膝
② 伸展補助装置
③ 空圧式
④ 油圧式
⑤ 固定式

軸型式による分類
膝の回転軸の数により回転中心が異なりアライメントの設定が異なる．このため軸型の異なる機種への変更は膝部品の性能が活かされないことが多いので切断者の能力により使用目的に合った軸型を選択する．
（1）単軸膝遊動式：機械的に単純で故障も少ない．立脚期の安定はアライメントで決まるため筋力のある断端

に適するが，股関節の伸展力の弱い患者の訓練用義足に使用する場合は前後に大きくスライドができるカップリングを使用すると立位の感覚が覚えやすい．遊脚制御に油圧や空圧式のものが多い．

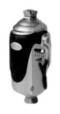
① ottobock 3R95
油圧式
立脚相制御なし

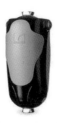
② ÖSSUR MKNO1360
油圧式，立脚・遊脚相制御あり
イールディング機構により，立脚相制御

③ LAPOC M0703
油圧式
遊脚相制御

(2) 単軸膝遊動式コンピュータ制御：マイクロコンピュータを内蔵し，電子制御により歩行を制御する．

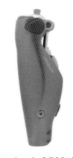
④ ottobock 3C98-3
油圧式，防水（水しぶき対応）
立脚・遊脚相制御

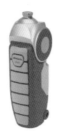
⑤ ottobock 3E80
油圧式
イールディング機能

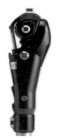
⑥ Nabtesco NI-C311
油圧・空圧式（ハイブリッド）
イールディング機能

(3) 単軸膝ロック式：歩行時に膝を固定し，座位のときにロックを解除する．歩行訓練のできなかった時代に多く使用されていたが，現在では継続使用者，または絶対の安定が必要な高齢者や危険な職場での勤務者以外の処方は少ない．

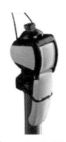
⑦ ottobock 3R41
プラスチック製，解除はケーブルまたはボタン

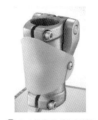
⑧ LAPOC SL0701
軽量アルミ製，最大屈曲角度180°

(4) 安全膝：義足に荷重することによりブレーキが働き膝軸の回転を止める機構で，荷重でブレーキの作動を強めに調整すると遊脚への移行時にブレーキの解除が遅れるため負荷を取り除くための義足を持ち上げる動作が必要となる．また軸受けがブレーキになっている定摩擦式では摩耗のためブレーキ効果を維持する

ことが難しく膝のガタつきも生じやすい．

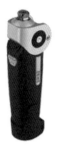
⑨ ottobock 3R92
荷重ブレーキ，空圧式
遊脚相は空圧制御

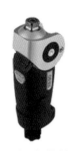
⑩ ottobock 3R90
荷重ブレーキ
伸展補助バネ内蔵

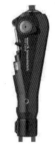
⑪ Nabtesco NI-C111t
荷重ブレーキ，空圧式
電子制御（インテリジェント機能）

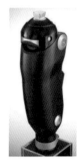
⑫ LAPOC M0771
荷重ブレーキ，空圧式
可変摩擦機構

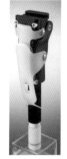
⑬ LAPOC M0736
荷重ブレーキ，伸展補助バネ内蔵
定摩擦機構

(5) 多軸膝遊動式：リンク機構により膝関節に近い滑り転がり運動を実現し，回転軸が膝軸の上後方に位置するため立位時の安定が優れている．リンク角の調整をできる機種では，完全伸展位で固定に近い機械的な安定を得ることができるため，股義足や股関節伸展力の弱い短断端にも適している．また，多軸は回転径が小さいため極長断端や膝離断用にも作られている．歩行の特徴として，膝の屈曲は荷重点が前足部に移行すると開始するため，立脚後期まで義足に荷重を行う必要がある．

空圧式：シリンダー内の空気をピストンで圧縮するときに生ずる抵抗で制御する．圧縮力は屈曲につれ徐々に大きくなるため，可変制御で往復運動により伸展時にも同様に働く．調整は空圧バルブの開閉を手動で行うが，可変制御のため通常の歩速の変化には対応する．利点は外部の空気を使用するためメンテナンスが容易で耐久性が良い．

付録Ⅱ．骨格構造義足の部品　243

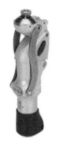 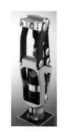

⑭ ottobock 3R106　　　　　⑮ LAPOC M0750-A
　4節リンク　　　　　　　　　4節リンク
　遊脚相制御　　　　　　　　　遊脚相制御

油圧式：シリンダー内の油の移動する量を伸展用と屈曲用各1個のバルブにより調整して制御する．調整は手動式で油は圧縮できないため定制御であるが，屈曲用バルブが2個の可変制御もある．小さな油圧シリンダーでも制御力は大きく安定しているが，大きな屈曲力が急激に加わると油漏れが生じる（国内では修理できないものもある）ため，スポーツのような常に大きな制御力が必要な場合には油圧シリンダーの大きなものを選択すること．

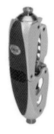 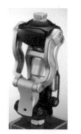

⑯ ottobock 3R60-EBS　　　　⑰ LAPOC　M0786
　バウンシング機構　　　　　　バウンシング機構
　　　　　　　　　　　　　　　5軸安全膝

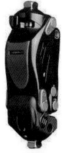 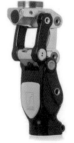

⑱ Nabtesco NK-6+L　　　　　⑲ ÖSSUR　TK2000
　バウンシング機構　　　　　　バウンシング機構
　伸展補助バネ内蔵

コンピュータ制御

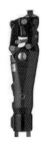 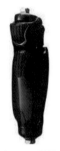

⑳ Nabtesco NI-C411　　　　　　　㉑ Nabtesco NE-Z4
4節リンク機構　　　　　　　　　4節リンク機構
空圧式，電子制御　　　　　　　　油圧式，電子制御
立脚・遊脚相制御　　　　　　　　立脚・遊脚制御

スプリングその他

伸展補助装置（スプリングや弾性バンドにより，膝を伸展させ遊脚相を制御）

定摩擦膝継手（継手の回転軸に摩擦を加えることにより制御する．通常の歩速に合わせ手動で調整を行うため歩速に大きな変化がある場合には適さない．また，摩耗により摩擦機能が低下するため常時調整が必要となる）

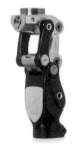 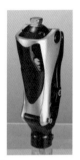

㉒ ÖSSUR TK1900　　　　　　　　㉓ LAPOC M0741
ポリマー摩擦による遊脚相制御　　遊脚相制御を機械式（バネ＋バンパー）
伸展補助バンパー　　　　　　　　ターミナルインパクトの抑制

その他膝継手

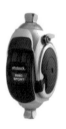 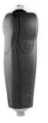

㉔ ottobock 3S80　　　　　　　　㉕ ÖSSUR RKN120017
スポーツ用膝継手　　　　　　　　機械制御
走行に適した油圧抵抗　　　　　　磁気粘性流体による制御
　　　　　　　　　　　　　　　　ジャイロセンサーを搭載

3 足継手と足部

　足関節および足部は，円滑な歩行を遂行するために重要な役割をはたしているだけでなく，靴ばきと裸足とを使い分けている和式生活において，その微細調整を担っている．したがって義足足部で正常な機能を代償させるためには，次のような要素が要求される．

① 踵接地時の衝撃吸収
② 速やかな立脚相への移行
③ 立脚相の安定性
④ 離床期の体幹を前進させる
⑤ 中足趾節関節の底背屈運動
⑥ 距腿関節の底背屈運動
⑦ 足根間および足根中足関節の回内外運動

足部の種類

(1) 単軸足部

　一般に Conventional foot とよばれているもので，距腿関節部の底背屈は単軸の足継手により行われ，この軸の前後にある底屈バンパー，足背バンパーが底背屈をコントロールする．

　中足趾節関節部の底背屈は前足部に設定されたトゥ・ブレークと底につけられたベルトにより行われる．したがってこのトゥ・ブレークの位置と角度が重要となり，一般的には第１中足骨骨頭の0.5 cm 後方（足の長さの前30％）で進行方向と直角に設定される．活動性の低い人に適応するが，重量が重い足部である．

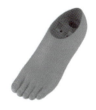

① ottobock 1H38
専用足継手と接続して使用

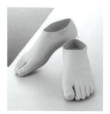

② LAPOC M1150
内外反への動き対応可

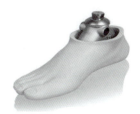

③ ÖSSUR ELPO-SIZE
踵高調整機能

(2) SACH 足部

　足継手を用いず中心部のキールと合成ゴム製の前足部および緩衝材料でつくられた踵部により構成されている．接踵時にこの踵のクッションが圧縮されることにより衝撃を緩衝するとともに，いわゆる足関節の底背屈運動を行う．単軸足部より活動性の高い人に適応する足部であり，軸がなく軽量である．

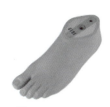

④ ottobock 1D10
専用足継手と接続して使用

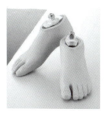

⑤ LAPOC M1170
キールに CFRP を採用

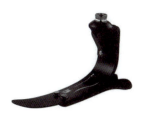

⑥ ÖSSUR FAPO-size
なめらかな踏み返し可

(3) 多軸足部

多軸で底背屈および内外反，回旋をコントロールしている機能をもつので，多方向運動により不整路面への対応が良く，ゴルフなどのスポーツに向いているが，構造が複雑になり重くなる．

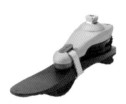

⑦ ottobock 1M10
強化プラスチックとフォームの組み合わせ

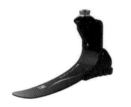

⑧ ÖSSUR JBPEwyyL/R
クッション性のあるヒール

(4) エネルギー蓄積足部

足継手軸がなく，力を蓄えるための背屈可動域が従来の足部よりも大きく，立脚期の踏み切り期に蓄えたエネルギーを放出し，踵接地や足趾離地のときの蹴り出しを補助する．カーボンなど高弾性材の構造により蓄積量が異なり，スポーツ用・通常歩行用・低活動用がある．

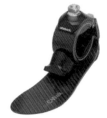

⑨ ottobock 1C40
衝撃吸収に優れる

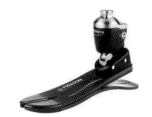

⑩ Freedom Innovations ROM
油圧制御

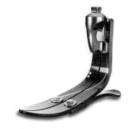

⑪ ÖSSUR Vari-Flex Evo
なめらかな踏み返し

(5) スポーツ用足部

障害者スポーツの盛り上がりとともに，日常生活用の義足からスポーツ・レクリエーションへ参加挑戦する方への義足足部である．おもにランニング，マラソン，トライアスロンなどの競技に使用されている．

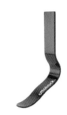

⑫ ottobock 1E90
スポーツ用，長さカット可能

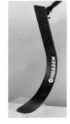

⑬ LAPOC SP1100
レクリエーション用

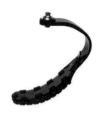

⑭ ÖSSUR FSX008
長距離種目用

足継手の種類（足部と接続して使用する）

(1) SACH 足用

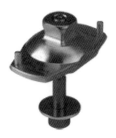

⑮ ottobock 2R31
チタン製で軽量

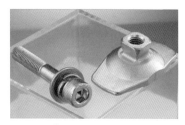

⑯ LAPOC M1305
ピラミッドつき SACH 用アダプター

(2) 単軸足用

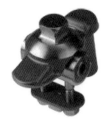

⑰ ottobock 2R33
チタン製で軽量

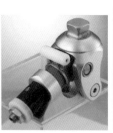

⑱ LAPOC M1055
正座用足継手

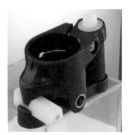

⑲ LAPOC M1002
踵高調整型足継手

(3) 多軸足用　　　(4) その他スポーツ用継手

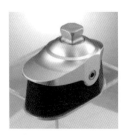

⑳ LAPOC M1025
ピラミッドプラグつき
ゴム座式足継手

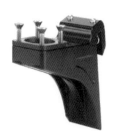

㉑ ottobock 6Y512
1E90用大腿用アダプター

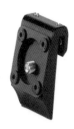

㉒ ottobock 4R208
1E90用下腿用アダプター

4 その他の部品

ライナー

義足ソケットと生体切断端とのインターフェースであり，ソケットと断端間で起きるズレを少なくし，断端の骨ばった部分への圧集中も防ぎ，断端の保護と力の伝達に優れた快適なソケット内環境にする．

(1) ピンアタッチメントなし

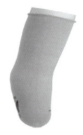
① ottobock 6Y512
ウレタン製

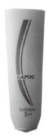
② LAPOC M1515
SoftSkin シリコンライナー

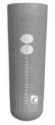
③ ÖSSUR CW63-size
2種類の硬さのシリコンを使用

(2) シールイン

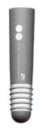
④ ÖSSUR Ⅰ-TF673-size
シリコン吸着懸垂（大腿用）

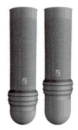
⑤ ÖSSUR Ⅰ-47-size
シリコン吸着懸垂（下腿用）

(3) ピンアタッチメントあり

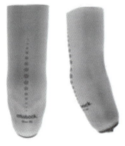
⑥ ottobock 6Y77
シリコン製

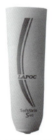
⑦ LAPOC M1510
SoftSkin シリコンライナー

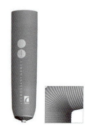
⑧ ÖSSUR Ⅰ-6303-size
2種類の硬さのシリコンを使用

コネクタ

ソケットの取り付け部でのアライメント調整が可能なもの．通常，股関節内転・外転・屈曲・伸展の機能を有するが，代替ソケットの場合回旋機能も必要となる．少量のスライド機能を有するものもある．

付録Ⅱ．骨格構造義足の部品　249

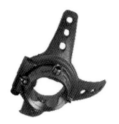
⑨ ottobock 4R41
ソケットアダプタ（回旋機能付）

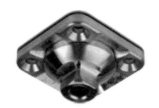
⑩ ottobock 4R77
ソケットアダプタ（回旋機能付）

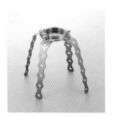
⑪ LAPOC M0231-A
ソケットアダプタ（回旋機能付）

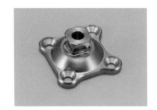
⑫ LAPOC M0292
回旋機能付

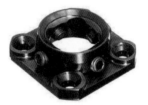
⑬ ÖSSUR A-245300
回旋機能付

クランプアダプター

　ソケットとパイプを結合する金具（コネクタ）であり，アライメント調整を行える機能がある．

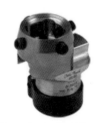
⑭ ottobock 4R103
スライド機能付

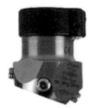
⑮ ottobock 4R56
傾斜角度付（10，20，30°）

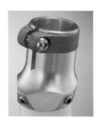
⑯ LAPOC M0468
傾斜角度付（8°）

ターンテーブル

　大腿義足での和式生活には必需品として多く用いられている．靴の脱着やあぐら動作だけでなく，車など狭い空間で長時間の座位のときに屈曲した膝とソケットが自由に回旋することで断端の拘束が緩和される．正座用として A2-12（p175〜178 必須事項 111 参照）がある．

(あぐら用)

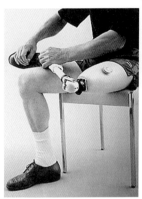
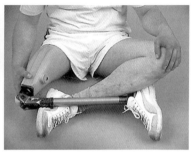

⑰ ottobock4R57

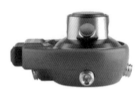
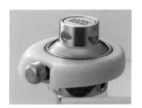

⑱ ottobock 4R57
平たいボタンで押しやすい

⑲ LAPOC M0642
チタン製で軽量である

ショックアブソーバー，トルクアブソーバー

接踵時のショックや義足を軸に体を回旋する場合に断端部のねじれを緩和する．義足重量が増すが高活動者に有効である．

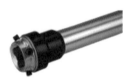
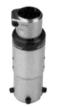

⑳ ottobock 4R39
回転角度 ± 20°

㉑ ottobock 4R120
回転角度 ± 20°

入浴用・シャワー用

義足を装着したまま入浴・シャワーが可能である（防水機能）．

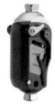
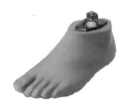
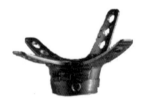

㉒ ottobock 3WR95
単軸油圧膝継手

㉓ ottobock 1WR95=P
SACH 足部

㉔ ottobock 4WR95=2
4本羽，ピラミッド式

付録Ⅱ．骨格構造義足の部品　251

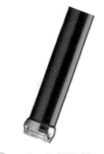
㉕ ottobock 2WR95
34mm径チューブ

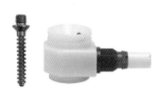
㉖ ottobock 6A30=20
プラスチック製

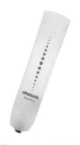
㉗ ottobock 6Y43
外装布のないライナー

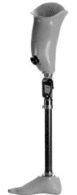
㉘ ottobock
シャワー用義足（アクアライン）
使用部品：膝継手（3WR95），チューブ（2WR95），コネクタ（4WR95=2），クランプアダプタ（4WR95=3），足部（1WR95w）

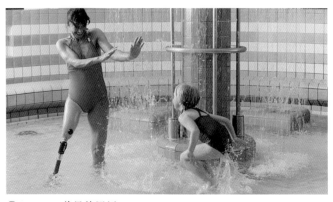
㉙シャワー義足使用例
　義足部品には水に対する防水加工がされており，義足装着下での安定した生活活動を可能にする．

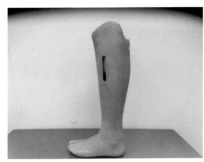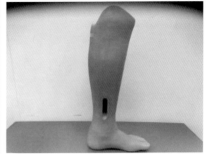

㉚殻構造入浴用義足(写真提供:川村義肢株式会社)

※義足パーツ資料提供:オットーボック・ジャパン株式会社,ナブテスコ株式会社
　株式会社今仙技術研究所,パシフィックサプライ株式会社

義足完成用部品については,詳細な情報を整理した一覧表が医歯薬出版の本書ホームページ(https://www.ishiyaku.co.jp/r/265550/)からダウンロード可能である.適宜活用していただきたい.

(細田多穂,山中章二)

付録 III. 大腿義足ダイナミックアライメントにおける異常歩行の原因とその対処方法

歩行周期（義足側）	異常歩行	義足側		
		ソケット適合の原因	対処方法	パーツ・アライメントの原因
立脚初期	歩幅の左右不均等（義足側の歩幅が大きい）uneven length of step	ソケット適合に問題があり断端に疼痛（不快感）を訴える場合，十分に義足側に負荷できないため，非切断肢側の歩幅が小さくなる	ソケット適合調整（疼痛・不快感の解消）	ソケット初期屈曲角が不足している場合
				膝継手の摩擦が強すぎる（弱すぎる）場合
				膝継手が反張膝傾向にある場合
	フットスラップ foot slap			後方バンパが体重に比較して軟らかすぎる場合
	踵接地後の足部回旋 foot rotation	ソケット適合がきわめて緩い場合	断端周径に応じたソケット径に修正	後方バンパが硬すぎる場合
				足先角が強過ぎる場合
立脚中期 立脚終期	過度の腰椎前弯 excessive lumbar lordosis	ソケット後壁の適合不良（疼痛を避けようとして骨盤を前傾）	確実に体重支持できるように坐骨棚などを修正する	ソケット初期屈曲角が不足している場合
		ソケット最小前後径が大きすぎる場合（坐骨結節が前下方へ滑り落ちるため疼痛が発生する。これを避けるために骨盤を前傾）	坐骨結節が坐骨棚にのるようにソケット最小前後径を小さくする	
	体幹の側屈 lateral bending of the trunk	ソケット内壁上縁の高さおよび輪郭が不良で内股に疼痛を訴える場合	ソケット上縁の高さを低くする。もしくは，輪郭を整える（フレアを大きくする）	義足の長さが短すぎる場合
		ソケット外壁が低すぎる場合	ソケット外壁の高さを高くする	ソケットに対して足部が外側により過ぎる場合（foot outset）
	骨盤低下 drop off			ソケットが足部に対して過度に前方に位置している場合
				足継手軸からトゥブレークまでの距離が短い（足部のサイズが小さ過ぎる）
前遊脚期 遊脚初期	ホイップ（内側）medial whip	ソケットがきつすぎてソケット内で断端が回旋している場合	ソケット内で断端が回旋しないようにソケット内周径を拡げる	膝継手が過度に外旋している場合
				ソケットが内旋位に設置されている場合
				足先角が大き過ぎる場合

付録Ⅲ．大腿義足ダイナミックアライメントにおける異常歩行の原因とその対処方法

義足側	切断者側	
対処方法	原因	対処方法
ソケット初期屈曲角を増やす	股関節の屈曲拘縮が強い場合	関節可動域訓練（拘縮の改善）
適切な膝継手の摩擦抵抗に変更する	義足側の立脚期に膝折れなどの不安がある場合	義足側股関節伸展筋群による膝継手の随意的制御練習
荷重線に対して膝継手軸を前方へ移動する		
後方バンパを硬くする	切断者自身が立脚初期から中期にかけて義足側へ早く体重を移動させ過ぎる場合	初期接地以降の適切な体重移動訓練
後方バンパを軟らかくする		
足先角を減らす		
ソケット初期屈曲角を増やす	股関節の屈曲拘縮がある場合	股関節伸展関節可動域訓練
	股関節伸展筋群の減弱がある場合	股関節伸展筋力増強訓練
	腹筋群の減弱がある場合	腹筋群筋力増強訓練
義足長を長くする（非切断側に合わせる）	悪い習慣がついている場合	立脚相で骨盤を水平に保つ訓練
foot outset の改善（荷重線を踵の中心に落とす）	股関節の外転拘縮がある場合	股関節内転可能域訓練
	股関節外転筋群の著明な筋力低下がある場合	股関節外転筋力増強訓練
ソケット設置位置を後方へ平行移動する		
足部のサイズを適切なサイズに合わせる		
進行方向に対して膝継手を内旋させる	悪い習慣がある場合（切断側を外向きに振り出す）	進行方向へまっすぐに振り出す訓練
ソケットを外旋させる（膝継手や足部の進行方向に合わせる）		
足先角を減らす		

（つづく）

(つづき)

歩行周期（義足側）	異常歩行	義足側		
		ソケット適合の原因	対処方法	パーツ・アライメントの原因
前遊脚期 遊脚初期	ホイップ（外側） lateral whip	ソケットがきつすぎてソケット内で断端が回旋している場合	ソケット内で断端が回旋しないようにソケット内周径を拡げる	膝継手が過度に内旋している場合
				ソケットが外旋位に設置されている場合
				足先角が小さすぎる場合
	蹴り上げの不同 excessive heel rise			膝継手の摩擦が不十分な場合
				膝伸展補助バンドが弱すぎる場合
	非切断側の伸び上がり vaulting	ソケット懸垂力が不十分な場合	適切な懸垂力を確保する	義足側の長さが長すぎる場合
				膝継手摩擦抵抗が強すぎる場合
				膝伸展補助バンドが強すぎる場合
				膝継手が反張膝傾向にある場合
遊脚初期 遊脚中期	分回し歩行 circumduction gait	ソケット懸垂力が不十分な場合	適切な懸垂力を確保する	義足側の長さが長すぎる場合
				膝継手摩擦抵抗が強すぎる場合
				膝継手が反張膝傾向にある場合
遊脚終期	ターミナルインパクト（膝のインパクト） terminal swing impact			膝継手の摩擦が不十分な場合
				膝伸展補助バンドが強すぎる
全歩行周期	外転歩行 adduction gait	ソケット内壁の高さが高すぎる	ソケット内壁の高さを低くする	義足側の長さが長すぎる場合
		ソケット外壁の支持が不十分な場合	ソケット外壁を高くする（断端との間に隙間をつくらないように調整する）	膝継手摩擦抵抗が強すぎる場合
		ソケット懸垂力が不十分	適切な懸垂力を確保する	膝継手が反張膝傾向にある場合
				ソケットに対して足部がアウトセットに設定されている場合（foot outset）
	両上肢の振りが非対称 uneven arm swing	ソケットの適合が不良なために不快感がある場合	ソケット適合調整（不快感の解消）	

義足側	切断者側	
対処方法	原因	対処方法
進行方向に対して膝継手を外旋させる	悪い習慣がある場合（切断側を内向きに振り出す）	進行方向へまっすぐに振り出す訓練
ソケットを内旋させる（膝継手や足部の進行方向に合わせる）		
足先角を増やす		
膝継手の摩擦抵抗を強くする	膝継手に不安感があり，遊脚初期に膝継手伸展を強く意識して強く振りすぎる場合	適切な振り出し訓練
膝伸展補助バンドを強くする		
義足長を非義足側の長さにあわせて短くする	悪い習慣がある場合	非義足側で伸び上がりをさせない状態での義足側のを振り出し訓練
膝継手摩擦抵抗を弱くする		
膝継手伸展補助バンドを弱くする		
荷重線に対して膝継手軸を前方へ移動させる		
義足長を非義足側の長さにあわせて短くする	悪い習慣がある場合	義足側立脚後期に前足部までしっかりと荷重させた上で，遊脚初期に進行方向へまっすぐに振り出す訓練
膝継手摩擦抵抗を弱くする		
荷重線に対して膝継手軸を前方へ移動させる		
膝継手の摩擦抵抗を強くする	膝継手に不安感があり，遊脚初期に膝継手伸展を強く意識して強く振りすぎる場合	適切な振り出し訓練
膝伸展補助バンドを弱くする		
義足長を非義足側の長さにあわせて短くする	股関節の外転拘縮がある場合	股関節内転可能域訓練
膝継手摩擦抵抗を弱くする	内股に創や内転筋ロールがあり疼痛がある場合	疼痛の原因を解消しての振り出し訓練
荷重線に対して膝継手軸を前方へ移動させる	悪い習慣がある場合	遊脚初期にまっすぐに振り出す訓練（遊脚初期のつま先の躓きに対する恐怖心を取り除く振り出し訓練）
foot outset の改善（荷重線を踵の中心に落とす）		
	義足側への荷重訓練が不十分な場合	義足側への荷重訓練
	転倒への恐怖心が強い場合	義足側への荷重訓練

（豊田　輝）

付録 IV. 身体障害者障害程度等級表

(厚生労働省, 2016, 一部抜粋)

級別	肢体不自由			乳幼児期以前の非進行性の脳病変による運動機能障害	
	上肢	下肢	体幹	上肢機能	移動機能
1級	1．両上肢の機能を全廃したもの 2．両上肢を手関節以上で欠くもの	1．両下肢の機能を全廃したもの 2．両下肢を大腿の2分の1以上で欠くもの	体幹の機能障害により座っていることができないもの	不随意運動・失調等により上肢を使用する日常生活動作がほとんど不可能なもの	不随意運動・失調等により歩行が不可能なもの
2級	1．両上肢の機能の著しい障害 2．両上肢のすべての指を欠くもの 3．一上肢を上腕の2分の1以上で欠くもの 4．一上肢の機能を全廃したもの	1．両下肢の機能の著しい障害 2．両下肢を下腿の2分の1以上で欠くもの	1．体幹の機能障害により座位又は起立位を保つことが困難なもの 2．体幹の機能障害により立ち上がることが困難なもの	不随意運動・失調等により上肢を使用する日常生活動作が極度に制限されるもの	不随意運動・失調等により歩行が極度に制限されるもの
3級	1．両上肢のおや指及びひとさし指を欠くもの 2．両上肢のおや指及びひとさし指の機能を全廃したもの 3．一上肢の機能の著しい障害 4．一上肢のすべての指を欠くもの 5．一上肢のすべての指の機能を全廃したもの	1．両下肢をショパール関節以上で欠くもの 2．一下肢を大腿の2分の1以上で欠くもの 3．一下肢の機能を全廃したもの	体幹の機能障害により歩行が困難なもの	不随意運動・失調等により上肢を使用する日常生活動作が著しく制限されるもの	不随意運動・失調等により歩行が家庭内での日常生活活動に制限されるもの
4級	1．両上肢のおや指を欠くもの 2．両上肢のおや指機能を全廃したもの 3．一上肢の肩関節，肘関節又は手関節のうち，いずれか一関節の機能を全廃したもの 4．一上肢のおや指及びひとさし指を欠くもの 5．一上肢のおや指及びひとさし指の機能を全廃したもの 6．おや指又はひとさし指を含めて一上肢の三指を欠くもの 7．おや指又はひとさし指を含めて一上肢の三指の機能を全廃したもの 8．おや指又はひとさし指を含めて一上肢の四指の機能の著しい障害	1．両下肢のすべての指を欠くもの 2．両下肢のすべての指の機能を全廃したもの 3．一下肢を下腿の2分の1以上で欠くもの 4．一下肢の機能の著しい障害 5．一下肢の股関節又は膝関節の機能を全廃したもの 6．一下肢が健側に比して10センチメートル以上又は健側の長さの10分の1以上短いもの		不随意運動・失調等による上肢の機能障害により社会での日常生活活動が著しく制限されるもの	不随意運動・失調等により社会での日常生活活動が著しく制限されるもの

付録Ⅳ．身体障害者障害程度等級表

級別	肢体不自由			乳幼児期以前の非進行性の脳病変による運動機能障害	
	上肢	下肢	体幹	上肢機能	移動機能
5級	1．両上肢のおや指の機能の著しい障害 2．一上肢の肩関節，肘関節又は手関節のうち，いずれか一関節の機能の著しい障害 3．一上肢のおや指を欠くもの 4．一上肢のおや指の機能を全廃したもの 5．一上肢のおや指及びひとさし指の機能の著しい障害 6．おや指又はひとさし指を含めて一上肢の三指の機能の著しい障害	1．一下肢の股関節又は膝関節の機能の著しい障害 2．一下肢の足関節の機能を全廃したもの 3．一下肢が健側に比して5センチメートル以上又は健側の長さの15分の1以上短いもの	体幹の機能の著しい障害	不随意運動・失調等による上肢の機能障害により社会での日常生活活動に支障のあるもの	不随意運動・失調等により社会での日常生活活動に支障のあるもの
6級	1．一上肢のおや指の機能の著しい障害 2．ひとさし指を含めて一上肢の二指を欠くもの 3．ひとさし指を含めて一上肢の二指の機能を全廃したもの	1．一下肢をリスフラン関節以上で欠くもの 2．一下肢の足関節の機能の著しい障害		不随意運動・失調等により上肢の機能の劣るもの	不随意運動・失調等により移動機能の劣るもの
7級	1．一上肢の機能の軽度の障害 2．一上肢の肩関節，肘関節又は手関節のうち，いずれか一関節の機能の軽度の障害 3．一上肢の手指の機能の軽度の障害 4．ひとさし指を含めて一上肢の二指の機能の著しい障害 5．一上肢のなか指，くすり指及び小指を欠くもの 6．一上肢のなか指，くすり指及び小指の機能を全廃したもの	1．両下肢のすべての指の機能の著しい障害 2．一下肢の機能の軽度の障害 3．一下肢の股関節，膝関節又は足関節のうち，いずれか一関節の機能の軽度の障害 4．一下肢のすべての指を欠くもの 5．一下肢のすべての指の機能を全廃したもの 6．一下肢が健側に比して3センチメートル以上又は健側の長さの20分の1以上短いもの		上肢に不随意運動・失調等を有するもの	下肢に不随意運動・失調等を有するもの

（山中章二）

付録　V. 上肢切断と義手

1　総論

　人間の手は物を創造する，作業をするなど能動的なもの，触覚や温冷覚，位置覚などの受動的なもの，また会話の中の身振り手振りの手の使用，喜怒哀楽などの感覚などの表現がある．
　義手は，失った上肢の欠損機能の代償と外観的有効性を持っている．義手には感覚がない．機能的には手・手指の把持パターン（図V-1）に限界があるため，切断者のすべてのニーズを満たすことができないなどの限界がある．

切断者の実態

　上肢切断は労働災害による外傷および後遺症が多く，下肢切断よりもその割合は多い．また上肢切断のうち約75％が手指切断である（図V-2, 3）．

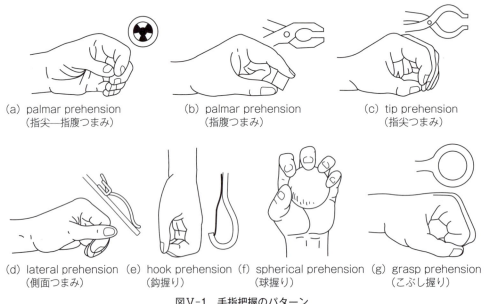

(a) palmar prehension　(b) palmar prehension　(c) tip prehension
　（指尖─指腹つまみ）　　　（指腹つまみ）　　　　（指尖つまみ）

(d) lateral prehension　(e) hook prehension　(f) spherical prehension　(g) grasp prehension
　（側面つまみ）　　　　（鉤握り）　　　　　　（球握り）　　　　　　　（こぶし握り）

図V-1　手指把握のパターン
(Klopsteg, P.E. and Wilson, P.D. : Human Limbs and Their Substitutes より)

付録V．上肢切断と義手　　**261**

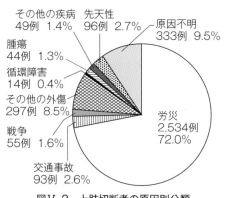

図V-2　上肢切断者の原因別分類
（1968〜1997年，30年間 3,513例）
（澤村誠志：切断と義肢．医歯薬出版，1999）

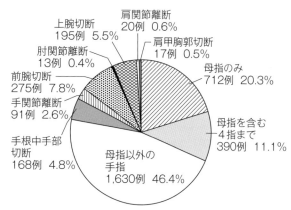

図V-3　上肢切断者の部位別分類（3,513例）
切断部位別数（1968〜1997年，30年間 4,866人）
（澤村誠志：切断と義肢．医歯薬出版，1999）

義手の分類

(1) 切断レベルによる分類（**図V-4**）．

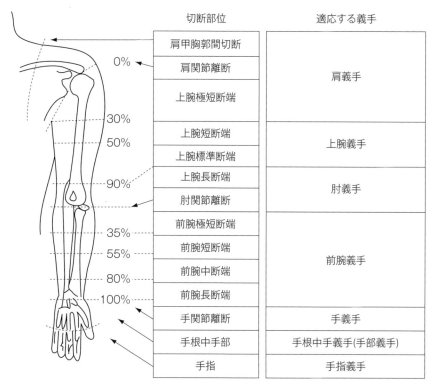

図V-4　上肢切断部位と適応する義手
（澤村誠志：切断と義肢．医歯薬出版，1999，一部改変）

(2) 機能による分類（型式：**図Ⅴ-5**）

①**装飾義手**：外観を重視して製作された義手．機能としては形態や質量の補填が主となる．なかには軽いものを把持できる工夫がされているものもある．手先具や各継手の可動部は非義手側で動かして調整する（**図Ⅴ-6**）．

②**作業用義手**：外観にとらわれず，遂行を希望する作業に適する強度や形態を最優先にして製作された義手．装飾義手同様，手先具や継手の可動部は非義手側で動かして調整する（**図Ⅴ-7**）．

③**能動義手**：手先具や各継手の可動部を切断者が随意的に操作して，機能を発揮するものである．能動義手は体内力源義手と体外力源義手に分けられる．

　(a) 体内力源義手（**図Ⅴ-8**）：上肢帯・体幹の運動を義手制御のための力源に使用し，ケーブルを介して肘継手や手先具を操作する構造の義手．手先具の操作が行える範囲が限られており，あまり重くないものを掴む・引っかける・押さえることが可能．前腕切断と肘より高位の上腕切断では義手の仕組みが異なる．

　(b) 体外力源義手（動力義手）：電気や油圧，空圧などの体外の力源を利用し，継手や手先具を操作する構造の義手．我が国では電気を力源とする義手が一般的であり，そのなかでも手先具操作の制御に筋の収縮時に発生する電気信号（筋電位）を用いる義手（筋電義手）が広く普及している．

　　・筋電義手：筋の収縮を電気信号に変換したものを力源として手先具を動かす．手先具操作の制御には筋電位を用いる．体内力源義手と比べて手先具の操作が行える範囲に制限がなく，重い物を把持することも可能．筋電義手は前腕切断者への適応が主であるが，近年上腕切断者への適

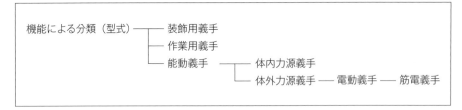

図Ⅴ-5　義手の分類

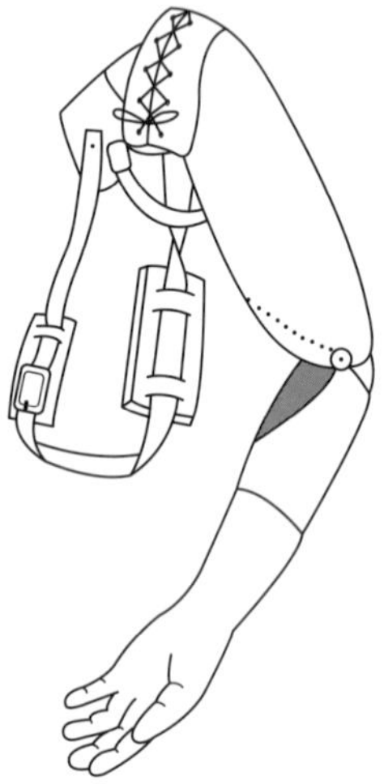

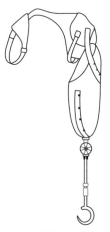

図Ⅴ-6　装飾用上腕義手
（中島咲哉：義肢装具のチェックポイント．医学書院，1998）

図Ⅴ-7　作業用上腕義手
（中島咲哉：義肢装具のチェックポイント．医学書院，1998）

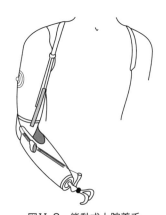

図Ⅴ-8　能動式上腕義手
（中島咲哉：義肢装具のチェックポイント．医学書院，1998）

応もみられる.

　前腕切断者用筋電義手では，手先具を開く操作の制御に手関節伸筋群（長/短橈側手根伸筋・尺側手根伸筋・総指伸筋）のいずれかの筋を用い，手先具を閉じる操作の制御に手関節屈筋群（橈側手根屈筋・長掌筋・尺側手根屈筋）のいずれかの筋を用いる.

上腕切断の手術手技

（1）肩甲胸郭間切断術（**図Ⅴ-9**）interscapulothoracic amputaion（fore quarter amputation）
　・肩甲骨および上肢（鎖骨は一部残存する場合あり）の切除
　・術式：前方進入法（Berger 法）と後方進入法（Littlewood 法）がある.
　・肩のラインを保つために義手もしくは装具が有効

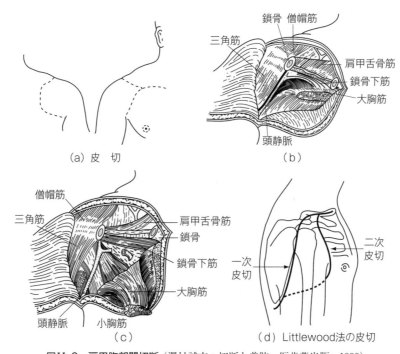

図Ⅴ-9　肩甲胸郭間切断（澤村誠志：切断と義肢. 医歯薬出版, 1999）

(2) 肩関節離断術（**図Ⅴ-10**）shoulder disarticulation
- 肩甲上腕関節での関節離断
- 腋窩動静脈，正中神経，尺骨神経，橈骨神経，筋皮神経の切断
- 大胸筋，大円筋，肩甲下筋などの切断した筋すべての切断端で関節窩を充たす．
- 鎖骨，肩甲骨が残るためソケット採型時は骨隆起部に注意が必要

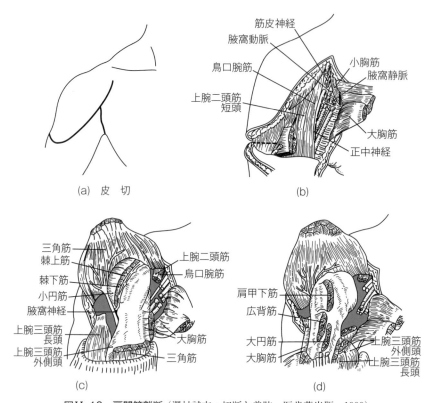

図Ⅴ-10　肩関節離断（澤村誠志：切断と義肢．医歯薬出版，1999）

(3) 上腕切断術（**図Ⅴ-11**）trans-humeral amputation（above elbow amputation）
- 骨切断部を基にして前後等長の皮膚弁をつくる
- 上腕動静脈，正中神経，尺骨神経，橈骨神経の切断
- 上腕三頭筋，上腕二頭筋で骨端を被う（myoplasty）

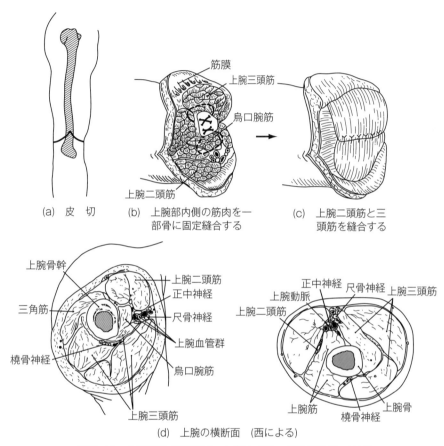

図Ⅴ-11　上腕切断（澤村誠志：切断と義肢．医歯薬出版，1999）

(4) 前腕切断（図V-12） trans-radial amputation（below elbow amputation）
- 骨切断部を基にして前後等長の皮膚弁をつくる
- 橈骨動脈，尺骨動脈，正中神経，尺骨神経，橈骨神経の切断
- 骨端部の処理は，筋を骨端部に縫合固定し（myodesis），筋で骨端部を被う方法（myoplasty）が用いられることが多い．
- 切断部位により回内筋，回外筋のバランスの不均衡が生じ，残存回旋角度が異なる．

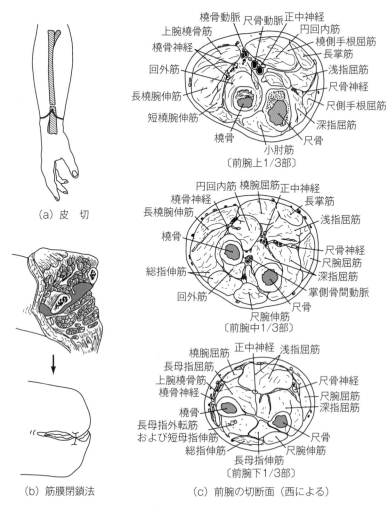

図V-12 前腕切断（澤村誠志：切断と義肢．医歯薬出版，1999）

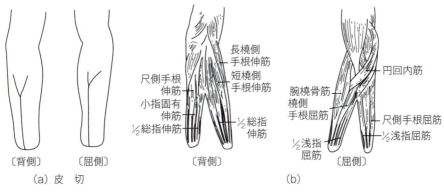

図Ⅴ-13　クルーケンベルグ切断（澤村誠志：切断と義肢．医歯薬出版，1999）

(5) 手関節および指での切断
(6) 特殊な切断
①クルーケンベルグ切断（**図Ⅴ-13**）
・前腕を縦に2分割し，断端そのもので物を把持できるようにする切断術．
・前腕の回内運動により橈尺骨間が開き，回外運動により橈尺骨間が閉じる．
・残存している知覚を利用できるため盲人切断者などで適応となる．

断端のケア

　断端ケア（管理）の目的は，良好な断端を早期に獲得することである．また切断端の浮腫や循環障害等を予防することである．

① soft dressing
　弾性包帯を巻く．遠位部（断端先端部）は絞るように強く，近位部は弱く巻く（p276 **図Ⅴ-257** 参照）．
② rigid dressing
　ギプス包帯などでソケットを製作する．
③ semirigid dressing
　エアースプリントなどで断端を覆い，創の治癒を図る．
④ controlled environment treatment（CET）
　術直後の断端創に対して良い環境をつくり，創の治癒を積極的に図る．

2　義手の構成要素

手先具（図Ⅴ-14～18）

　機能と形態により，装飾ハンド，能動ハンド，能動フック，電動ハンド，電動フック，作業用手先具の大きく6つに分類できる．フック型はハンド型よりも細かい物を把持することが可能であるが，装飾性はハンド型の方が優れている．手先具を選択する場合は，切断者の年齢，性別，職業，使用場面などを配慮・参考にして決定する．

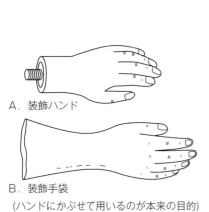

図V-14 装飾用手先具
(中島咲哉:義肢装具のチェックポイント. 医学書院, 1998)

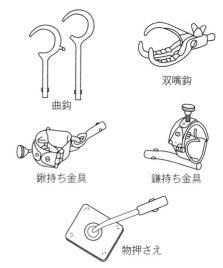

図V-15 作業用手先具
(中島咲哉:義肢装具のチェックポイント. 医学書院, 1998)

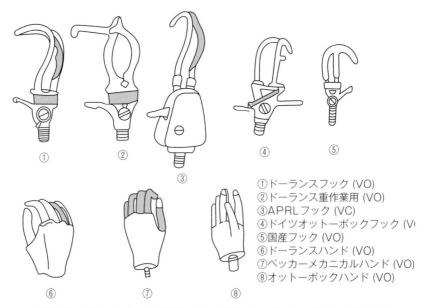

①ドーランスフック (VO)
②ドーランス重作業用 (VO)
③APRLフック (VC)
④ドイツオットーボックフック (VO)
⑤国産フック (VO)
⑥ドーランスハンド (VO)
⑦ベッカーメカニカルハンド (VO)
⑧オットーボックハンド (VO)

図V-16 能動フックおよび能動ハンド (VO:随意開き式, VC:随意閉じ式)

継 手

各関節機能を再現し,ソケットと各部を連結する.

(1) 肩継手 (図V-19)

肩義手や肩甲胸郭間切断義手のソケットと上腕部を連結する.摩擦力を利用して任意の角度に留める構造.義手の重さに作業対象物の重さが加わることで角度を保持できないこともあり,実用性は低い.

・隔板肩継手:2枚の板を重ねた構造により義手上腕部を他動的に屈曲・伸展させることができる.
・屈曲外転肩継手:上腕部を他動的に屈曲・伸展・内転・外転の2方向に動かすことができる.

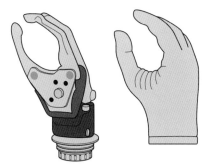
電動ハンド：オットーボック社製
センサーハンドスピード

図V-17　電動ハンド

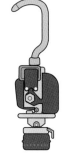
電動フック：Motion Control ETD

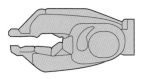
電動フック：オットーボック社製グライファー

図V-18　電動フック

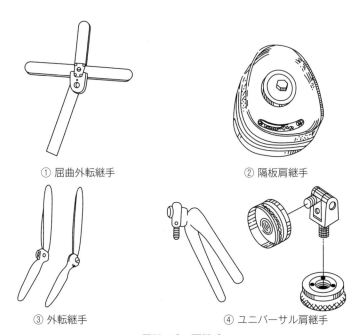

① 屈曲外転継手　　② 隔板肩継手

③ 外転継手　　④ ユニバーサル肩継手

図V-19　肩継手

- 外転肩継手：上腕部を他動的に内転・外転させることができる．
- ユニバーサル肩継手：生体の肩関節同様360°動かすことができる．

(2) 肘継手（図V-20）

上腕ソケットと前腕部の連結，上腕カフと前腕部の連結を行う．ブロック型とヒンジ型に分類される．

①ブロック型
- 手動単軸肘ブロック継手：肘関節の固定・解除を手動的に行う．
- 能動単軸肘ブロック継手：肘コントロールケーブルを操作することにより肘関節の固定・解除を能動的に行える．複式コントロールケーブルとの併用で肘関節の屈曲・伸展操作および手先具の開閉操作が能動的に可能となる．継手上部のターンテーブルにより上腕部を他動的に回旋させることが可能．
- 電動肘ブロック継手：電動で肘関節の屈曲・伸展および固定・解除を行う．

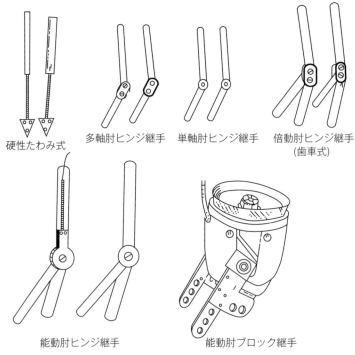

図V-20　肘継手

② ヒンジ型
- 単軸／多軸肘ヒンジ継手：2本の筋金を単軸／2軸（多軸）で接続した蝶番継手．ソケットと上腕カフを連結し，肘関節の屈曲・伸展が可能．多軸は単軸に比べて肘の屈曲伸展が行いやすい．
- 手動単軸肘ヒンジ継手：手動的にレバー操作で肘関節の屈曲・伸展の固定・解除が行える．
- 倍動肘ヒンジ継手：前腕極短断端で肘関節屈曲が十分に得られない場合に適応となる．3本の筋金によりソケットと前腕部を別々に連結する．断端の屈曲で前腕ソケットの屈曲角度が断端屈曲角度の2倍となる仕組み．
- 能動単軸肘ヒンジ継手：肘コントロールケーブルを操作することにより肘関節の固定・解除を能動的に行える．複式コントロールケーブルとの併用で肘関節の屈曲・伸展操作および手先具の開閉操作が能動的に可能となる．能動単軸肘ブロック継手を取り付けることが難しい上腕長断端や肘関節離断に用いられる．
- たわみ式肘継手：前腕切断，手関節離断に使用．残存している前腕回内外運動を義手に伝達しやすい．

(3) 手継手（**図V-21**）

前腕部と手先具を連結する．数種類あり，手先具を任意の位置に回旋できるものや角度調節ができるもの，素早く手先具を交換できるものなどがある．
- 摩擦式手継手：摩擦力により手先具の固定と向きの調整が可能．面摩擦式と軸摩擦式がある．
- 迅速交換式手継手：手先具の交換が容易に行えるように工夫された継手．
- 屈曲用手継手：他動的に手先具を屈曲位に固定できる継手．

(4) ソケット（**図V-22**）

断端の収納と保護，義肢と断端を連結する
① 肩ソケット

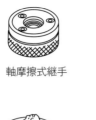
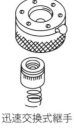

図V-21　手継手

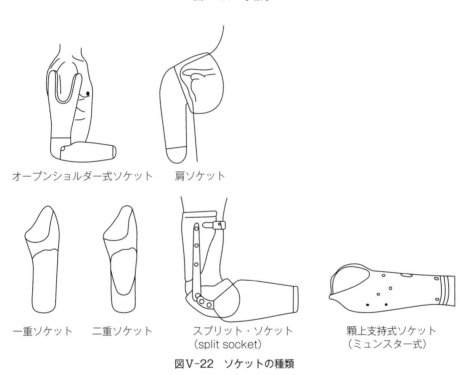

図V-22　ソケットの種類

- 全面接触式ソケット：肩甲胸郭間切断，肩関節離断，上腕骨頸部切断に適応

②上腕ソケット

- 差し込みソケット：断端とソケット内面との間に余裕を持たせて適合させたソケット．すきまは断端袋で調節する．ハーネスと組み合わせて義手を懸垂する．
- 吸着式ソケット：ソケット内壁で断端の軟部組織を適度に圧迫するように設計し，ソケット内面と断端との間に接着作用を生じさせている．また，吸着バルブによって空気圧を調節しソケット内部を陰圧に保つことでさらに自己懸垂性を高めている．
- オープンショルダー式ソケット：肩峰部にかかるソケット壁を切り取り，前後から肩を挟むような形状を採用することで，義手装着時の肩関節の運動（特に外転・内転）が行いやすいように改善した自己懸垂性の全面接触式ソケット．

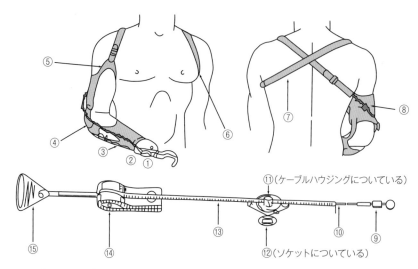

①手先具　②手継手　③前腕ソケット　④肘継手　⑤前方支持バンド　⑥腋窩ループ　⑦ハーネス　⑧上腕カフ（三頭筋カフ）　⑨ターミナル（回り端子）　⑩ケーブル　⑪リティナープレート　⑫ベースプレート　⑬ケーブルハウジング　⑭クロスバー　⑮ケーブルハンガー

図V-23①　前腕義手の名称

③前腕ソケット
- 差し込みソケット：前腕短断端〜長断端に適応．懸垂はハーネスにより行う．
- スプリットソケット：前腕短断端・極短断端に適応．ソケットと前腕部が別々の構造となっている．
- 顆上支持式ソケット：上腕骨顆部の膨隆を利用した自己懸垂性ソケットで，ハーネスを簡略化することが可能．装飾義手や筋電義手に適しており，ミュンスター式とノースウェスタン式がある．

(5) ハーネス

　義手の固定もしくは懸垂に用いる．体内力源型能動義手では，手先具の開閉や肘継手の操作に必要な身体運動を伝える役割を担う．
- 9字ハーネス：前腕義手に適応．背部から見ると9の形を成している．
- 8字ハーネス：前腕義手・上腕義手・肩義手に適応．最も多くの義手で用いられる基本の型．背部から見ると8の形を成している．
- 胸郭バンド式ハーネス：作業用や高位切断ソケットの支持性を高める目的で使用．

(6) コントロールケーブルシステム（図V-23①，②）
- 単式コントロールケーブルシステム：前腕義手に用い，手先具の開閉による把持動作をコントロールする．
- 複式コントロールケーブルシステム：肩，上腕，肘義手に使用する．手先具の開閉と肘関節の屈曲操作を一本のケーブルにより行う．肘関節固定後に手先具の開閉が可能となる．

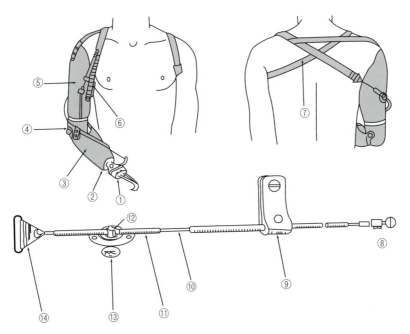

①手先具　②手継手　③前腕ソケット　④肘継手　⑤上腕ソケット　⑥肘コントロールケーブル　⑦ハーネス　⑧ターミナル（回り端子）　⑨前腕リフトレバー　⑩ケーブル　⑪ケーブルハウジング　⑫リティナープレート　⑬ベースプレート　⑭ケーブルハンガー

図V-23②　上腕義手の名称

3 上肢切断のリハビリテーション

リハビリテーションの流れ（図V-24）

(1) 評価（図V-25，26，表V-1）
・上肢長／断端長の計測：義手の長さの決定の際に旧基準の指標（肩峰・上腕骨外側上顆・橈骨茎状突起・母指）を用いることから臨床では旧基準での計測も行われている．

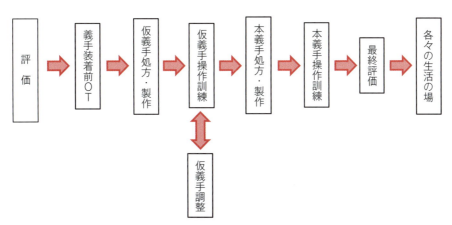

図V-24　上肢切断のリハビリテーションの流れ

```
一般情報
 （年齢，性別，利き手，受傷原因，受傷前の生活，切断術，既往歴等）
身体機能面
 全身状態（姿勢，バランス，全身耐久性，ROM，筋力等）
 残存肢（ROM，筋力・握力，上肢長，周径，感覚，上肢機能等）
 切断肢（ROM，筋力・筋収縮，断端長，周径，感覚，疼痛，幻肢・幻肢痛等）
 その他（利き手交換の有無・程度）
精神・心理面
 （主訴・ニーズ，知的レベル，心理状態，モチベーション等）
義手なしでのADL
 （効率性，努力性，断端活用状況等）
社会的側面
 （社会的立場・役割，家族構成，趣味，自動車による移動の必要性等）
その他
 義手や公的保障制度などの知識
```

図Ⅴ-25　評価項目

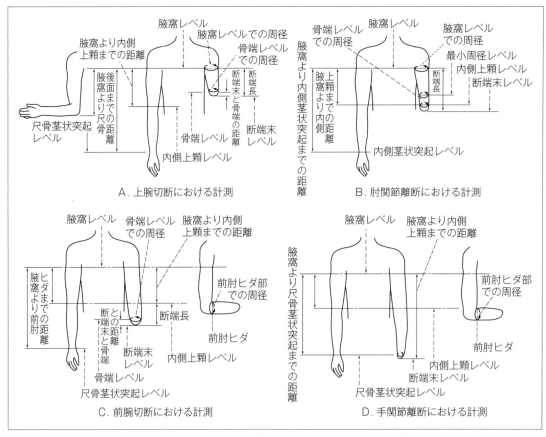

図Ⅴ-26　上肢切断における計測（澤村誠志：切断と義肢．医歯薬出版，1999）

本図は1992年制定のISO（国際標準化機構）に準じた計測である．臨床的にはAAOS（米国整形外科学会）の基準が使われることも多い．

表V-1　上肢切断と機能的特徴

1. 肩関節離断＝肩甲胸郭間切断・肩関節離断
    1. 肩甲胸郭間切断
        義手コントロールを行う体内力源としては，非切断側の肩甲骨の動き，胸郭の動きと体幹の側屈が用いられる．ソケットの体幹接着面が広いため機能的には実用性に乏しい．しかし義手装着無しでは美容上問題が多く，装飾用義手は有用である．
    2. 肩関節離断
        切断側の肩甲骨は残存している．切断側の肩甲骨の内外転・肩関節の挙上下垂，非切断側肩甲骨外転，胸郭の拡大運動が利用される．
        上腕骨頭が残存する場合は，義手のコントロールには役立たないが，肩甲骨の上下回旋や内外転に際し有効に肩関節を使用できる．
2. 上腕切断
    1. 短断端（30〜50％）
        上腕の回旋可動域は非切断側の1/2以下．
    2. 標準断端（50〜90％）
        上腕の回旋可動域は非切断側の1/2．
    3. 長断端・肘関節離断
        上腕の回旋可動域は120°．
3. 前腕切断
    1. 極短断端（0〜35％）
        肘関節の屈伸能力はほぼ残存している．回内筋が弱く回外筋である上腕二頭筋の作用により回外位を取りやすく，屈曲拘縮が生じやすい．
    2. 短断端（35〜55％）
        方形回内筋，円回内筋の一部が切断され，回外筋の損傷は少ないが拘縮が起こりやすく，前腕回旋運動制限大．
    3. 中断端（55〜80％）
        前腕回旋運動半減．
    4. 長断端（80〜100％）
        前腕回旋運動軽減．
4. 手部切断
    1. 手根中手関節離断
        手関節運動の一部は存在する．
    2. 中手骨切断
        手関節の動きはすべて可能であり，手先具のコントロール源として利用可能．
    3. 基節骨切断
        義肢を用いても，用いなくても前述の切断より機能的に優れる．

(2) 義手装着前OT
①断端・切断肢管理（**図V-27**）
②筋力強化
③利き手交換（必要に応じて）
④義手なしでのADL練習
⑤筋電義手の場合：電極位置を決定し，操作のための筋収縮訓練を行う．筋収縮訓練では，まずは手関節伸筋群・屈筋群のどちらか一方のみを制御できるように訓練する．各筋群それぞれを制御できるようになったら交互に筋電位を出力できるように訓練する．

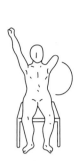 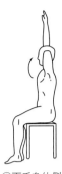 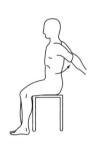 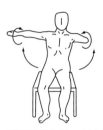

①椅子座位をとる,両手を体側へつけた位置から横に振り上げ,できるだけ上へ挙げる

②両手を体側へつけた位置から前へ振り上げ,できるだけ上へ挙げる

③両手を体側へつけた位置から後方へ振り上げ,できるだけ上へ挙げる

④両手を体側へつけた位置から,肩の高さまで横に挙げ,両手を外旋する

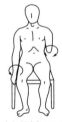 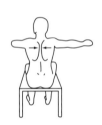 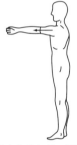 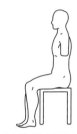

⑤両手を体側へつけ,できるだけ内外旋する

⑥両手を肩の高さまで持ち上げ,できるだけ後方へ引き,両肩甲骨を同時に内転する

⑦立位をとり,両手を肩の高さまで前方へ持ち上げ,前方へ突き出し,両肩甲骨をできるだけ外転する

⑧できるだけ胸を大きく広げて深呼吸する

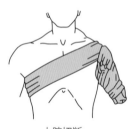 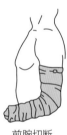 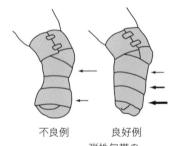

上腕切断（胸郭まで）　　前腕切断（上腕まで）　　不良例　　良好例

弾性包帯の巻き方　　　　　　　　　　　　　　　　　弾性包帯の締め具合

図V-27　断端訓練（上肢切断例）

　断端訓練の目的は,切断初期に生ずる浮腫,断端痛,運動制限,筋力低下など,切断肢に対して機能の改善・向上を図ることである.

　上肢切断では,義手の操作に必要な肩甲帯,肩関節,肘関節など,非切断側肢を含めた残存部の筋力増強,可動域の維持・向上が大切である.特に,肩と肘関節に拘縮が起こりやすい.

(3) チェックアウト（**表V-2, 3**）

チェックアウトを実施して，製作された義手が基本的性能を有しているか確認する．チェックアウト項目は前腕義手と肩・上腕・肘義手とで異なる．

表V-2　肘・上腕・肩離断義手の検査表

肘・上腕・肩離断義手の検査表

| 氏　名 _____ 年齢 ____ 歳　性別　男・女 |
| 切断側　　　　長さ　　A／E　　義手の種類　　ハーネス　　ハンド　　フック |
| 検査月日　　　　月　　　日　　　　検査者氏名 |

検査番号	検査項目	成績 上腕	成績 肩離断	標準
①	義手装着時の断端の可動範囲	屈曲　・ 伸展　・ 外転　・ 回旋　・		屈曲　90°　（健　180°） 伸転　30°　（健　60°） 外転　90°　（健　180°） 回旋　45°　（健　60°）
②	義手の肘屈曲範囲			義手の肘屈曲135°
③	義手装着時の肘の能動屈曲範囲	・	・	肘完全屈曲135°
④	肘完全屈曲に要する肩の屈曲角	・	・	肩の屈曲角は45°を超えてはならない
⑤	肘を（90°から）屈曲するのに必要な力	kg	kg	4.5 kgを超えてはならない
⑥	コントロールシステム操作方式の効率	％	％	効率は少なくとも50％以上であること
⑦	肘90°屈曲位でのフックの開大あるいは閉鎖	cm ％	cm ％	肘90°屈曲位で末端装置は完全改大あるいは閉鎖すること
⑧	口およびズボンの前ボタンの位置でのフックの開大と閉鎖	口　　cm 　　　％ ボタン cm 　　　％	口　　cm 　　　％ ボタン cm 　　　％	末端手部装置の開大あるいは閉鎖は最小限度50％はできなくてはならない
⑨	トルクに対するソケットの安定性			肘軸より約30 cmの先端部で内外側ともに約1 kgの引っ張りに抵抗できなければならない
⑩	下垂力に対する張力安定性	cm	cm	約23 kgの牽引力に対して断端からソケットが2.5 cm以上移動してはならない
⑪	適合感とソケット圧迫時の快適さ			加圧力が患者に不適合，具合の悪さ，痛みを与えてはならない
⑫	義手の重さ	kg	kg	

認定医師名_____

表V-3 前腕義手検査表

前腕義手検査表

氏　名＿＿＿＿＿＿＿＿＿＿＿＿＿＿＿＿＿＿＿＿　年齢　　歳　性別　男・女
切断側　　　長さ　　　B／E　　義手の種類　　ハーネス　　ハンド　　フック
検査月日　　月　　日　　　検査者氏名

検査番号	検査項目	成績	標準
①	義手装着時および除去時の肘の屈曲度	装着時　・ 除去時　・	自動屈曲は装着時も除去時も同程度でなければならない
②	義手装着時および除去時の前腕の回旋度	装着時　・ 除去時　・	装着時の自動回旋角度は除去時の1/2はできなければならない
③	コントロールシステム操作方式の効率	％	効率は70％以上はあるべきである.
④	肘90°屈曲位でフックまたは手の開大率あるいは閉鎖率	％	他動的開大, 閉鎖の程度まで自動的に完全に開大, 閉鎖できなければならない
⑤	口およびズボンの前ボタンの位置でのフックまたは手の開大あるいは閉鎖	口　　cm 　　　％ ボタン　cm 　　　％	肘90°屈曲時の自動完全開閉の70％以上はできなければならない
⑥	下垂力に対する張力安定性（移動の長さ）	cm	約23 kgの牽引力で断端からソケットが2.5 cm以上ずれてはならない. またハーネスが破損してはならない
⑦	適合とソケット圧迫時の快適さ		加圧力が患者の不具合や痛みの原因となってはならない
⑧	義手の重さ	kg	

認定医師名＿＿＿＿＿＿＿＿＿＿

(4) 義手装着訓練の作業療法
①基本操作訓練
　・義手着脱訓練（図V-28 a〜g）
　・操作訓練（図V-29 a〜c）
　体内力源義手では, まずは義手を装着せずにコントロールケーブル操作に必要な身体運動を確認する（図V-30）. その後, 義手を装着して手先具開閉操作を訓練する. 肩・上腕・肘義手の場合は, さらに肘継手の固定・解除操作を訓練する. それぞれの操作が可能となったら, 任意の位置に肘継手を屈曲固定し, 手先具開閉操作を行うといった連続した操作を訓練する.
　筋電義手では, 義手を装着して手先具開閉操作を行う. 最大開閉や任意の開き幅で止めるなどの調節ができるように訓練する. その後, さまざまな肢位で誤動作なく開閉操作が行えるように訓練する.
　・ブロック, ペグ, 紙コップなどを用いた物品操作訓練（図V-31 a, b, 32 a, b）

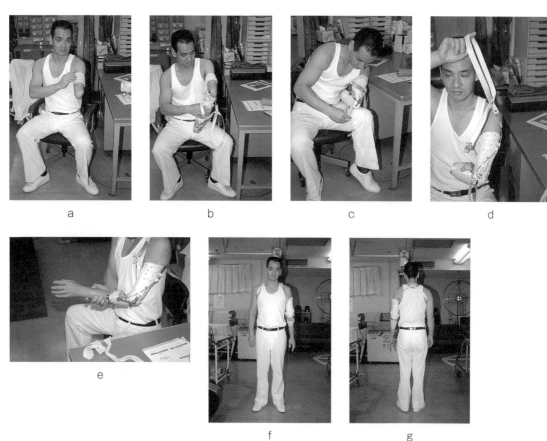

図V-28 義手着脱訓練

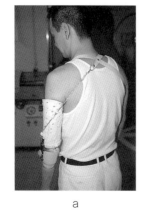

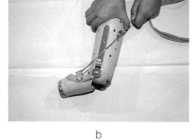

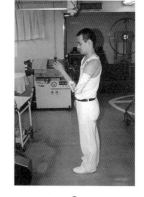

図V-29 ケーブルコントロール

	肩甲骨	肩関節	体幹
肘継手の屈曲と手先具の開閉操作	外転	屈曲（外転）	
肘継手のロック制御	下制	伸展・外転	側屈

＊（　）は肩義手を操作する際の運動

図V-30　体内力源義手の操作に必要な身体運動

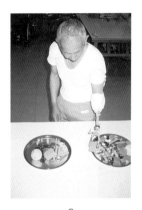 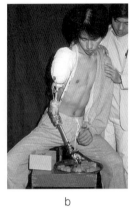 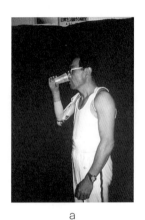 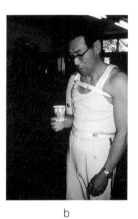

　　a　　　　　　　b　　　　　　　　　　a　　　　　　　b

　　図V-31　身体感覚の習得図　　　　　図V-32　力のコントロール

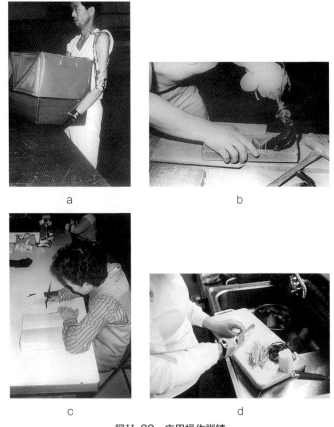

図V-33 応用操作訓練

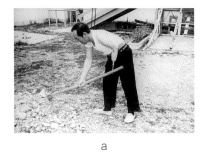
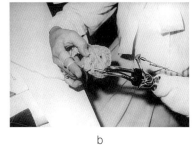

図V-34 実用訓練

②応用操作訓練（**図V-33 a〜d**）

　手工芸や木工などのアクティビティ，ADL動作を通して両手動作での義手使用方法を獲得する．

③実用訓練（**図V-34 a，b**）

　職場復帰に必要とされる動作について，シミュレーションしながら確認する．必要に応じて職場を訪問し，復帰に向けた調整を行う．通勤などで自動車運転が必要な場合は，動作確認および環境調整を行う．

(5) 義手装着後の作業療法

①断端ケア，特に soft dressing の励行．

（笹尾久美子，谷合義旦）

◆ 参考文献 ◆

青山　孝：骨格型モジュラー義肢の問題点．総合リハ　1(11)：1081-1088，1973．

青山　孝：LAPOCシステム義足―日本人の生活様式を意識した骨格型モジュラー義足の開発．総合リハ　9(4)：277-283，1981．

青山　孝：足継手と足部．総合リハ　16(8)：1988．

青山　孝：大腿義足．総合リハ　20：1181-1187，1992．

青山　孝：3．義足；義足の構造と部品．日本整形外科学会，日本リハビリテーション医学会(監修)：義肢装具のチェックポイント　第5版．医学書院，118-133，1999．

明石　謙：特殊な義足．災害医学　14(8)：868-873，1971．

秋山昌英・他：義肢装具におけるCAD/CAMシステムの実用．POアカデミージャーナル　2：17-24，1994．

飯田卯之吉：義肢装具製作教程．第1巻．PTB下腿義足；第4巻．大腿義足吸着式．医歯薬出版，1973．

石田　肇：大腿切断義肢．災害医学　14(8)：839-846，1971．

石輪貴子・他：断端周径変化とその問題点．第11回日本理学療法士学会誌　132-135，1976．

磯崎弘司・他：CAD/CAMシステムを用いた断端・PTB・TSBソケットの評価．理学療法学　25(学会特別号)：379，1998．

磯崎弘司・他：義肢の機能的限界について．理学療法　15(4)：274-278，1998．

伊藤利之・他：切断術後のControlled Environment Treatment．総合リハ　7(12)：938-944，1979．

江原義弘・他：エネルギー蓄積型足部の評価．神奈川リハセンター紀要　17：7-12，1991．

大川嗣雄・他：義足装着訓練．災害医学　14(8)：859-867，1971．

大塚哲也：多肢欠損者の幻肢の型とその利用．リハ医学　7(2)：110-118，1970．

大塚哲也：下腿義足．災害医学　14(8)：847-858，1971．

大塚哲也：四肢切断者と「いたみ」．総合リハ　1(11)：49-60，1973．

大塚哲也：幻肢痛．リハ医学　13(4)：313-314，1976．

大橋正洋・他：足部の選択―いわゆるエネルギー蓄積型足部の性能比較．総合リハ　23(11)：951-957，1995．

加倉井周一：ISPO世界会議―シンポジウム，Expert Viewpoint．義装会誌　11：192-194，1995．

川村次郎・他：日本人に適した義足足部の検討．リハ医学　13(2)：85-93，1976．

川村次郎・他：下肢切断者のリハビリテーション．医歯薬出版，1981．

川村次郎・他編：義肢装具学　第2版．医学書院，2000．

小池誉士憲：義足足部選択のための支援マニュアルの作成．POジャーナル　3(3)：176-183，1995．

児玉俊夫・他：義足　第2版．医学書院，1972．

佐藤和男：義肢装着による合併症．総合リハ　2(5)：379-383，1974．

佐藤和男：リハビリテーション診断学(12)―切断の診断学―．総合リハ　5(1)：49-56，1977．

澤村誠志・他：カナダ式股関節離断用義肢について．整形外科　14(6)：495-506，1963．

澤村誠志・他：切断術直後の義足装着法について．整形外科　19(12)：1010-1025，1968．

澤村誠志・他：Hemipelvectomy Prosthesisと切断術後の義足装着について．臨床整形外科　3(6)：494-503，1968．

澤村誠志：下腿義足の実際．整会誌　43：247-258，1969．

澤村誠志・他：最近における切断手技の動向―特に筋肉の処理に関して―．災害医学　14(8)：829-838，1971．

澤村誠志・他：切断術直後の義足装着法．理・作・療法　5(7)：579-587，1971．

澤村誠志・他：術直後義足装着法の実際とチームアプローチ．リハ医学　10(1)：3-13，1973．

澤村誠志：切断と義肢．第4版，リハビリテーション医学全書18．医歯薬出版，1999．

篠原英二：下腿義足と足部義足―ソケット適合のチェックと歩行訓練―．理・作・療法　12(11)：819-828，1978．

下畑博正：下腿切断の理学療法―特に下肢切断の訓練の実際について―．理・作・療法　2(3)：8-15，1968．

鈴木康三：両下肢切断の理学療法．理・作・療法　8(4)：261-266，1974．

鈴木重行：サスペンション装置．義装会誌　7：151-156，1991．

高田洋一：義肢装具CAD/CAMの現状及び今後の展望．義装会誌　14：26-30，1998．

高浜晶彦・他：義肢装着訓練．災害医学．14(8)：819-828，1971．

高浜逸郎・他：高機能（HF）足部の耐久試験．義装会誌　5(特別号)：111-112，1989．

高見健二：CAD/CAM システムの概要．中部義肢研究会会報　9：1-5，1995．
高見健二：CAD/CAM による下腿義足の制作．総合リハ　23：939-943，1995．
竹内孝仁：リハビリテーション医学における評価．臨床理学療法　5（2）：44-52，1979．
武智秀夫・他：義肢装具のための基礎知識．医歯薬出版，1977．
田沢英二：坐骨収納型ソケットの概念とその歴史．義装会誌　6（4）：293-301，1990．
田島達也・他：半側骨盤切断術の手術手技と術後リハビリテーションの検討．総合リハ　8（11）：879-884，1980．
谷岡　淳：下腿義足のチェックアウト．理・作・療法　3（4）：45-49，1969．
谷岡　淳：大腿義足のチェックアウト．理・作・療法　3（5）：51-54，1969．
田村　徹：義肢装具における CAD/CAM に関して．義装会誌　9（1）：61-65，1993．
津山直一：最新義肢装具学．金原出版，1977．
鶴見隆正：大腿切断の義肢装着訓練．神奈川理学療法士会会報　3：10-18，1975．
土肥信之：リハビリテーションにおける治療（8）—切断端の疼痛に対する処置—．総合リハ　7（8）：619-624，1979．
中村幸夫・他：空気圧制動膝継手遊脚相コントロール義足の評価．理・作・療法　8（4）：253-256，1974．
西岡正明・他：股関節・大腿義足の特徴と歩行訓練．理・作・療法　12（11）：805-817，1978．
日整会・日本リハ医学会編：義肢装具のチェックポイント．医学書院，1978．
日本規格協会：「福祉リハビリテーション関連機器 1999」．JIS ハンドブック　66：296-302，2001．
野坂利也：最近の義足の動向．理学療法　15（4）：280-287，1998．
野本　彰：大腿吸着式ソケットに関する一考察．国立大学理学療法士会誌　4：46-47，1982．
野本　彰：大腿吸着式ソケットの設計パラメータについて．国立大学理学療法士会誌　5：27-30，1983．
野本　彰・他：大腿・下腿義足ソケット．理学療法ジャーナル　26（9）：629-634，1995．
野本　彰・他：大腿切断の動作分析．理学療法ジャーナル　35（11）：975-980，2003．
原　和彦・他：エネルギー蓄積型足部と従来型足部における下腿義足歩行の比較．義装会誌　12（4）：294-301，1996．
原　和彦・他：プラスティックキャストを使用した TSB 仮義肢制作の VTR 紹介．理学療法学　23（2）：238，1996．
原　和彦・他：義足足部の違いによる歩行時エネルギコストの比較．義装会誌　13（特別号）：102-103，1996．
原　和彦・細田多穂：切断と義肢，理学療法ハンドブック．第6部疾患別・理学療法プログラム，協同医書出版，75-114，2001．
原　武郎：義肢—特に今日の下肢義肢について—．整形外科　18（12）：1101-1120，1967．
原　武郎：日本義肢の盲点とその対策．整形外科　20（2）：275-279，1969．
福田光佑・他：大腿切断における術直後義肢装着法の訓練．理・作・療法　10（7）：513-520，1976．
細田多穂・他：大腿切断術直後義肢装着の一症例．理・作・療法　6（3）：213-219，1972．
細田多穂：義肢の現状と今後の課題．日本義肢研究会会報　8：1-5，1976．
細田多穂：術直後義肢装着法の PT アプローチ．全国病院理学療法協会東京支部会報　9（1）：17-27，1976．
細田多穂・他：術直後義肢装着法による PT フローチャート．臨床理学療法　3（3）：63-75，1977．
細田多穂・他：和式生活と義足．理・作・療法　11（2）：101-109，1977．
細田多穂・他：下肢切断のリハビリテーション．理療　11（4）：1-12，1982．
細田多穂：義足の訓練．別冊整形外科　4：245-251，1983．
細田多穂・他：大腿吸着式ソケット作成の自動化についての試行錯誤．日本義肢装具研究会会報　27：43-50，1984．
細田多穂・他：義足と ADL．理学療法　3（6）：429-435，1986．
細田多穂・編：理学療法ハンドブック．協同医書出版，1986．
松本義康：切断についての基本的考え方．理・作・療法　2（3）：1-7，1968．
森本正治・他：人工足部の評価・分類のための機能計測システム．バイオメカニズム　9：213-221，1978．
森本正治：CAD/CAM の義肢装具への応用．義装会誌　2（4）：302-305，1986．
森本正治：CAD/CAM による義肢ソケット制作システム．義装会誌　9（1）：59-61，1993．
山本末雄：日本人の生活様式に適応した骨格構造式大腿義足の試作経験．日本義肢研究会会報　1：14-16，1976．

Bernice, K.: Controlled Environment Treatment (CET) for Patients with Below-Knee Amputations. *Physical Therapy*. 56(12): 1366-1371, 1976.

Boonstra AM, Fider V, Spits GM, Tuil P, Hof AL; Comparison of gait using a Multiflex foot in knee disarticulation amputees. *Prothetics and Orthotics Internationl* 17(2): 90-94, 1993.

Burgess EM: Immediate postsurgical prosthetic in the management of lower extremity amputees. Veterans Administration, 1967.

Burgess EM: The management of lower extremity amputees using immediate postsurgical prosthesis. *Clin. Orthop.* 57: 137-146, 1968.

Burgess EM: Wound healing after amputation; Effect of controlled environment treatment. *JBJS* 60-A: 245-246, 1978.

Buss JH: Immediate prosthetic fitting of combat injured patient. *Physical Therapy* 50(2): 187-189, 1970.

Colborne GR, Naumann S, Longmuir PE, and Berbrayer D: Analysis of Mechanical and Metabolic Factors in the Gait of Congenital Below Knee Amputees: A Comparison of the SACH and Seattle Feet. *Am J Phys Med Rehabil* 71: 272-278, 1992.

Daryl GB, Laura S, Susan ST: Gait Analysis and Energy Cost of Below-Knee Amputees Wearing six Different Prosthetic Feet. *J Prosth Orth* 4(2): 63-75, 1992.

Datta D, Vaidya SK, Howitt J, Gopalan L: Outcome of fitting an ICEROCE Prosthesis: veiw of transtibial amputees. *Prothetics and Orthotics International* 20(2): 111-115, 1996.

Fajal G: Stump casting for the PTS below-knee prosthesis; Prosthese supra condylienne. *Pros Int* 3: 22-24, 1968.

Fillauer CE, et al: Evolution and development of the silicone socket (3 S) for below-knee prosthesis. *J Prost Orth* 1: 92-103, 1989.

Gitter A, Czerniecki JM, DeGroot DM: Biomechanical analysis of the influence of prosthetic feet on below-knee amputee walking. *Am J Phys Med Rehabil* 70: 142-148, 1991.

Golbranson FL: Immediate postsurgical fitting and early ambulation. *Clin Orthop*. 56: 119-131, 1968.

Habermann LJ: Silicone-only suspension (SOS) with socker-loc and the ring for the lower limb. *JPO* 7: 2-14, 1995.

Isobe Yutaka & Hosoda Kazuho: A Japanese Lower Limb Prothesis with a Fore-Joint Foot and Turntable. *International Orthopaedics (SICOT)* 6: 49-54, 1982.

Ivan Long: Allowing normal adduction of femur in the above-knee amputations. *Orthotics and Prosthetics* 29: 53-58, 1975.

Kerr D & Brunnstrome S: Training of the Lower Extremity Amputee. Charles C Thomas, Springfield, USA, 1956.

Kuhn GG, et al: Kondyien Bettung Munsuter am Unterschenlkel Stumpf, KBM prosthese. Atlas d' Appareillage Prosthetique et Orthopedique, No. 14, 1966.

Long IA: Normal Shape-Normal Alignment (NSNA) above-knee prosthesis. *Clin Prost and Orth* 9: 9-14, 1985.

NYU Postgraduate Medical School: Manual for use of THESHAMP BRIM for narrow above-knee socket. NYU Prost & Orth, 1987.

Radcliff CW et al: The Patellar-Tendon-Bearing below-knee prosthesis; Biomechanics Laboratory. 119-130, University of California, 1961.

Sabolich J: Contoured adducted trochantericcontrolled alignment method (CAT/CAM): Introduction and basic principles. *Clin Prost and Orth* 9: 15-26, 1985.

Thompson RG: Amputation in the lower extremity. *JBJS* 45-A: 1723-1734, 1963.

Wing DC, Hittenberger DA: Energy storing prosthetic feet. *Arch Phys Med Rehabil* 68: 330-335, 1989.

索 引

和　文

あ
悪性腫瘍 ……………………………………… 23
あぐら ……………………………… 166, 175
足継手の種類 ……………………………… 247
アドヒアランス ……………………………… 47
アライメント ……………………………… 140
アライメント・リンク機構 ……………… 240
アライメント設定 ………………………… 141
　──の種類 ………………………………… 141
安全膝 ……………………………………… 241

い
イールディング機構 ……………………… 240
異常知覚 …………………………………… 55
異常歩行 …………………………… 163, 254
椅子からの立ち座り ……………………… 165
医療保険 …………………………………… 136
医療保険制度 ……………………………… 138
インテリジェント膝継手 ………… 116, 240

う
内ソケット製作 …………………………… 192
うっ滞 ……………………………………… 95

え
エスカレーター …………………………… 174
エネルギー蓄積足部 ……………………… 246
炎症 ………………………………………… 95

お
応用操作訓練 ……………………………… 281
オープンショルダー式ソケット ………… 271
オズール・リジッド・ドレッシング …… 81

か
外骨格 ……………………………………… 106
外傷 ………………………………………… 23
階段昇降 …………………………………… 170
外転肩継手 ………………………………… 269
回転形成術 ………………………………… 25
外転歩行 …………………………………… 256
回復への努力 ……………………………… 30
解放運動連鎖 ……………………………… 58
化学療法 …………………………………… 41
踵接地後の足部回旋 ……………………… 254
殻構造 ……………………………………… 106
隔板肩継手 ………………………………… 268
下肢長 ……………………………………… 52
荷重ブレーキ膝 …………………………… 165
ガス壊疽 …………………………………… 23
下腿義足 …………………………………… 120
型押し ……………………………………… 210
肩関節離断術 ……………………………… 264
肩義手のチェックアウト ………………… 277
肩ソケット ………………………………… 270
肩継手 ……………………………………… 268
過度の腰椎前弯 …………………………… 254
カナダ式股義足 …………………………… 107
カナダ式サイム義足 ……………………… 123
可変摩擦膝 ………………………………… 115
仮義肢 ……………………………………… 106
仮義足 ……………………………… 135, 188
　──の支給制度 ………………………… 137
　──の条件 ……………………………… 188
　──の製作 ……………………………… 188
　──の費用の給付 ……………………… 136
感覚テスト ………………………………… 55
患肢温存手術 ……………………………… 25
関節可動域訓練 …………………… 59, 105
関節可動域の測定 ………………………… 92

き
危機管理 …………………………………… 56
起居動作 …………………………………… 100

義肢装具士……………………………………22
義肢装着時訓練……………………………150
義手……………………………………………260
　　──の分類…………………………………261
義手装着訓練………………………………278
義足……………………………………………29
　　──での片脚立ち…………………………153
　　──の処方………………………………125
　　──の適応………………………………106
　　──の部品………………………………233
　　──の振り出し…………………………154
　　──への荷重……………………………161
義足装着方法の指導………………………146
義足適応………………………………………42
義足手帳……………………………………183
ギプス巻……………………………………210
ギプス採型…………………………………199
ギプスソケット……………………………67
基本的ピボット……………………………156
キャスティング………………………………74
急性動脈閉塞…………………………………26
吸着式ソケット……………………………111
胸郭バンド式ハーネス……………………272
筋形成術………………………………………36
筋固定術………………………………………36
筋電義手……………………………………262
筋の処理………………………………………35
筋ポンプ作用…………………………………95
筋膜縫合法……………………………………35
筋力強化………………………………57, 103
筋力測定機器…………………………………94
筋力テスト……………………………………94

く
空圧式膝継手………………………………242
屈曲外転肩継手……………………………268
屈曲用手継手………………………………270
クランプアダプター………………………249
クルーケンベルグ切断……………………267
車椅子移乗…………………………………100
車椅子操作……………………………………60

クロストリジウム……………………………23
訓練用IRC式仮義足………………………215
訓練用KBM義足……………………………227
訓練用PTB義足……………………………224
訓練用PTES義足…………………………229
訓練用カナダ式股義足……………………198
訓練用仮義足………………………………188
訓練用サイム義足…………………………230
訓練用大腿吸着式義足……………………205

け
鶏眼…………………………………………179
血管の処理……………………………………36
蹴り上げの不同……………………………256
肩甲胸郭間切断術…………………………263
検査の手順……………………………………49
幻肢……………………………………………98
幻肢痛……………………………………97, 98

こ
高額療養費制度……………………………139
高活動ゴール………………………………234
公共交通機関の利用………………………174
拘縮…………………………………59, 83, 105
後方45°へのピボット……………………157
硬膜外ブロック………………………………74
股関節外旋……………………………………93
股関節外転……………………………………93
股関節屈曲……………………………………93
股関節屈筋群の伸張………………………160
股関節伸筋群…………………………………58
股関節離断…………………………………107
股義足………………………………………107
骨格構造……………………………………106
股継手………………………………………239
骨盤低下……………………………………254
固定膝………………………………………114
コネクタ……………………………………248
コントラクション値………………………206
コントロールケーブルシステム…………272
コンプレッション値………………………206

索引 287

コンベンショナル型サイム義足……………… 123

■さ
サーモプラスチック……………… 190, 224
採型……………………………… 209
最小前後径……………………… 208
最大前後径……………………… 207
サイム義足……………………… 123
サイム切断……………………… 39, 123
作業用義手……………………… 262
作業用手先具…………………… 268
坐骨傾斜………………………… 113
坐骨収納型ソケット…………… 112
差し込み式下腿義足…………… 120
差し込み式ソケット…………… 110
左右への重心移動……………… 150
三点歩行………………………… 60

■し
シールイン……………………… 248
ジオメトリック・ロック機構膝継手……… 165
指極……………………………… 49
止血帯…………………………… 78
姿勢矯正………………………… 162
姿勢の分析……………………… 54
実長……………………………… 88
実用訓練………………………… 281
児童福祉法……………………… 50
四辺形ソケット………………… 91, 130
しゃがみこみ…………………… 166
斜面昇降………………………… 171
周径測定………………………… 52
シューホーンブレース………… 124
重力補正………………………… 94
術後訓練の目的………………… 103
術後評価………………………… 47, 86
術前化学療法…………………… 25
術前訓練………………………… 57
術前評価………………………… 47
術前放射線照射………………… 25
術直後義肢装着法……………… 67, 69

手動単軸肘ヒンジ継手………… 270
手動単軸肘ブロック継手……… 269
障害者総合支援法……………… 180
障害程度等級表………………… 258
障害の受容……………………… 30
障害物の乗り越え……………… 173
上肢切断………………………… 260
　　──における計測…………… 274
　　──の機能的特徴…………… 275
　　──のリハビリテーション… 273
上肢長…………………………… 273
上腕義手のチェックアウト…… 277
上腕切断術……………………… 265
上腕ソケット…………………… 271
初期評価………………………… 44
ショックアブソーバー………… 250
処方箋…………………………… 31, 47
シリコーンライナー…………… 73
シレジア・バンド……………… 114
神経腫…………………………… 97
神経の処理……………………… 36
迅速交換式手継手……………… 270
身体感覚………………………… 98
身体障害者手帳………………… 102, 181
身体的検査……………………… 47
身長の測定……………………… 49
伸展屈曲補助ベルト…………… 108
深部感覚………………………… 55, 95
心理状態………………………… 30

■す
スタティック・アライメント… 141
　　──のチェック……………… 147
スタティック値………………… 206
スタンプシュリンカー………… 82
スポーツ用足部………………… 246

■せ
生活保護法……………………… 136
正座……………………………… 166, 175
生理膝…………………………… 115

脊柱側弯 …… 54
接触性皮膚炎 …… 53, 178
絶対性適応 …… 28
切断 …… 23
　――の三大原因 …… 23
前後への重心移動 …… 151
前方90°へのピボット …… 157
前腕義手のチェックアウト …… 278
前腕切断 …… 266
前腕ソケット …… 272

■そ

装飾義手 …… 262
装飾用手先具 …… 268
相対性適応 …… 28
足部義足 …… 124
足部の種類 …… 245
足部の選択 …… 238
ソケット脱着式 TSB 訓練用仮義足 …… 189
ソケット適合 …… 130
ソケット内壁の修正 …… 202
ソケット内面の修正 …… 212
ソケットの役割 …… 131
ソケットパターンの設計 …… 128
外ソケット製作 …… 194
外ソケットの採型 …… 196

■た

ターミナルインパクト …… 256
ターンテーブル …… 166, 249
体外力源義手 …… 262
体幹の側屈 …… 254
体重の測定 …… 51
代償動作 …… 94
大腿義足 …… 109, 254
大腿義足ソケット …… 110, 129
大腿極短断端 …… 107
大腿コルセット …… 120
大腿最大前後径 …… 92
大腿直筋チャネル …… 91
大殿筋 …… 103

大殿筋チャネル …… 91
体内力源義手 …… 262
ダイナミック・アライメント …… 141, 254
　――のチェック …… 163
多軸足部 …… 246
多軸膝 …… 115
多軸膝遊動式 …… 242
多職種連携 …… 44
足袋型 …… 124
たわみ式肘継手 …… 270
単式コントロールケーブルシステム …… 272
単軸足部 …… 245
単軸膝遊動式 …… 240
単軸膝遊動式コンピュータ制御 …… 241
単軸膝ロック式 …… 241
弾性ギプス包帯 …… 70, 210
弾性包帯 …… 62
　――の巻き方 …… 62, 66
断端 …… 33
　――の合併症 …… 178
　――の管理 …… 61
　――のケア …… 267
　――の左右径 …… 89
　――の周径測定 …… 86
　――の循環状態 …… 95
　――の成熟 …… 86
　――の前後径 …… 91
　――の疼痛 …… 97
　――の浮腫 …… 179
　――のラッピング加圧 …… 218
断端管理 …… 81
断端長 …… 208, 273
　――の測定 …… 88
断端末荷重可能な切断端 …… 39
断端誘導帯 …… 146
ダンボール型 …… 218

■ち

チェックソケット …… 133
恥骨弓間角度 …… 113
中殿筋 …… 104

腸骨大腿骨角度……………………… 113
調整役 ………………………………… 44
超早期義肢装着法 …………………… 69
長内転筋腱 …………………………… 92

■ て
低活動ゴール ………………………… 234
定摩擦膝 ……………………………… 115
定摩擦膝継手 ………………………… 244
手先具 ………………………………… 267
手継手 ………………………………… 270
電動肘ブロック継手 ………………… 269

■ と
動機づけ ……………………………… 30
糖尿病性壊死 ………………………… 26
動脈塞栓症 …………………………… 26
動力義手 ……………………………… 262
徒手筋力計 mobie …………………… 94
とっくり締め ……………………… 66, 67
トルクアブソーバー ………………… 250
ドレッシングバッグ ………………… 78

■ な
内外径 …………………………… 113, 207
内骨格 ………………………………… 106
内転筋ロール ………………………… 51
流れ図 ………………………………… 2

■ に
日常生活活動 ………………………… 164

■ の
能動義手 ……………………………… 262
能動単軸肘ヒンジ継手 ……………… 270
能動単軸肘ブロック継手 …………… 269
能動ハンド …………………………… 268
能動フック …………………………… 268

■ は
ハーネス ……………………………… 272

排泄動作 ……………………………… 169
倍動肘ヒンジ継手 …………………… 270
バウンシング機構 …………………… 240
白癬 …………………………………… 179
パッチテスト ………………………… 53
ハムストリングスのチャネル ……… 225
バランス回復 ………………………… 156
バランス訓練 ………………………… 156
瘢痕 …………………………………… 96

■ ひ
非義足側の足の振り出し …………… 155
膝関節離断 …………………………… 117
膝義足 ………………………………… 117
　――の種類 ………………………… 119
膝継手 …………………………… 114, 239
　――の機能 ………………………… 240
　――の選択 ………………………… 234
　――の分類 …………………… 117, 240
膝離断 ………………………………… 39
肘義手のチェックアウト …………… 277
肘コントロールケーブル …………… 269
肘継手 ………………………………… 269
肘ヒンジ継手 ………………………… 270
非切断側の伸び上がり ……………… 256
皮膚感応テスト ……………………… 53
皮膚の状態 …………………………… 96
皮膚の処理 …………………………… 33
皮膚弁 ………………………………… 33
ピボット ………………………… 156, 157
評価 …………………………………… 42
　――の時期 ………………………… 46
　――の目的 ………………………… 43
評価プログラム ……………………… 42
表在感覚 ………………………… 55, 95
標準形車椅子 ………………………… 60
ピロゴフ切断 ………………………… 39
ピンアタッチメント ………………… 248

■ ふ
ファシリテーター …………………… 44

フォローアップ……………………… 183
複式コントロールケーブルシステム………… 272
浮腫……………………………………… 96
フットスラップ…………………………… 254
物品操作訓練……………………………… 278
プリーツシール…………………………… 78
不良姿勢…………………………………… 54
ブルンストロームの21手技 ………… 150
フレキシブルソケット…………………… 111
フレキシブルホース……………………… 78
フローチャート………………………………… 2
分回し歩行……………………………… 256

へ
平行棒内での横歩き…………………… 160
閉鎖運動連鎖……………………………… 58
閉塞性血栓性血管炎……………………… 26
閉塞性動脈硬化症………………………… 26
片側骨盤切断…………………………… 107
胼胝……………………………………… 179
ベンチ・アライメント………………… 141
　　——のチェック………………… 142

ほ
ホイップ………………………… 254,256
ボイド切断………………………………… 39
防水機能………………………………… 250
歩行訓練………………………………… 158
補装具交付申請書……………………… 181
骨の処理…………………………………… 33
歩幅のコントロール…………………… 159
歩幅の左右不均等……………………… 254
本義肢…………………………………… 106
本義足…………………………………… 135
　　——の給付制度……………………… 180

ま
摩擦式手継手…………………………… 270
摩擦性皮膚炎…………………………… 178
末梢循環障害……………………………… 26
末梢循環不全……………………………… 28

松葉杖歩行……………………………… 60

め
メディカル・ソーシャル・ワーカー…… 22
面摩擦膝………………………………… 115

も
毛囊炎…………………………………… 179
モジュール形の車椅子…………………… 60
モチベーション…………………………… 30
問診………………………………… 47, 48

ゆ
油圧式膝継手…………………………… 243
遊脚相制御………………………… 117, 240
有効長……………………………………… 88
床上の物をひろう……………………… 169
ユニバーサル肩継手…………………… 269

よ
洋式便器………………………………… 169
横座り…………………………………… 175

ら
ライナー………………………………… 248

り
理学療法士………………………… 22, 44
リスクマネジメント……………………… 56
立脚相制御………………………… 117, 240
流体制御膝……………………………… 115
良肢位保持………………………………… 83
療養費払い……………………………… 139

れ
レイノー現象……………………………… 26
レイノー病………………………………… 26

わ
ワイヤーリング………………………… 216
和式便器………………………………… 169

数字・欧文

4軸膝継手 …………………………… 117
5P徴候 ………………………………… 28
8字ハーネス ………………………… 272
9字ハーネス ………………………… 272

A

above elbow amputation …………… 265
acute arterial embolism …………… 26
adduction gait ……………………… 256
ADL訓練 …………………………… 164
arteriosclerosis obliterans ………… 26

B

below elbow amputation …………… 266
bench alignment …………………… 141
Berger法 …………………………… 263
body image ………………………… 98
Boyd amputation …………………… 39
Buerger disease …………………… 26

C

CAD/CAM …………………………… 126
CAT-CAMソケット ………………… 112
CET ……………………………… 78, 267
　　――の欠点 ……………………… 80
　　――の調節 ……………………… 79
　　――の利点 ……………………… 80
CETシステム ……………………… 78
circumduction gait ………………… 256
CKC …………………………………… 58
controlled environment treatment …… 78, 267
conventional foot ………………… 245

D

disability …………………………… 31
dynamic alignment ………………… 141

E

early prosthetic fitting ……………… 69

end bearing stump ………………… 39
endo-skeletal prosthesis …………… 107
exo-skeletal prosthesis …………… 107

F

flexible socket ……………………… 111
foot slap …………………………… 254
fore quarter amputation …………… 263

H

hip-kiking ………………………… 160

I

immediate postsurgical prosthetic fitting … 68
impairment ………………………… 31
interscapulothoracic amputaion …… 263
IRCソケット …………………… 112, 129, 130
ischial-ramal-containment socket … 112
ISNY型フレキシブル大腿義足ソケット …… 111

K

KBM下腿義足 ……………………… 121
knee disarticulation ………………… 39
Kondylen Bettung Münster ………… 121

L

lateral whip ………………………… 256
Littlewood法 ……………………… 263
Long Leg Air Splint ………………… 77

M

M.A.S. ……………………………… 113
Marlo anatomical socket …………… 113
MAST-P …………………………… 215
MASソケット ……………………… 129, 130
MASタイプIRCソケット ………… 215
medial whip ………………………… 254
ML径 ……………………………… 207
MSW ………………………………… 22
myodesis ………………………… 36, 266
myoplasty ……………………… 36, 265, 266

N

narrow M-L ソケット …………………… 112
normal shape-normal alignment ………… 112

O

OKC ……………………………………… 58
open kinetic chain ……………………… 58
ORD ……………………………………… 81

P

patella tendon bearing cuff suspension type be-
　low-knee prosthesis …………………… 120
permanent prosthesis …………………… 106
Pirogoff amputation ……………………… 39
plug fit type socket ……………………… 110
PO ………………………………………… 22
prosthèse tibiale à emoitage supracondylien
　………………………………………… 120
PT ………………………………………… 22
　――の役割 ……………………………… 22
PTB 下腿義足 …………………………… 120
PTES 下腿義足 ………………………… 120

R

Raynaud disease ………………………… 26
Raynaud 現象 …………………………… 26
Raynaud 症候群 ………………………… 26
rigid dressing …………………… 67, 267
　――の欠点 ……………………………… 72
　――の装着法 …………………………… 69
　――の利点 ……………………………… 71
rotation plasty …………………………… 25

S

SACH 足部 ……………………………… 245
semi-rigid dressing ……………… 77, 267
　――の禁忌 ……………………………… 81
　――の適応 ……………………………… 81
SHB ……………………………………… 124
shoulder disarticulation ………………… 264
Silesian bandage ………………………… 114
soft dressing …………………… 61, 267
　――の欠点 ……………………………… 67
　――の利点 ……………………………… 67
static alignment ………………………… 141
suction socket …………………………… 111
Syme amputation ………………………… 39

T

TC 型ソケット …………………………… 111
temporary prosthesis …………………… 106
terminal swing impact ………………… 256
thromboangitis obliterans ………………… 26
total surface bearing …………………… 122
tourniquet ………………………………… 78
trans-humeral amputation ……………… 265
trans-radial amputation ………………… 266
TSB-P …………………………………… 189
TSB 義足 ………………………………… 122

U

uneven arm swing ……………………… 256
Unna paste ……………………………… 77

V

vaulting ………………………………… 256

【監修者略歴】

細田 多穂(ほそだ かずほ)

1943 年　東京に生まれる
1972 年　日本大学卒業
1973 年　米国オハイオ州立ハイランド・ビュー病院留学
1976 年　東京医科歯科大学リハビリテーション部主任
1983 年　同技師長
1997 年　医学博士（昭和大学）
1999 年　埼玉県立大学教授
2009 年　埼玉県立大学名誉教授

Q&A・フローチャートによる
下肢切断の理学療法　第4版　　ISBN978-4-263-26555-0

1987 年 3 月 5 日　　第 1 版第 1 刷発行
1987 年 11 月 30 日　第 1 版第 2 刷発行
1990 年 3 月 30 日　　第 2 版第 1 刷発行
2001 年 2 月 20 日　　第 2 版第 8 刷発行
2002 年 4 月 15 日　　第 3 版第 1 刷発行
2017 年 2 月 10 日　　第 3 版第 12 刷発行
2018 年 3 月 10 日　　第 4 版第 1 刷発行
2024 年 10 月 5 日　　第 4 版第 2 刷発行

監　修　細 田 多 穂
発行者　白 石 泰 夫
発行所　医歯薬出版株式会社

〒113-8612　東京都文京区本駒込 1-7-10
TEL. (03)5395-7628(編集)・7616(販売)
FAX. (03)5395-7609(編集)・8563(販売)
https://www.ishiyaku.co.jp/
郵便振替番号 00190-5-13816

乱丁，落丁の際はお取り替えいたします　　印刷・あづま堂印刷／製本・皆川製本所
© Ishiyaku Publishers, Inc., 1987, 2018. Printed in Japan

本書の複製権・翻訳権・翻案権・上映権・譲渡権・貸与権・公衆送信権（送信可能化権を含む）・口述権は，医歯薬出版(株)が保有します．

本書を無断で複製する行為（コピー，スキャン，デジタルデータ化など）は，「私的使用のための複製」などの著作権法上の限られた例外を除き禁じられています．また私的使用に該当する場合であっても，請負業者等の第三者に依頼し上記の行為を行うことは違法となります．

JCOPY ＜(社)出版者著作権管理機構　委託出版物＞
本書をコピーやスキャン等により複製される場合は，そのつど事前に(社)出版者著作権管理機構（電話 03-3513-6969，FAX 03-3513-6979，e-mail : info@jcopy.or.jp）の許諾を得てください．

義肢学 第3版

日本義肢装具学会　監修
澤村誠志・田澤英二・内田充彦　編

B5判　368頁
定価(本体8,600円+税)
ISBN978-4-263-21539-5

義手・義足を学ぶすべての医療職に定評あるテキストの改訂第3版．掲載内容の全面的な見直しや整理を実施し，新しい知見を盛り込みながら内容を刷新した．

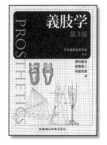

義肢製作マニュアル 第2版

日本義肢装具士協会　監修
田澤英二　編著

B5判　324頁
定価(本体7,800円+税)
ISBN978-4-263-21741-2

必要な義肢製作技術をまとめた好評書が待望の改訂．基本的な手技から各種の採型，義肢の製作法まで，新しい知見を取り入れつつ，豊富な写真やイラストでわかりやすく紹介．

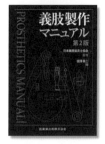

装具学 第4版

日本義肢装具学会　監修
飛松好子・高嶋孝倫　編著

B5判　228頁
定価(本体6,200円+税)
ISBN978-4-263-21418-3

主な装具を網羅的に紹介した定番テキストの改訂第4版．新しい知見を盛り込み，2色化によるわかりやすいイラストへの変更も実施．装具への理解が進む工夫を満載した．

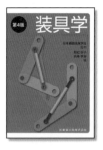

入門 義肢装具

日本義肢装具士協会　監修
関川伸哉・小峯敏文　編著

B5判　218頁
定価(本体4,600円+税)
ISBN978-4-263-21314-8

義肢装具の基礎を理解のための好適書．代表的なケースファイルを紹介し，義肢装具がどのような状況で，どのように処方され，使用されるのかをわかりやすく解説した入門書．

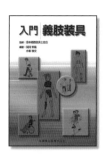

義肢装具と作業療法
評価から実践まで

大庭潤平・西村誠次・柴田八衣子　編著

B5判　388頁
定価(本体6,600円+税)
ISBN978-4-263-21669-9

義肢装具の基本的な知識から，作業療法士が行う臨床実践(評価・操作訓練・学校や職場での活用など)まで網羅的に解説した，ビジュアルでわかりやすいテキスト．

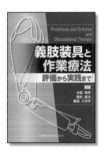

切断と義肢 第2版

澤村誠志　著

B5判　552頁
定価(本体7,200円+税)
ISBN978-4-263-21711-5

四肢切断と義手・義足の定番書として，高い評価を受け続けてきたスタンダードテキストの改訂版．新知見を掲載し，原因疾患や支給制度の説明も充実させ，新機器も掲載した．

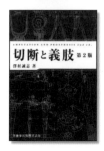

医歯薬出版株式会社　〒113-8612 東京都文京区本駒込1-7-10　TEL03-5395-7610　FAX03-5395-7611　https://www.ishiyaku.co.jp/